BABYS FÜR EINSTEIGER

365 Tipps fürs erste Jahr

CHRISTIAN EIGNER

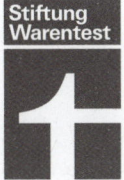

SO FUNKTIONIERT DAS BUCH

Babys sind toll. Sie als Eltern werden im ersten Jahr viele Glücks- und Aha-Momente erleben, Ihr Baby wird Sie bezaubern und oft auch erstaunen. Sie werden aber auch vor vielen neuen, sehr konkreten Fragen stehen. Was tue ich, wenn mein Kind alle zwei Stunden trinken möchte? Ab wann kann ich ihm Kuhmilch geben? Muss ich mit ihm zum Arzt, wenn es Fieber hat? Brauchen wir einen Buggy? In welchem Kindersitz ist unser Kind sicher? Wie sorge ich dafür, dass es gut schläft? In diesem Buch finden Sie die Antworten zu solchen Praxisfragen. Wir haben sie so kurz und einfach wie möglich gefasst. So können Sie sie auch dann schnell lesen, wenn der neue Erdenbürger Sie auf Trab hält und Ihnen die Zeit fehlt, sich in lange Ausführungen zu vertiefen.

Stillen nach Zeitplan? Renovieren für den Nachwuchs? Elektronisches Spielzeug? **BESSER NICHT!** Was Ihrem Baby eher schadet, finden Sie auf der linken Buchseite.

Mehr als nur Praxistipps

Das Buch macht Sie nicht nur in Praxisfragen fit: Es begleitet Sie und hilft Ihnen, gelassen zu bleiben, wenn es im Babyalltag mal turbulent zugeht. Bestimmt wollen Sie als frisch gebackene Mama, frisch gebackener Papa alles ganz besonders gut machen. Doch ehrlich gesagt kommt es weniger darauf an, dass Ihr Baby auf der bestmöglichen Matratze schläft oder den optimalen Babybrei bekommt. Das Wichtigste ist, dass Sie die Tage mit ihm genießen können. Das ist die Grundvoraussetzung, damit es Ihrem Baby gut geht.

Auch dabei helfen die Experten-Tipps in diesem Buch. Sie beseitigen Unsicherheiten, entzaubern Ammenmärchen und zeigen Ihnen, wie es einfacher und schneller geht. Vor allem aber schärfen sie Ihren Blick für das Wesentliche und verraten Ihnen, wo Sie fünfe gerade sein lassen können.

Sprechende Bilder, kompakte Texte

Besonders praktisch dabei ist das Doppelseiten-Prinzip: In allen Kapiteln dieses Buches werden Sie auf Doppelseiten mit „sprechenden" Bildpaaren stoßen – ergänzt durch kompakte, prägnante Texte. Die linke Seite zeigt einen Irrtum oder ein Ammenmärchen – die rechte, was besser für Ihr Baby ist. Infokästen enthalten zusätzliche Tipps oder warnen vor Gefahren.

Jede Menge Expertenwissen

Nie zuvor wussten Hebammen, Mediziner und Erziehungswissenschaftler so viel über die Bedürfnisse Neugeborener und die Voraussetzungen für eine gesunde Entwicklung. Wir haben für Sie das über Jahre gesammelte Wissen der test-Redaktion gesichtet und die Quintessenz in dieses Buch gepackt. Zusätzlich haben wir die zentralen Ergebnisse der aktuellen Untersuchungen berücksichtigt. Das betrifft unter anderem Babynahrung, Sonnenschutz und Zahncreme – ebenso wie Kinderwagen, Baby-Autoschalen, Autokindersitze und Buggys. Wenn Sie tiefer in die Untersuchungen einsteigen möchten, können Sie Details dazu jederzeit gegen ein geringes Entgelt unter test.de abrufen.

Andere Aussagen des Buches beruhen auf den Empfehlungen renommierter wissenschaftlicher Einrichtungen wie dem Forschungsinstitut für Kinderernährung Dortmund (FKE) und dem Bundesamt für Risikobewertung (BfR). An vielen Stellen sind auch Tipps von Erziehungsexperten sowie persönliche Erfahrungen von Müttern und Vätern eingeflossen.

Stillen nach Bedarf, dekorieren statt renovieren, Spielzeug, das die Fantasie anregt? **VIEL BESSER!** Wie Sie Ihr Baby optimal ernähren, pflegen und fördern können, steht jeweils gegenüber auf der rechten Seite. Zum Nachmachen empfohlen!

Von Ernährung bis Sicherheit

Sie können dieses Buch von vorn bis hinten durchlesen – als vorbereitenden Crashkurs auf Ihr künftiges Leben – oder einfach darin blättern und schmökern. Alternativ dazu können Sie bei konkreten Fragen gezielt einzelne Themen ansteuern. Beim schnellen Zugriff auf die gesuchten Informationen helfen Ihnen Inhalts- und Stichwortverzeichnis.

Insgesamt ist das Buch in sieben Kapitel gegliedert: Die ersten sechs widmen sich den Themenfeldern Ernährung, Vorsorge und Gesundheit, Pflege und Bekleidung, Mobilität, Spielen und Lernen sowie Schlafen und Sicherheit. Im siebten und letzten Kapitel haben wir für Sie eine Auswahl an unabhängigen Institutionen zusammengestellt, auf deren Internetseiten Sie vertiefende Informationen zu zahlreichen Themen finden.

Weniger ist mehr

Genug der Vorrede. Jetzt wünschen wir Ihnen viel Spaß bei der Lektüre. Vor allem aber wünschen wir Ihnen und Ihrem Kind ein wunderbares erstes gemeinsames Jahr. Machen Sie sich das Leben mit Baby so einfach wie möglich und genießen Sie es!

INHALTSVERZEICHNIS

Stillen oder nicht stillen, Brei kochen oder Gläschen kaufen, mit Fleisch oder vegetarisch? Geht es um die Ernährung ihres Babys, haben frischgebackene Eltern viele Möglichkeiten. Dennoch ist nicht egal, was auf dem Speiseplan steht: Alle wichtigen Nährstoffe kann nur eine ausgewogene und vielseitige Kost liefern.

SATT UND ZUFRIEDEN

AM ANFANG REICHEN IHREM BABY EIN PAAR TROPFEN

Noch ein paar Wochen – dann ist es so weit: Ihr Baby kommt auf die Welt. Sie wissen vermutlich schon, ob es ein Mädchen oder Junge wird, und haben längst einen Namen ausgesucht. So weit, so planbar.

Doch die Geburt des ersten Kindes ist immer auch ein Aufbruch in eine unbekannte Welt. Ihr Leben wird sich grundlegend ändern: Bald tragen Sie Verantwortung für ein winziges Wesen, das Sie Tag und Nacht braucht. Respekt davor zu haben ist normal. Doch keine Angst: Nicht nur Ihr Baby wird schnell größer – auch Sie werden wachsen und neben Mühen und Anstrengungen viele wunderbare Momente erleben.

Verlässliche Informationen erleichtern den gemeinsamen Start. Wer Bescheid weiß, kann seinen Ängsten begegnen und ist weniger anfällig für Ammenmärchen. Gerade zum Thema Ernährung gibt es davon mehr als genug. Zeit, vorab ein paar Dinge zu klären.

1. Entweder Brust oder Flasche

Da beißt die Maus keinen Faden ab: In den ersten Monaten ist Muttermilch am besten fürs Baby. Schon mit den ersten Stillmahlzeiten nimmt es wichtige Nähr- und Abwehrstoffe auf. Die gelbe, etwas klebrige Vormilch („Kolostrum") enthält mehr Kohlenhydrate, Eiweiß und Vitamin A als die spätere Muttermilch. Wie ein Schutzfilm legt sich das Immunglobulin A über die noch unreife Darmschleimhaut.

Mit dem Kolostrum erhält Ihr Baby alle Ihre Antikörper – den „Nestschutz". Dafür reichen einige Tropfen. Zwischen dem zweiten und sechsten Tag stellt der weibliche Körper auf Muttermilch um. Sie ist auch für die Allergievorbeugung erste Wahl.

Können oder wollen Sie Ihr Kind nicht stillen, ist industrielle Fertigmilch die einzig geeignete Alternative. Nur sie enthält alle Nährstoffe, die Ihr Baby braucht. Selbst hergestellte Flaschennahrung schafft das nicht.

2. Stillen will gelernt sein

Es mag Neugeborene geben, die instinktiv die Brust suchen und problemlos „andocken", sobald sie auf den Bauch der Mutter gelegt werden. Besonders häufig ist das in Werbevideos von Krankenhäusern zu sehen, die sich der Förderung des Stillens verschrieben haben. Doch meist müssen Mama und

Baby erst den richtigen Dreh finden. Sei es, dass das Baby nicht kräftig genug saugt – sei es, dass sich der Milcheinschuss verzögert oder das Anlegen an die Brust nicht klappt. Lassen Sie sich von der Schwester oder Hebamme helfen, aber nicht unter Erfolgsdruck setzen. Nehmen Sie sich Zeit, um mit Ihrem Baby zu üben und verschiedene Positionen auszuprobieren. Nicht verzweifeln: Sie beide gemeinsam kriegen das schon hin!

3. Gewichtsverlust ist normal

Im Schnitt wiegen Neugeborene zwischen 2800 und 4200 Gramm. Nimmt das Gewicht Ihres Babys in den ersten Tagen nach der Geburt ab, bedeutet das nicht, dass es in Gefahr ist. Je nach Konstitution des Babys sind bis zu 10 Prozent Gewichtsverlust unbedenklich. Neugeborene scheiden zunächst mehr aus, als sie an Nahrung aufnehmen. Im Normalfall legt Ihr Baby schon bald wieder zu. Nach etwa 14 Tagen sollte es sein Geburtsgewicht wieder erreicht und nach drei Monaten in etwa verdoppelt haben. Nur wenn der Gewichtsverlust zu groß ist oder sich durch Stillen allein nicht ausgleichen lässt, werden Ihnen Kinderarzt oder Hebamme zum Zufüttern raten.

4. Nicht zu viel Selbstkasteiung

Kein Koffein während der Stillphase – ideal fürs Baby, aber eine Tortur für viele Mamas. Richtig ist: Über die Muttermilch isst und trinkt der Nachwuchs mit. Doch ein oder zwei Tassen Kaffee oder Schwarztee pro Tag sind unbedenklich. Ein Glas Sekt oder Wein sollte dagegen die Ausnahme sein – und auch nur, wenn Sie es direkt nach dem Stillen trinken und Ihr Baby in frühestens drei Stunden wieder am Start ist.

Trinken Sie viel Wasser und Kräutertee und ernähren Sie sich gesund. Verzichten Sie nicht von vornherein auf alle Lebensmittel, die bei Babys Blähungen oder einen wunden Po verursachen könnten. Bei Obst und Gemüse bleibt dann nicht mehr viel übrig. Probieren Sie kleine Mengen aus – viele Babys vertragen nahezu alles.

5. Die Sache mit dem Bauchgefühl

Egal, wie viel Sie lesen und hören – es werden Situationen kommen, die Sie zunächst überfordern. Was, wenn Ihr Baby nur sehr zögerlich trinkt? Was, wenn es nach dem Stillen die Milch erbricht? In Zeiten, in denen die meisten Eltern im Alltag auf sich allein gestellt sind, können oft nur die Hebamme oder der Kinderarzt helfen. Das ist völlig in Ordnung – und allemal besser als endlose Internetrecherchen. Aber denken Sie daran: Schon nach wenigen Tagen kennt niemand Ihr Baby so gut wie Sie. Die Kunst besteht jetzt darin, Expertenwissen nicht blind anzuwenden, sondern es in Ihr Leben zu übersetzen. Vertrauen Sie Ihrem gesunden Menschenverstand – dann klappt es bald auch mit dem Bauchgefühl.

NACH ZEITPLAN?

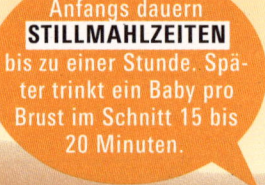

Anfangs dauern **STILLMAHLZEITEN** bis zu einer Stunde. Später trinkt ein Baby pro Brust im Schnitt 15 bis 20 Minuten.

Nimmt Ihr Baby schlecht zu oder ist es gerade krank, achten Sie darauf, dass es **REGELMÄSSIG** trinkt. Notfalls sollten Sie es dafür auch wecken.

PRAKTISCH WÄRE ES SCHON, wenn Babys nur alle 3 oder 4 Stunden gestillt würden. Mama könnte inzwischen den Haushalt erledigen oder sich ausruhen. Termine außer Haus einzuhalten wäre kein Glücksspiel mehr. Doch Stillen ist mehr als Nahrungsaufnahme: Es vermittelt Sicherheit, Wärme und Nähe. Diese Bedürfnisse kennen keinen Zeitplan – deshalb lassen sich die meisten Babys nicht nach der Uhr stillen. Vorteil: Sie können Ihr Kind nicht nur ernähren, sondern jederzeit trösten und beruhigen. Das gibt ihm das so wichtige Urvertrauen.

NACH BEDARF!

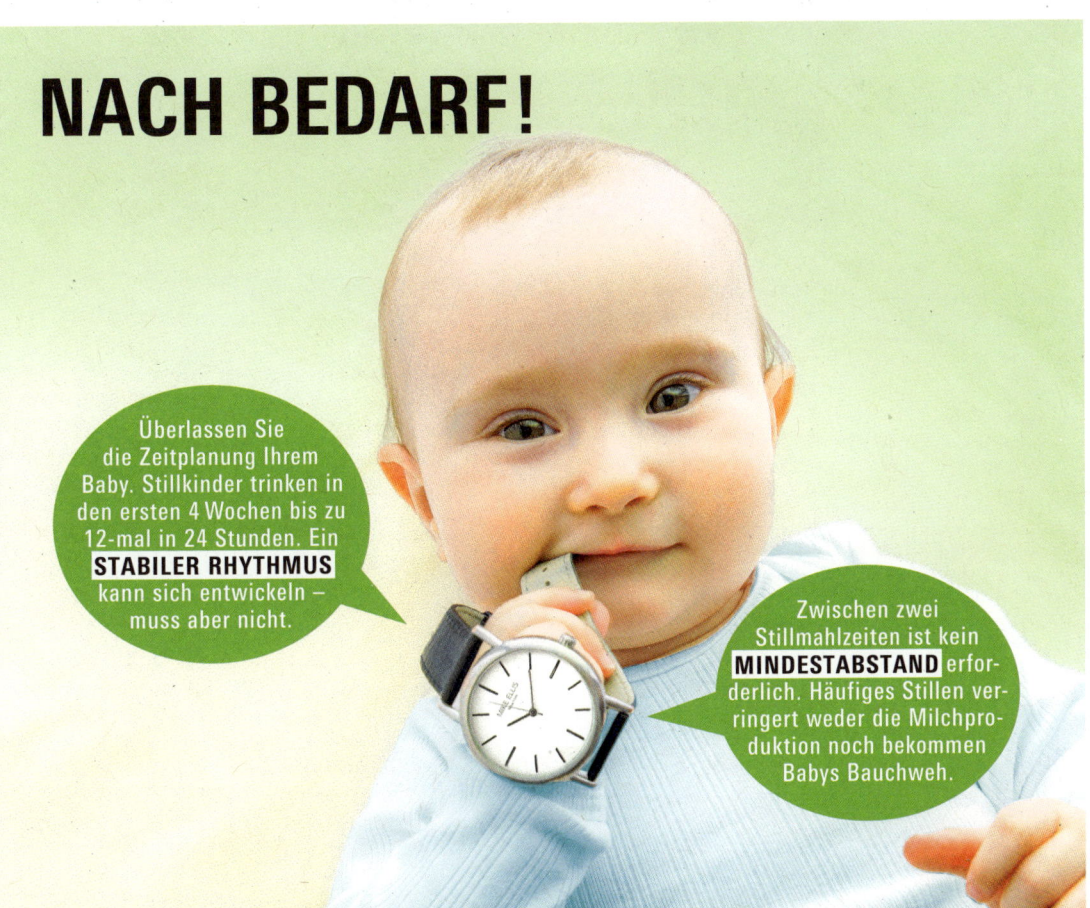

Überlassen Sie die Zeitplanung Ihrem Baby. Stillkinder trinken in den ersten 4 Wochen bis zu 12-mal in 24 Stunden. Ein **STABILER RHYTHMUS** kann sich entwickeln – muss aber nicht.

Zwischen zwei Stillmahlzeiten ist kein **MINDESTABSTAND** erforderlich. Häufiges Stillen verringert weder die Milchproduktion noch bekommen Babys Bauchweh.

AUCH WENN ES ANSTRENGT: Stillen oder füttern Sie Ihr Kind, wenn es danach verlangt. Warten Sie nicht, bis es schreit – der Hunger meldet sich meist deutlich früher. Wie Sie den richtigen Zeitpunkt erkennen? Ein Baby, das Hunger hat, öffnet den Mund und dreht suchend sein Köpfchen hin und her. Es leckt an den Lippen, streckt die Zunge heraus oder führt die Hände zum Mund. Wird es dann sofort gestillt, äußert es seinen Hunger auch künftig auf ruhige Weise. Merkt es dagegen, dass es erst kräftig schreien muss, wird es genau das tun.

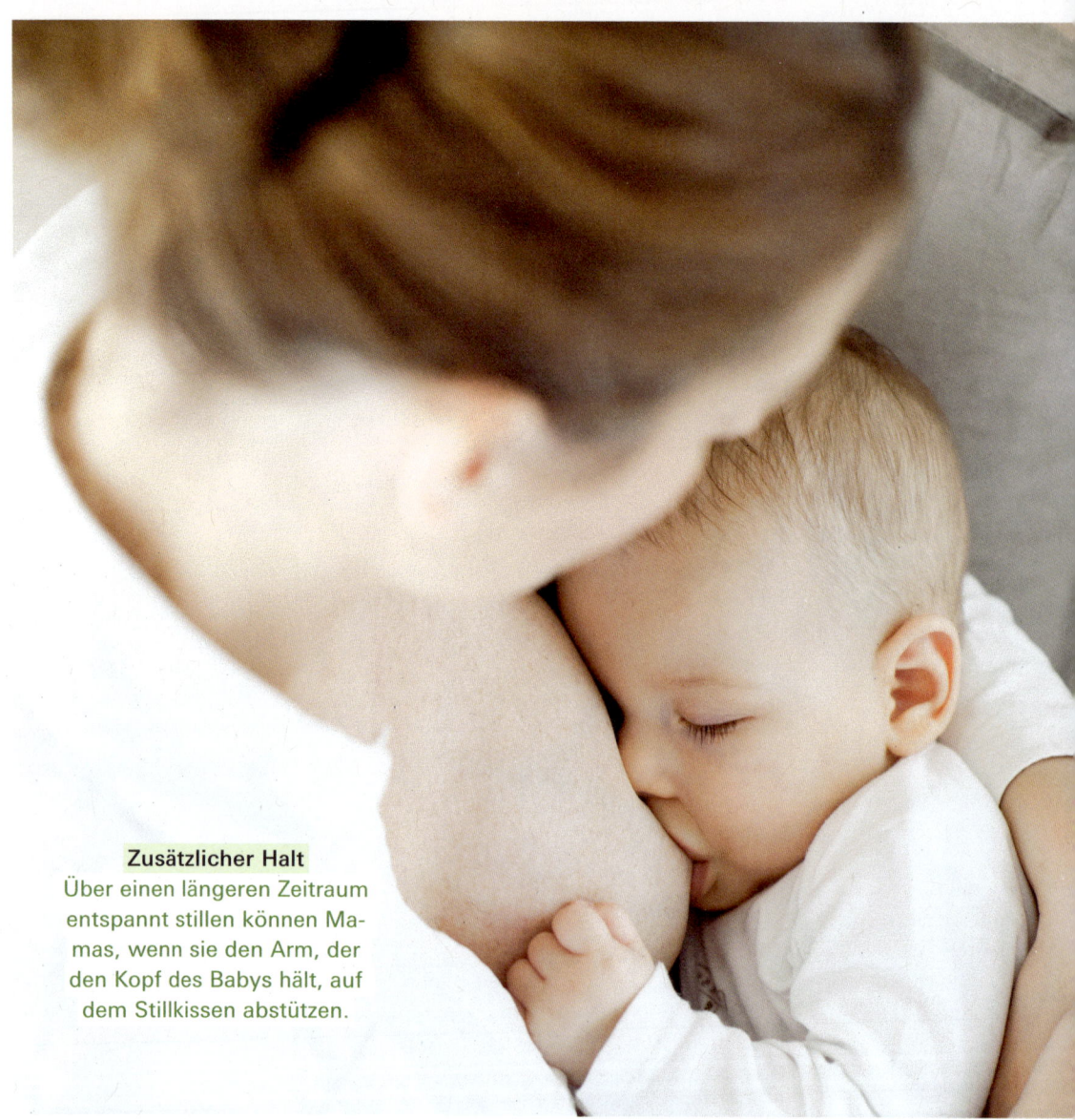

Zusätzlicher Halt
Über einen längeren Zeitraum
entspannt stillen können Mamas, wenn sie den Arm, der
den Kopf des Babys hält, auf
dem Stillkissen abstützen.

SO KLAPPT'S MIT DEM STILLEN

Brust raus und los geht's! Wenn Stillen nur so einfach wäre! Doch oft ist es zum Verzweifeln: Wunde Brustwarzen und Milchstau sind nur zwei der Probleme, mit denen sich stillende Mamas herumschlagen. Kein Wunder, dass nach sechs Monaten nur noch 50 Prozent stillen. Doch manchmal braucht es nur das richtige Hilfsmittel – oder einen Trick.

Stillhilfen Ein halbrundes, um die eigene Hüfte gelegtes Stillkissen bringt das Baby auf Trinkhöhe. Stillhütchen erleichtern das Stillen mit empfindlichen oder wunden Brustwarzen. Niplettes, Kunststoffhütchen mit sanftem Saugeffekt, bereiten Brüste mit Flach- oder Hohlwarzen schon in der Schwangerschaft auf das Stillen vor. Stilleinlagen für den BH aus Baumwollgewebe, Wolle-Seide-Gemisch oder Silikon saugen ausgelaufene Milch auf. Kühlpads lassen die Brust abschwellen, Wärmflasche oder Kirschkernkissen regen den Milchfluss an.

Abpumpen Hat Mama mehr Milch, als Baby trinkt, ist eine elektrische Milchpumpe sinnvoll. Die Milch hält sich ungekühlt 6 bis 8 Stunden, im Kühlschrank (max. 6 °C) 72 Stunden, tiefgefroren (−18 °C) bis zu 6 Monate. Verwenden Sie verschließbare Gefäße aus Glas oder Polypropylen oder spezielle Muttermilchbeutel.

Stilltechnik Feine Risse und Reizungen an den Brustwarzen sind schmerzhaft und deuten darauf hin, dass Sie das Baby falsch anlegen. Trick: Berühren Sie Babys Lippen kurz mit der Brustwarze, dann öffnet es den Mund ganz weit. Liegen die Lippen glatt und nach außen gestülpt um den Warzenhof, ist alles richtig.

Milchstau Stress, eine hohe Milchproduktion, zu große Stillabstände, ein zu enger Still-BH oder plötzliches Abstillen können zu einem Milchstau führen. Dann schwillt die Brust an, rötet sich und weist Verhärtungen auf. Auch wenn's wehtut: Stillen Sie möglichst weiter und versuchen Sie, Ihr Baby so anzulegen, dass sein Kinn die betroffene Partie beim Saugen massiert. Sie können auch selbst kreisend massieren. Ein Kirschkernkissen spendet zusätzlich Wärme.

Brustentzündung Kommt hohes Fieber hinzu, hat sich oft das Brustgewebe entzündet. Gehen Sie dann unbedingt zum Arzt. Neben einem Milchstau können auch Bakterien eine Brustentzündung (Mastitis) auslösen. Versuchen Sie weiter zu stillen – oft ist das entlastend. Linderung verschaffen auch Quarkwickel, Umschläge mit essigsaurer Tonerde oder ein Kühlpad.

AUF DIE HALTUNG KOMMT ES AN …

Geübte Mamas stillen in verschiedenen Haltungen, um ihre Brüste gleichmäßig zu entleeren und keine wunden Brustwarzen zu bekommen. Anfängerinnen genügt zunächst eine Position, in der das Stillen zuverlässig funktioniert.

Wichtig ist, dass Sie das Baby so positionieren und abstützen, dass es Ihre Brust mit dem Mund gut erfassen kann. Dazu sollte sein Kopf direkt vor der Brustwarze liegen und weder geneigt noch verdreht oder überstreckt sein.

Sich selbst stellen Sie ein großes Glas Wasser oder einen Tee hin. Denken Sie an etwas Schönes und genießen Sie dann die Zeit mit Ihrem Baby…

Wiegehaltung

So geht's Die Mama sitzt aufrecht. Stillt sie rechts, hält sie das Baby im rechten, stillt sie links, im linken Arm. Damit stützt sie den Rücken, die Hand umfasst den Oberschenkel. Babys Kopf ruht in der Ellenbeuge. In der modifizierten Variante („Kreuzgriff") hält der jeweils andere Arm das Baby.

So klappt's Neugeborene brauchen Hilfe, damit die Brust nicht aus ihrem Mund rutscht. Stützen Sie die Brust deshalb mit der freien Hand ab („C-Griff").

Für wen? Die Haltung lässt sich überall anwenden – und funktioniert mit etwas Übung auch ohne Arm- und Rückenpolster. Der Kreuzgriff eignet sich für sehr kleine Babys und Frühchen.

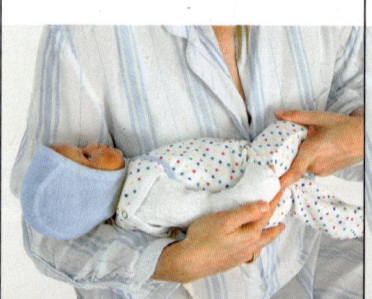

Football-Griff

So geht's Diese Haltung wird auch Seiten- oder Rückenhaltung genannt. Das Baby liegt seitlich auf dem Unterarm der Mama. Sein Köpfchen ruht in der Hand und lässt sich dadurch gezielt zur Brust führen.

So klappt's Unterstützen Sie Ihren Busen mit der freien Hand. Beim C-Griff liegt der Daumen auf der Brust, die anderen Finger darunter.

Für wen? Vor allem Neugeborene lassen sich so gut anlegen. Auch nach einem Kaiserschnitt, beim Milcheinschuss sowie für Frühchen eignet sich die Haltung. Da Sie jedoch ein Polster – etwa das Stillkissen – brauchen, kommt der Football-Griff meist nur kurzfristig zum Einsatz.

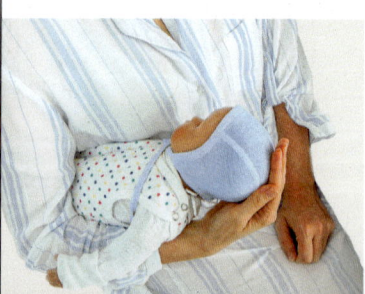

Seitenlage

So geht's Häufig praktizierte Haltung, die etwas Übung erfordert. Das Baby liegt Bauch an Bauch dicht neben der Mama. Diese stützt sich auf einen angewinkelten Arm. Gute Dienste leisten Kissen im Rücken und zwischen den Knien.

So klappt's Sie können sich für die zweite Brust mit dem Baby auf die andere Seite drehen. Falls nicht, geben Sie zuerst die untere Brust. Neugeborene benötigen als Rückenstütze Ihren Oberarm oder das Stillkissen sowie eine Erhöhung (oder Ihre Hand) unter dem Kopf.

Für wen? Bequeme und erholsame Haltung für Tag und Nacht. Nichts für unterwegs, da Sie ein Bett oder Sofa und Kissen brauchen.

Laid-back-Nursing

So geht's Für diese noch wenig bekannte „Ur"-Stillhaltung lehnen Sie sich in eine halbsitzende Position zurück. Legen Sie sich Ihr Baby bäuchlings in Längs-, Quer- oder Schräglage unterhalb Ihrer Brust auf den Bauch. Das ermöglicht es ihm, die Brust allein zu finden und selbstständig „anzudocken". So lassen sich angeborene Reflexe nutzen.

So klappt's Polstern Sie Ihren Kopf, Nacken und Rücken so, dass Sie bequem sitzen können. Ihr Baby müssen Sie nicht festhalten – Ihr Körper dient als Stütze.

Für wen? Hilfreich, um das Stillen zu lernen oder wenn in anderen Positionen Probleme auftreten, das Baby etwa die Brust verweigert.

Stillen im Tragetuch

So geht's In traditionellen Kulturen verbreitete Haltung, vor allem bei Müttern, die stillen und körperlich arbeiten. Damit Babys Köpfchen auf Brusthöhe gelangt, muss die Mutter das Kind etwas niedriger binden.

So klappt's Geeignet sind verschiedene Bindeweisen. Beispiel Wickelkreuztrage: Lösen Sie den Knoten auf Ihrem Rücken und holen Sie die Tuchbahnen nach vorn. Lassen Sie Ihr Baby nach unten rutschen, kreuzen Sie die Bahnen unter seinem Po und verknoten Sie sie wieder. Öffnen Sie Ihren Still-BH und heben Sie die Brust etwas an, bis Ihr Kind trinkt.

Für wen? Geeignet für Mütter, die ihr Baby viel tragen – daheim und unterwegs.

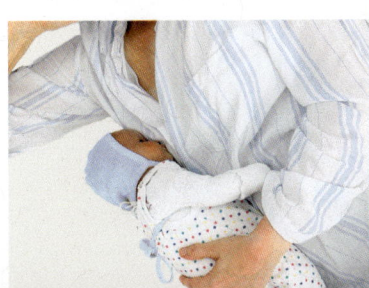
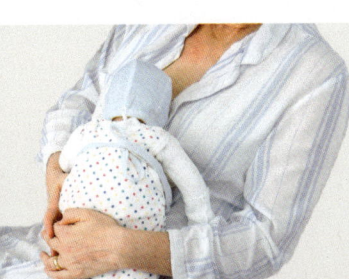
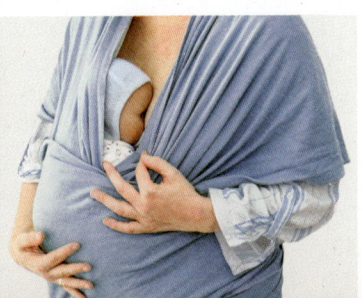

LEERE KALORIEN?

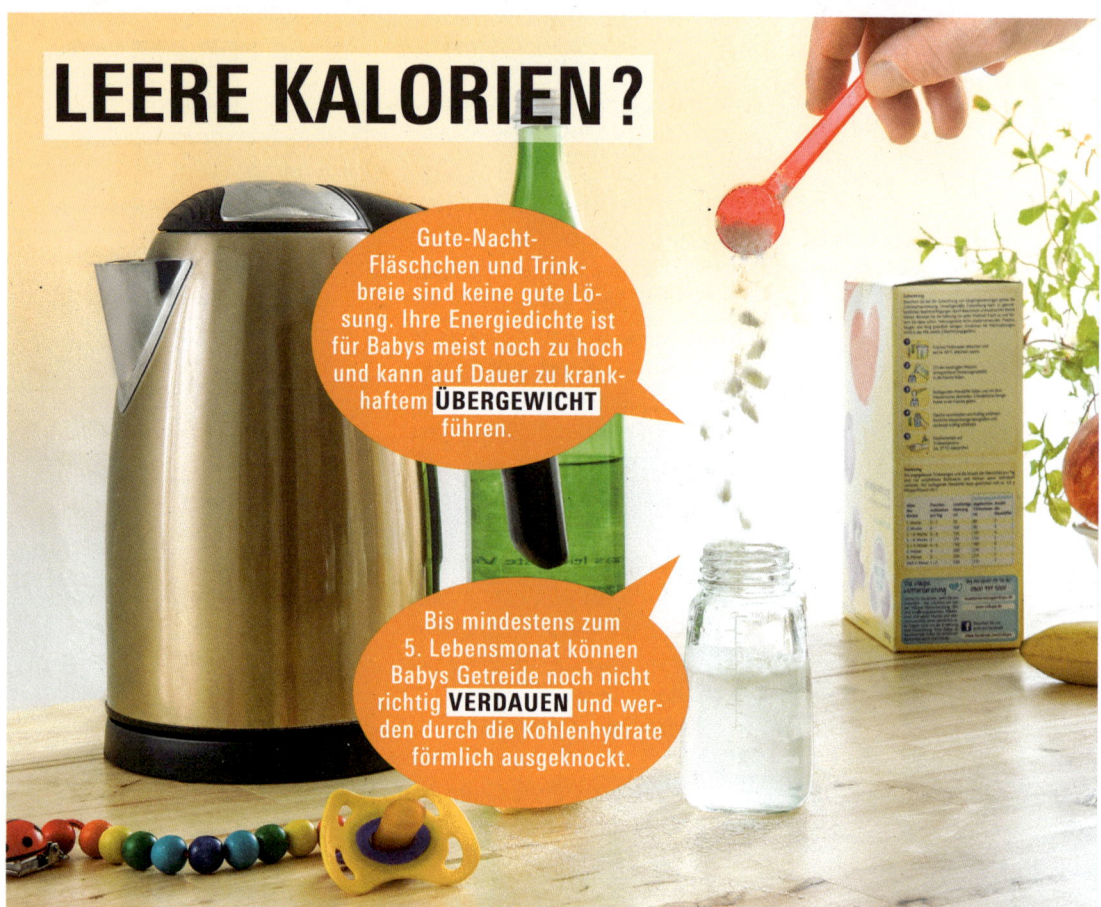

Gute-Nacht-Fläschchen und Trink-breie sind keine gute Lösung. Ihre Energiedichte ist für Babys meist noch zu hoch und kann auf Dauer zu krankhaftem **ÜBERGEWICHT** führen.

Bis mindestens zum 5. Lebensmonat können Babys Getreide noch nicht richtig **VERDAUEN** und werden durch die Kohlenhydrate förmlich ausgeknockt.

MAL WIEDER RICHTIG SCHLAFEN – so lautet der größte Wunsch erschöpfter Eltern. Kein Wunder, wenn auch nachts alle zwei Stunden Alarm ist! An Tipps erfahrener (Groß-)Mütter mangelt es meist nicht. Wahre Wunder wirken soll etwa ein Nachtfläschchen, in dem ein Esslöffel Schmelzflocken aufgelöst wurde. Angeblich wird das Baby davon so satt, dass es viele Stunden selig schlummert. Doch Ärzte warnen davor, Babys mit Getreide abzufüllen. Der Stärkeanteil sorge zwar für ein länger andauerndes Sättigungsgefühl, belaste aber die Verdauung.

VOLLER EINSATZ!

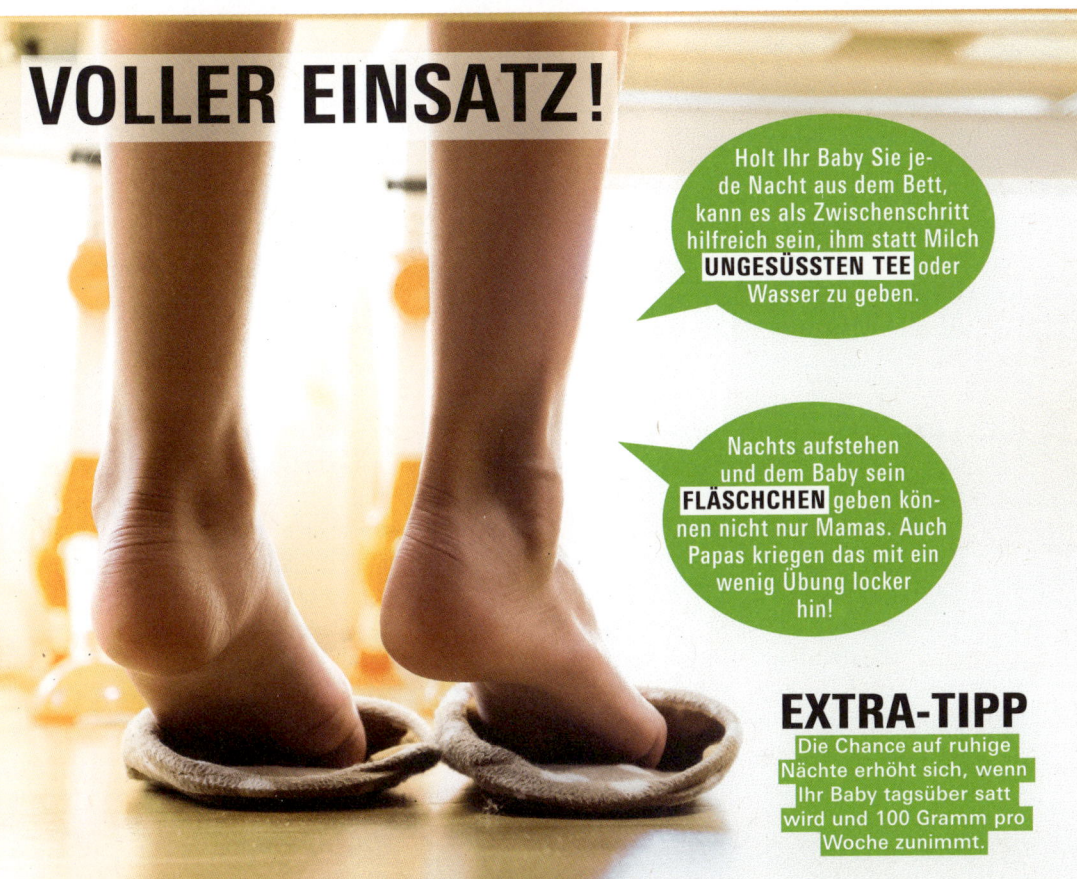

Holt Ihr Baby Sie jede Nacht aus dem Bett, kann es als Zwischenschritt hilfreich sein, ihm statt Milch **UNGESÜSSTEN TEE** oder Wasser zu geben.

Nachts aufstehen und dem Baby sein **FLÄSCHCHEN** geben können nicht nur Mamas. Auch Papas kriegen das mit ein wenig Übung locker hin!

EXTRA-TIPP
Die Chance auf ruhige Nächte erhöht sich, wenn Ihr Baby tagsüber satt wird und 100 Gramm pro Woche zunimmt.

IM ERSTEN HALBEN JAHR haben Babys auch nachts Hunger. Abstände von 3 oder 4 Stunden sind normal. Nur Mut: Das geht vorbei. Um Zeit zu sparen, stellen Sie sich abends mehrere Fläschchen, ein paar Portionen Milchpulver sowie eine Thermosflasche mit heißem und eine mit abgekochtem kühlerem Wasser bereit. Im 2. Lebenshalbjahr werden die Abstände oft schon größer. Falls nicht: Sie können Ihrem Kind dann zumuten, länger ohne Fläschchen durchzuhalten – sollten es während der Umstellung aber nachts nicht allein lassen.

ALTERNATIVEN ZUM STILLEN

Mütter, die ihrem Baby nicht die Brust geben, werden gern als egoistisch abgestempelt. Dabei haben es viele von ihnen sehr wohl versucht, mussten aber aufgeben, weil sie nicht genug Milch hatten oder das Baby nicht saugen wollte. Auch wenn sich Frauen aus freien Stücken gegen das Stillen entscheiden, sind sie keine Rabenmütter. Ihre Babys können gesund und glücklich aufwachsen.

Fest steht allerdings: Nicht zu stillen ist mühsamer und will gut organisiert sein. Bevor der hungrige Nachwuchs loslegen kann, ist mehr nötig als ein routiniertes Anlegen an die mütterliche Brust. Fläschchen und Sauger müssen gründlich gereinigt, der Inhalt vorbereitet, temperiert und abgefüllt werden. Dabei wiederum kann der Papa sich richtig nützlich machen.

1. Muttermilch aus der Flasche

Milch abpumpen und mit der Flasche füttern – manche Frauen verschaffen sich auf diese Weise ab und zu etwas Freiraum. Für andere ist es ein anstrengender Dauerzustand und die einzige Möglichkeit, ihrem Baby überhaupt Muttermilch zu geben.

Können Sie prinzipiell stillen, wollen sich aber beizeiten auch die Option „Fläschchen" eröffnen, sollten Sie damit frühestens sechs Wochen nach der Geburt beginnen. Dann ist das Stillen in der Regel gut etabliert. Das Baby hat die Trinktechnik an der Brust so verinnerlicht, dass die Gefahr sinkt, diese wieder zu verlernen. Das Trinken aus der Flasche erfordert eine andere Technik, die das Baby erst erlernen muss.

Das zweigleisige Trinken kann zu einer Saugverwirrung führen: Der Säugling verweigert dann die Brust und lässt sich nur noch mit der Flasche füttern. Um das zu vermeiden, sollte der Sauger keine zu große Öffnung besitzen und die Milch nicht von selbst aus der Flasche fließen.

Ist Ihr Baby zu schwach zum Saugen, trinkt es an der Brust nicht richtig oder sind Sie aus Jobgründen von ihm getrennt, können Sie die Milch regelmäßig abpumpen und so den Milchfluss in Gang halten. Leihen Sie sich dazu bei Ihrer Hebamme oder auf Rezept in der Apotheke eine elektrische Milchpumpe aus. Besonders zeitsparend sind Modelle, mit denen sich beide Brüste gleichzeitig abpumpen lassen. Anstrengend ist „Pump-Stillen" auf Dauer dennoch.

Hinzu kommt: Durch den fehlenden Körperkontakt zum Baby und das Gefühl, an einer „Melkmaschine" zu hängen, stockt bei vielen Müttern der Milchfluss. Das sorgt für Stress. Und Entspannung lässt sich nicht erzwingen. Deshalb: Suchen Sie sich einen ruhigen Ort, setzen Sie sich bequem hin und lassen Sie schöne Musik laufen. Haben Sie dann noch ein Bild Ihres Babys in Sichtweite und denken an Ihren kleinen Schatz, sollte es eigentlich klappen.

2. Zufüttern mit Fertignahrung

Trinkt das Baby trotz regelmäßigen Anlegens nicht genug, will Mama schnell zurück in den Beruf oder soll nachts der Papa das Füttern übernehmen, ist Fertignahrung eine Alternative. Hebammen empfehlen, mit dem Einstieg zu warten, bis das Stillen gut klappt – aber auch zu einem Zeitpunkt zu starten, zu dem das Baby an der Brust noch satt wird. Muss es sich abmühen, freut es sich derart über das Fläschchen, dass es die Brust künftig ablehnt.

Um eine Saugverwirrung zu vermeiden, können Sie eine Pipette, einen kleinen Becher oder einen einen speziellen Aufsatz für Spritzen („Fingerfeeder") verwenden. Müssen Sie länger zweigleisig fahren, lohnt sich ein Brusternährungsset, mit dem Sie gleichzeitig stillen und zufüttern können. Stillen Sie auf jeden Fall häufiger, als Sie das Fläschchen geben, und füttern Sie eher kleinere Mengen zu – sonst riskieren Sie, dass die Muttermilch immer weniger wird. Achten Sie darauf, dass Ihr Kind beide Brüste leer trinkt. Nur nach längerem Stillen bekommt es auch die fettreiche Milch, was wiederum die Nachbildung ankurbelt.

3. Fertignahrung statt Muttermilch

Was ist drin in industriell hergestellter Anfangsnahrung? Antwort: Proteine, Vitamine, Laktose, Fette und Mineralstoffe. Darüber entscheiden nicht die Hersteller, sondern eine Rechtsvorschrift: die „Verordnung über diätetische Lebensmittel". Was Nährstoffe angeht, bietet Fertigmilch alles, was ein Baby zum Gedeihen braucht – in Sachen Immunabwehr und Allergievorbeugung nicht.

Neben Pre-Fertigmilch gibt es Anfangsnahrung 1, die zusätzlich zum Milchzucker Stärke und andere Kohlenhydrate enthält. Sie ist sämiger und soll das Baby stärker sättigen. Für das erste Lebensjahr sind beide geeignet – erst allein oder zusätzlich zur Muttermilch, später gemeinsam mit der Beikost (siehe S. 24). Ab Monat 6 können Sie auch Folgemilch 2 und ab Monat 10 die 3er-Milch kaufen – ernährungsphysiologisch ist das jedoch nicht nötig.

Beimischen dürfen die Hersteller auch die Ballaststoffe Galakto- und Frukto-Oligosaccharide (Gos und Fos) – als Präbiotika bekannte Mehrfachzucker. Manche Produkte enthalten auch Mikroorganismen – etwa früher als Probiotika bezeichnete Milchsäurebakterien. Wie Gos und Fos sollen sie gut für die Darmflora sein. Hinreichend belegt ist das bislang jedoch nicht.

Noch ein Rat: Vor dem Griff zur Fertigmilch sollten Sie einen Arzt, eine Hebamme oder Stillberaterin konsultieren – besonders, wenn Sie eigentlich stillen wollen.

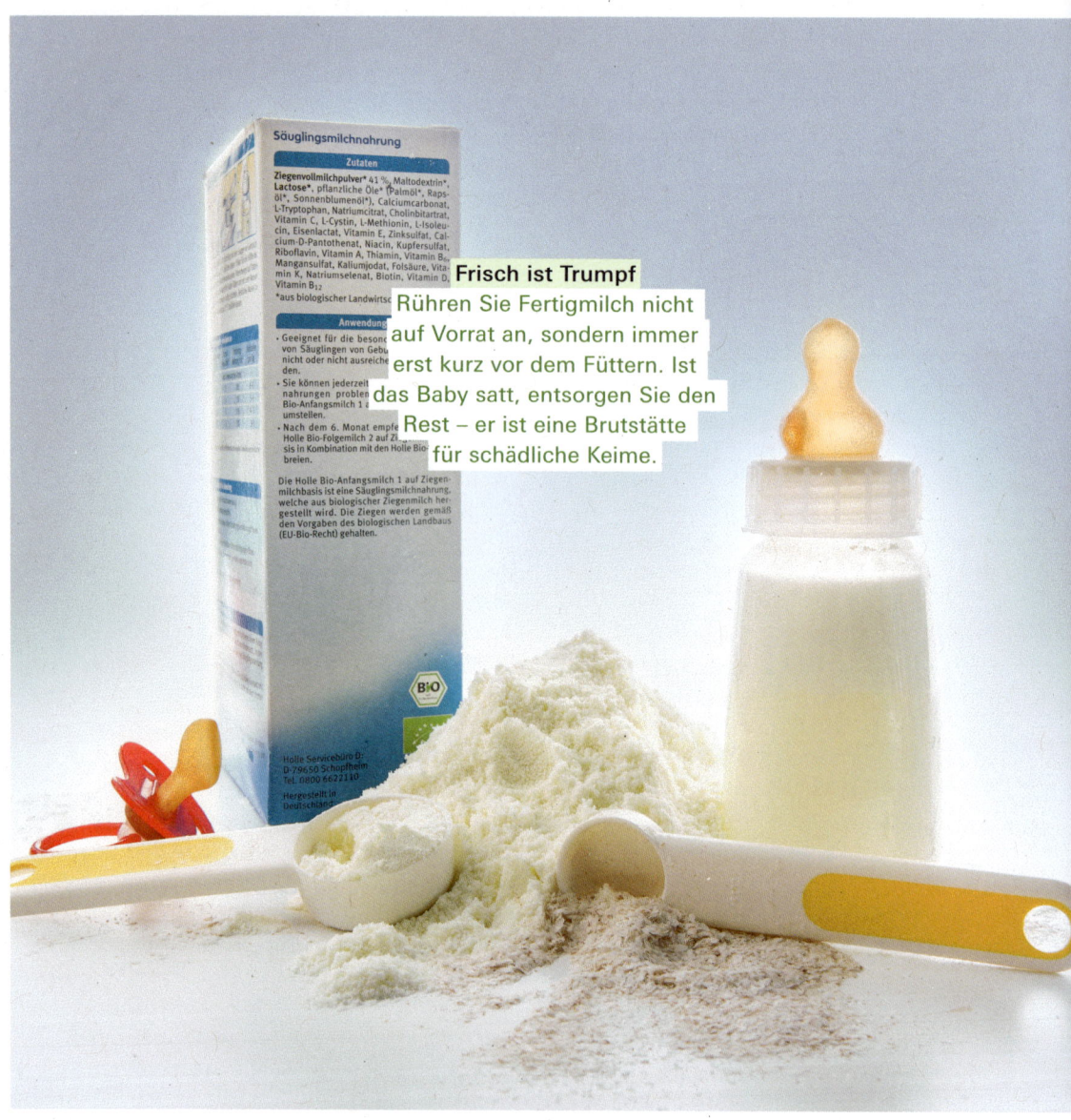

Säuglingsmilchnahrung

Zutaten

Ziegenvollmilchpulver* 41 %, Maltodextrin*, **Lactose***, pflanzliche Öle* (Palmöl*, Rapsöl*, Sonnenblumenöl*), Calciumcarbonat, L-Tryptophan, Natriumcitrat, Cholinbitartrat, Vitamin C, L-Cystin, L-Methionin, L-Isoleucin, Eisenlactat, Vitamin E, Zinksulfat, Calcium-D-Pantothenat, Niacin, Kupfersulfat, Riboflavin, Vitamin A, Thiamin, Vitamin B₆, Mangansulfat, Kaliumjodat, Folsäure, Vitamin K, Natriumselenat, Biotin, Vitamin D, Vitamin B₁₂

*aus biologischer Landwirtsc...

Anwendung

- Geeignet für die beson... von Säuglingen von Geb... nicht oder nicht ausreiche... den.
- Sie können jederzeit... nahrungen problem... Bio-Anfangsmilch 1 a... umstellen.
- Nach dem 6. Monat empfe... Holle Bio-Folgemilch 2 auf Zi... sis in Kombination mit den Holle Bio... breien.

Die Holle Bio-Anfangsmilch 1 auf Ziegenmilchbasis ist eine Säuglingsmilchnahrung, welche aus biologischer Ziegenmilch hergestellt wird. Die Ziegen werden gemäß den Vorgaben des biologischen Landbaus (EU-Bio-Recht) gehalten.

Holle Servicebüro D... D-79650 Schopfheim Tel. 0800 6672110

Hergestellt in Deutschland

B!O

Frisch ist Trumpf

Rühren Sie Fertigmilch nicht auf Vorrat an, sondern immer erst kurz vor dem Füttern. Ist das Baby satt, entsorgen Sie den Rest – er ist eine Brutstätte für schädliche Keime.

DAS PERFEKTE FLÄSCHCHEN

Säuglingsnahrung auf Basis von Ziegenmilch, Reis oder Mandeln ist „hip", kann jedoch zu Mangelerscheinungen führen. Babymilch auf Sojabasis enthält alle wichtigen Nährstoffe, sollte aber nicht ohne Rücksprache mit dem Arzt gegeben werden. Unbedenklich ist nur handelsübliche Fertigmilch – wenn man sie richtig anrührt.

1 **Zubehör kaufen.** Sie benötigen Fläschchen aus Glas oder Kunststoff in unterschiedlichen Größen sowie Sauger, die unten abgeflacht und oben gewölbt sind. Wichtig: Je dünner die Milch, desto kleiner das Loch! Sinnvoll ist auch ein kleiner Milchpulvertrichter.

2 **Wasser abkochen.** Zum Anrühren eignet sich abgekochtes Leitungswasser. Wer aufgrund der Nitratbelastung stilles Mineralwasser verwendet, sollte darauf achten, dass dieses zur Zubereitung von Säuglingsnahrung geeignet ist. Um vor Keimen sicher zu sein, können Sie es ebenfalls abkochen.

3 **Schnell abkühlen.** Kochen Sie morgens Wasser ab und lassen Sie es auf unter 50 Grad abkühlen. Den größten Teil bewahren Sie in einer Thermosflasche auf. Den Rest füllen Sie in ein Fläschchen, lassen es auskühlen und verwenden es beim Anrühren, um schnell die Trinktemperatur zu erreichen.

4 **Richtig mischen.** Geben Sie warmes Wasser ins Fläschchen. Füllen Sie mit dem beiliegenden Messlöffel die laut Packung benötigte Pulvermenge ein. Schließen Sie das Fläschchen und schütteln Sie es. Füllen Sie bis zur jeweiligen Markierung abgekochtes kühleres Wasser auf.

5 **Temperatur prüfen.** Der Fläschcheninhalt sollte ungefähr Körpertemperatur haben. Träufeln Sie sich einige Tropfen auf die Innenseite des Handgelenks. Fühlt es sich angenehm warm an, ist es richtig.

6 **Zutaten vorbereiten.** Für nachts und unterwegs füllen Sie das nötige Milchpulver in ein sauberes, trockenes Fläschchen und abgekochtes Wasser in eine Thermosflasche. Einen Vorrat für mehrere Fläschchen fasst ein Milchpulverportionierer, der aus drei oder vier einzeln verschließbaren Döschen besteht.

7 **Utensilien säubern.** Fläschchen, Sauger und Messlöffel bekommen Sie in der Spülmaschine bei 65 Grad oder per Hand mit heißem Wasser, Spülmittel, Fläschchenbürste oder Extraschwamm sauber. Sie können die Utensilien auch in Wasser auskochen oder einen Sterilisator nutzen.

BAUCHWEH?

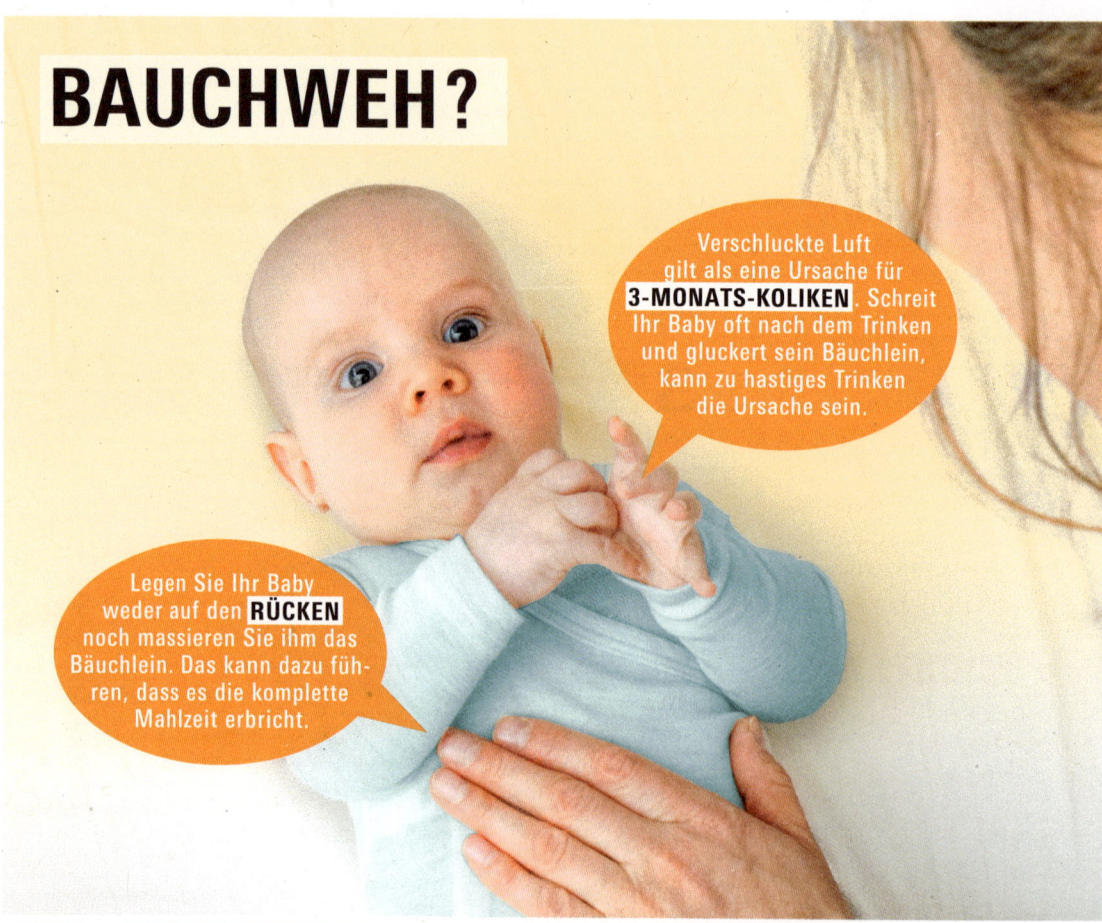

Verschluckte Luft gilt als eine Ursache für **3-MONATS-KOLIKEN**. Schreit Ihr Baby oft nach dem Trinken und gluckert sein Bäuchlein, kann zu hastiges Trinken die Ursache sein.

Legen Sie Ihr Baby weder auf den **RÜCKEN** noch massieren Sie ihm das Bäuchlein. Das kann dazu führen, dass es die komplette Mahlzeit erbricht.

NACH DEM ESSEN ZU RÜLPSEN gilt hierzulande unter Erwachsenen als ungehobelt. Gut, dass sich Babys nicht daran halten müssen. Damit sie gut schlafen, sollte aufgenommene Luft wieder entweichen können. Sonst drückt es im Bäuchlein oder tut sogar richtig weh. Besonders wichtig ist ein „Bäuerchen", wenn Ihr Kind regelmäßig Milch erbricht („Reflux") oder oft Schluckauf bekommt. Dass Babys auch dabei etwas Milch ausspucken, ist aber normal. Um Ihre Kleidung zu schonen, legen Sie sich vorsorglich ein Baumwolltuch über die Schulter.

BÄUERCHEN!

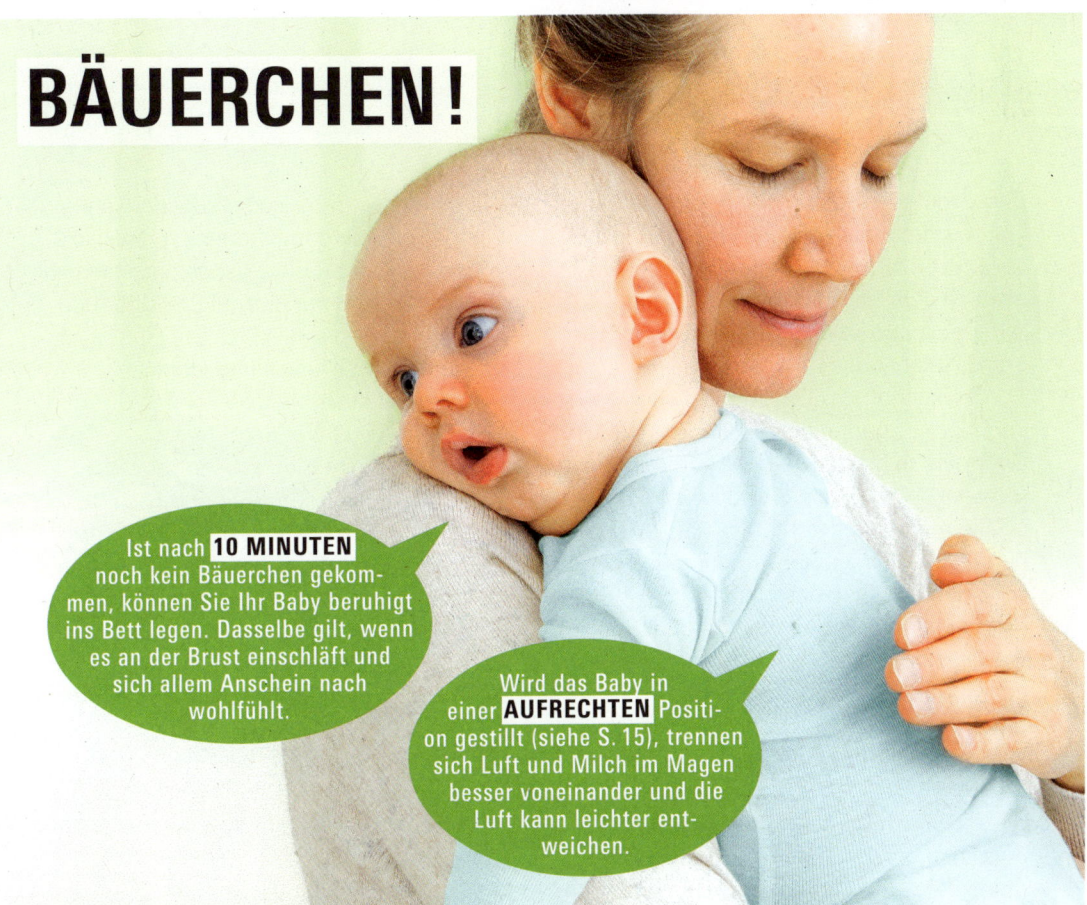

Ist nach **10 MINUTEN** noch kein Bäuerchen gekommen, können Sie Ihr Baby beruhigt ins Bett legen. Dasselbe gilt, wenn es an der Brust einschläft und sich allem Anschein nach wohlfühlt.

Wird das Baby in einer **AUFRECHTEN** Position gestillt (siehe S. 15), trennen sich Luft und Milch im Magen besser voneinander und die Luft kann leichter entweichen.

MANCHE BABYS MACHEN AUTOMATISCH ihr „Bäuerchen", sobald sie das Trinken unterbrechen. Andere brauchen etwas Unterstützung. Wann ihr Baby viel Luft verschluckt – etwa bei starkem Milchfluss oder großem Hunger – und wie sie ihm diese wieder entlocken können, haben die meisten Mütter schnell herausgefunden. In der Regel hilft es, sich das Baby vorsichtig über die Schulter zu legen und mit der freien Hand kreisförmig seinen Rücken zu reiben oder sanft darauf zu klopfen. Sie können dafür auch gern eine Trinkpause einlegen.

KLAR ZUM LÖFFELN!

Zwischen dem Beginn des 5. und dem des 7. Lebensmonats sollte Ihr Baby seinen ersten Brei bekommen. Spätestens aber, wenn es nach dem Stillen noch Hunger hat, ist es reif für die „Beikost". Dagegen könnte vor dem 5. Monat das Allergierisiko erhöht sein.

Sie können das Ganze relativ entspannt angehen: Es geht nicht darum, aus Babys Gourmets zu machen. Ob Sie Fertigbreie kaufen oder selbst an Herd und Mixer stehen, ob Sie Kartoffeln, Penne oder Tagliatelle pürieren, spielt eine untergeordnete Rolle. Entscheidend ist jetzt, dass Ihr Kind die richtigen Nährstoffe bekommt.

Den idealen Mix bekommen Babys im ersten Jahr mit dem Baukastensystem, das das Dortmunder Forschungsinstitut für Kinderernährung (FKE) empfiehlt (siehe Grafik).

1. Mit Gemüse beginnen

Zwischen der 17. und 26. Lebenswoche beginnen Sie damit, Ihrem Baby täglich einen Brei zu füttern – meist mittags. Zu Beginn sollte dieser nur aus Gemüse bestehen, ein paar Tage später kommen Kartoffeln und Fleisch oder einmal wöchentlich Fisch hinzu. Anfangs isst Ihr Baby wenig Brei, deshalb sollten Sie es im Anschluss stillen oder ihm Fertigmilch geben. Erst allmählich kann der Brei eine ganze Milchmahlzeit ersetzen.

Damit Ihr Baby sich an die neuen Geschmäcker gewöhnt, starten Sie beispielsweise mit Karottenbrei, gehen nach ein paar Tagen zu Karotten-Kartoffel-Brei über und mischen diesen schließlich mit Fleisch sowie je einem Löffel Öl und Obstsaft. Ein- bis zweimal in der Woche können Sie statt Fleisch Fisch verwenden.

So erkennen Sie, was Ihr Baby nicht verträgt, und können nach und nach weitere Gemüsesorten einführen, später auch mehrere gleichzeitig. Der erste Brei enthält viel Eisen, Zink und Jod, essenzielle Fettsäuren sowie Vitamine. Der Rat, dass Allergiker ihren Babys vorbeugend keinen Fisch und kein Ei geben sollten, gilt als überholt.

2. Milch und Getreide einführen

Einen Monat nach dem ersten Brei ersetzt ein Milch-Getreide-Brei eine weitere Stillmahlzeit, etwa am Abend. Er liefert Eiweiß und viele Mineralstoffe, speziell Kalzium. Sie können den Brei mit Säuglingsmilch oder Kuhmilch anrühren. Letztere sollte 3,5 oder 3,8 Prozent Fett enthalten. Größere Mengen Kuhmilch, etwa zum Trinken aus der Tasse, sollte Ihr Kind nicht vor Ende des ersten Lebensjahres bekommen. Auch für Joghurt und Quark ist es wegen ihres hohen Eiweißgehaltes noch zu früh.

Wichtig: Der früher propagierte Verzicht auf glutenhaltiges Getreide gilt heute als überholt. Im Gegenteil: Das frühe Einführen von Weizen, Roggen, Gerste, Hafer und Dinkel kann das Risiko für Zöliakie (Glutenunverträglichkeit) etwas mindern.

3. Obst für mehr Vitamine

Ab dem 7. Monat kann die nächste Stillmahlzeit wegfallen. Stattdessen bekommt Ihr Baby zur besseren Vitaminversorgung einen Getreide-Obst-Brei. Dieser wird nicht mit Milch, sondern mit Wasser angerührt. Milch würde bewirken, dass der Organismus das Eisen aus dem Getreide schlechter verwertet. Doch Eisen ist jetzt besonders wichtig, da es über die Muttermilch kaum aufgenommen wird und das Baby seine Reserven aufgebraucht hat.

Zusätzlich sollten Sie Ihrem Kind ab jetzt zu jeder Mahlzeit Wasser oder für Säuglinge geeigneten Tee ohne Zucker zu trinken geben. Saft sollten Säuglinge nur stark mit Wasser verdünnt bekommen.

4. Vom Brei zum Butterbrot

Etwa ab Monat 10 fangen Babys an, sich für feste Nahrung zu interessieren. Das Mittagsmenü schmeckt jetzt auch, wenn es nur mit der Gabel zerdrückt wurde. Schritt für Schritt lernt Ihr Kind, mit der Familie zu essen (siehe „Familienkost" S. 50–53).

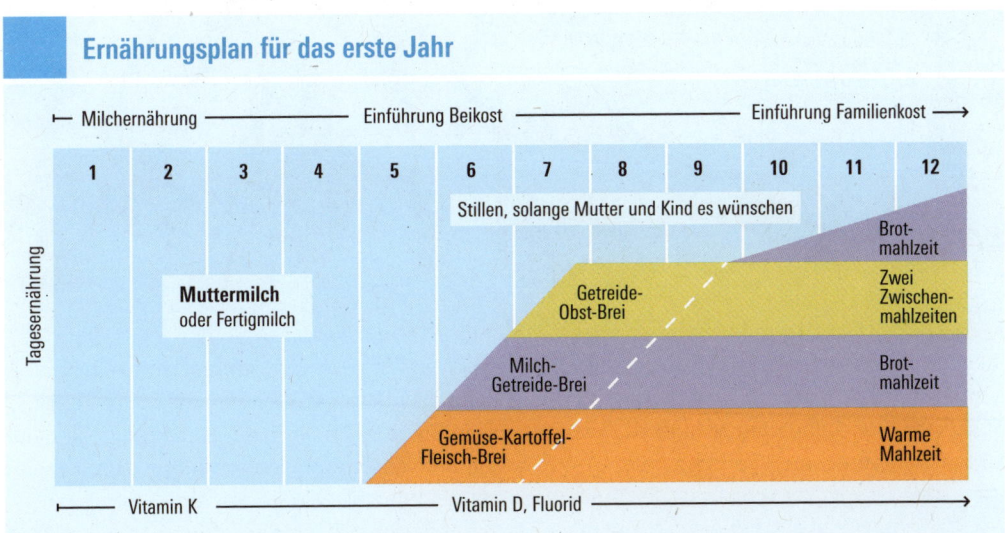

Ernährungsplan für das erste Jahr

← Milchernährung — Einführung Beikost — Einführung Familienkost →

| 1 | 2 | 3 | 4 | 5 | 6 | 7 | 8 | 9 | 10 | 11 | 12 |

Stillen, solange Mutter und Kind es wünschen

Muttermilch oder Fertigmilch

Getreide-Obst-Brei

Milch-Getreide-Brei

Gemüse-Kartoffel-Fleisch-Brei

Brotmahlzeit

Zwei Zwischenmahlzeiten

Brotmahlzeit

Warme Mahlzeit

Tagesernährung

← Vitamin K — Vitamin D, Fluorid →

Quelle: Forschungsinstitut für Kinderernährung Dortmund (FKE)

EINERLEI?

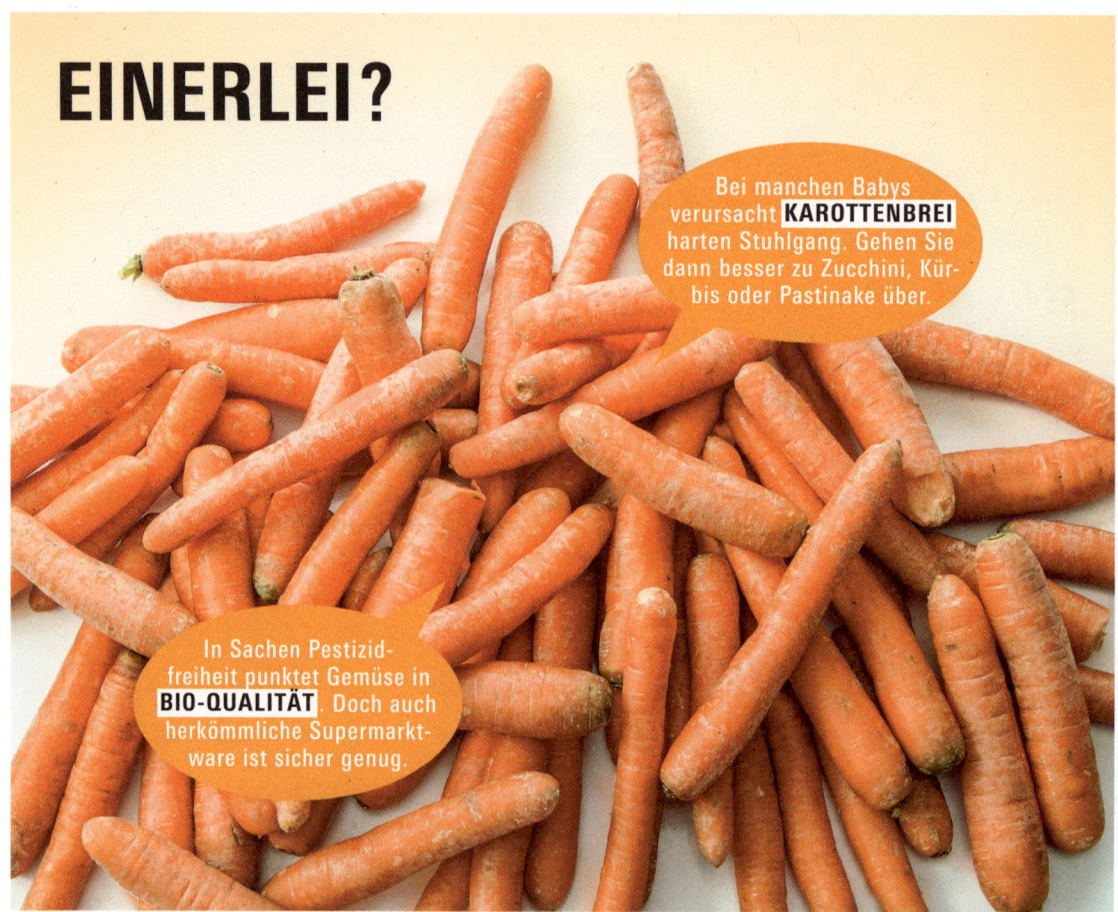

> Bei manchen Babys verursacht **KAROTTENBREI** harten Stuhlgang. Gehen Sie dann besser zu Zucchini, Kürbis oder Pastinake über.

> In Sachen Pestizidfreiheit punktet Gemüse in **BIO-QUALITÄT**. Doch auch herkömmliche Supermarktware ist sicher genug.

LECKER, KAROTTEN! Wenn Ihr Baby schon reden könnte, würden Sie diesen Satz ziemlich oft hören. Kein Wunder: Karotten schmecken leicht süßlich – und das mag fast jedes Kind. Warum also nicht bis auf Weiteres beim Bewährten bleiben, umso mehr, wenn Ihr Baby andere Gemüsesorten ablehnt? Der Grund leuchtet ein: Es geht weniger um geschmackliche als vielmehr um inhaltliche Abwechslung. Eine Sorte allein kann auf Dauer nicht die Vielfalt an Nährstoffen liefern, die Ihr Kind für eine gesunde Entwicklung braucht.

VIELFALT!

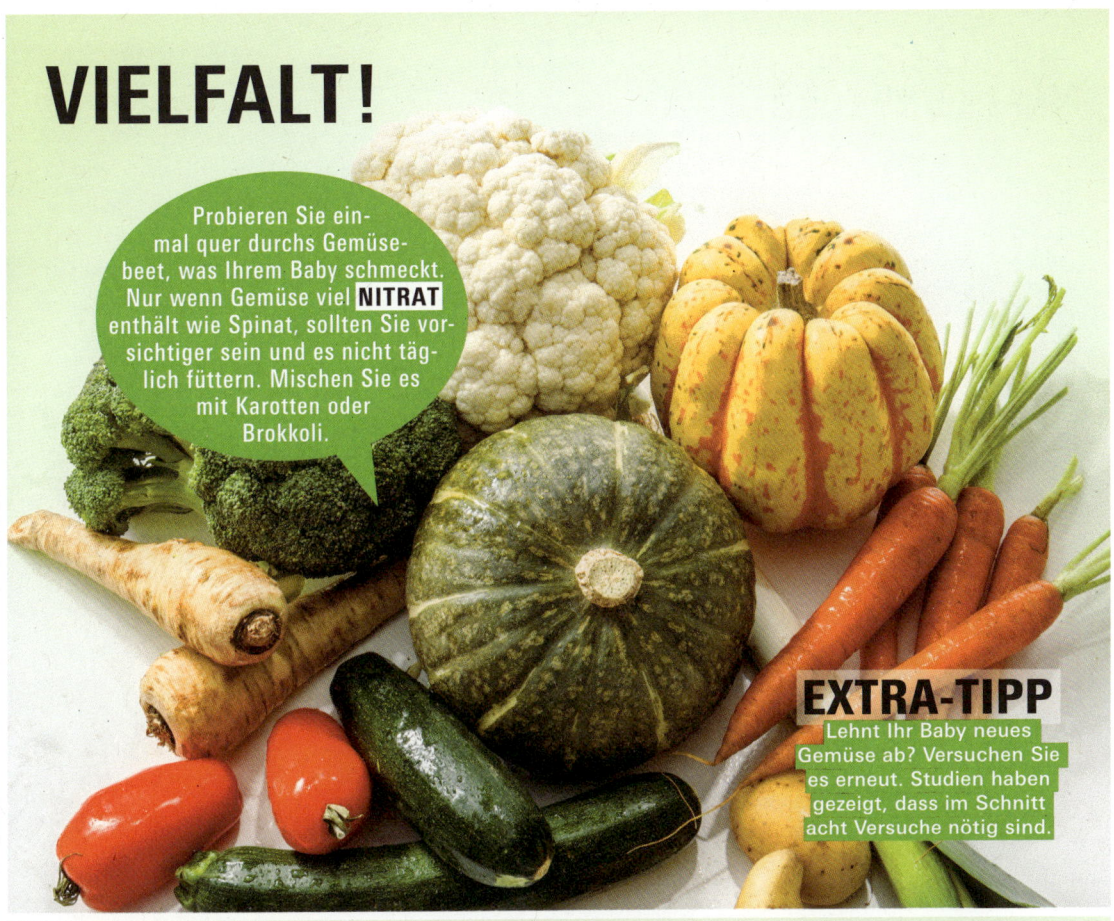

Probieren Sie einmal quer durchs Gemüsebeet, was Ihrem Baby schmeckt. Nur wenn Gemüse viel **NITRAT** enthält wie Spinat, sollten Sie vorsichtiger sein und es nicht täglich füttern. Mischen Sie es mit Karotten oder Brokkoli.

EXTRA-TIPP

Lehnt Ihr Baby neues Gemüse ab? Versuchen Sie es erneut. Studien haben gezeigt, dass im Schnitt acht Versuche nötig sind.

DIE AUSWAHL IST GROSS – und der Vielfalt der ersten Beikost sind kaum Grenzen gesetzt. Sie können theoretisch schon am zweiten Tag von Karottenbrei zu Kürbis oder Pastinake wechseln. Vielfältige Ernährung bringt Vorteile in Sachen Allergievorbeugung – solange Sie nicht vor dem 5. Monat anfangen. Experten gehen davon aus, dass Babys, die viele Gemüsesorten kennen, später aufgeschlossener gegenüber neuen Geschmäckern sind. Drängen Sie sie Ihrem Kind aber nicht auf, sondern präsentieren Sie sie ihm ganz entspannt.

BREIGLÄSCHEN: KNACK UND LOS!

Kaufen oder kochen? Beides hat Vorteile. Bei Fertiggläschen handelt es sich zwar um industriell hergestellte Produkte – was Schadstoffe angeht, gelten jedoch strenge gesetzliche Grenzwerte. Sie als Eltern können also sicher sein, dass Sie Ihrem Baby nichts Verkehrtes füttern. Außerdem sparen Sie mit Gläschen viel Zeit und Mühe.

Orientierung darüber, was in einem Gläschen drin ist, liefert die Zutatenliste auf dem Etikett. Greifen Sie am besten zu Produkten mit wenigen Zutaten, die sich an der Zusammensetzung selbst gekochter Breie orientieren (siehe S. 34).

Gemüsebrei

Das ist drin Mit Gemüsebrei aus dem Gläschen starten Eltern und Babys in die Beikostphase. Die meisten Hersteller bieten zudem Gemüse-Kartoffel-Breie an. Das Gemüse besitzt in der Regel Bio-Qualität.

Das ist wichtig Achten Sie darauf, dass dem Brei kein Salz zugesetzt wurde. Enthält die Zutatenliste weniger als 8 Gramm Fett, rühren Sie einen Teelöffel Rapsöl unter, damit der Brei Ihrem Baby mehr Energie liefert. Die Fettsäuren im Öl sollen zudem positive Auswirkungen auf die Entwicklung des Gehirns haben.

Tipps Gemüse- und Gemüse-Kartoffel-Breie aus dem Gläschen eignen sich auch als Basis für Babymenüs.

Babymenü

Das ist drin Fein pürierte Gemüsebreie mit Kartoffeln, Nudeln oder Reis sowie Fleisch oder Fisch, geeignet ab dem fünften Monat. Stückigere „Junior-Menüs" sind für größere Babys. Menüs ist meist (Jod-)Salz oder Fleischbrühe zugesetzt.

Das ist wichtig Die meisten Menüs enthalten unter 20 Gramm Fleisch (Junior-Menüs: 30 Gramm). Dann braucht Ihr Baby davon mindestens fünf Gläschen pro Woche, um seine Eisenversorgung zu sichern. Sind weniger als 8 bis 10 Gramm Fett enthalten, geben Sie Rapsöl hinzu (1 TL = 4 g).

Tipps Ein untergemischter Teelöffel Vitamin-C-reicher Obstsaft verbessert die Aufnahme von Eisen.

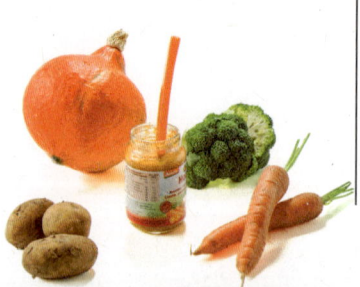

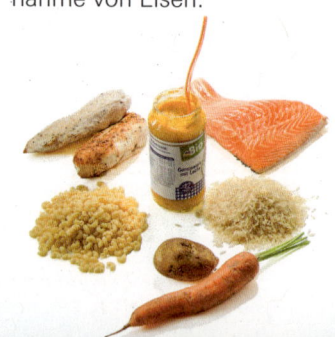

Milch-Getreide-Brei

Das ist drin Milch, Getreide und Obst. Milchfertigbreie in Pulverform müssen mit Wasser, Frischmilchbreie mit Milch angerührt werden. „Abendbreie" im Gläschen sind verzehrfertig. Geeignet ab Monat 6.

Das ist wichtig Achten Sie auf Vollkorngetreide, da es besonders viele Nährstoffe enthält. Zudem sollte Jod (Kaliumjodid, Kaliumjodat) zugesetzt sein. Manche Produkte werden als Trinkbreie angeboten – das ist nicht ratsam. Ihr Baby übt so nicht, vom Löffel zu essen.

Tipps Produkte mit frühem Einsatzzeitpunkt (z. B. „ab 6 Monaten") sind meist besser geeignet, da Breie für ältere Babys vermehrt überflüssige Zutaten enthalten.

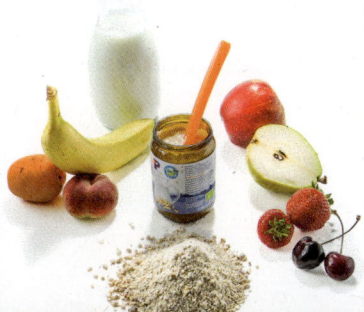

Getreide-Obst-Brei

Das ist drin Erhältlich als Gläschen, vereinzelt auch als Trockenprodukt zum Anrühren mit Wasser. Er enthält Obst, Getreideflocken sowie Fett, etwa Raps- oder Sonnenblumenöl. Er eignet sich ab dem 7. Monat.

Das ist wichtig Getreide sollte auch hier als Vollkorn enthalten sein. Der Brei sollte keine Milch und keinen Joghurt enthalten. Auch mit Zucker, Aromastoffen sowie Gewürzen versetzte Breie sollten Sie eher meiden.

Tipps Da Fertigbreie im Vergleich zu selbst zubereiteten Getreide-Obst-Breien oft recht fettarm sind, können Sie etwas Rapsöl unterrühren, bis ein Fettgehalt von 5 Gramm pro Mahlzeit erreicht ist (1 TL = 4 g).

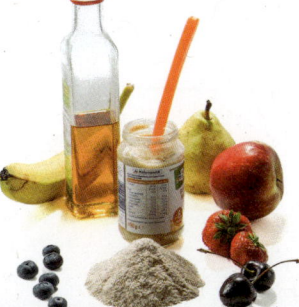

Obstbrei

Das ist drin Obstbreie im Gläschen, Quetschbeutel oder Becher oder liefern Ihrem Baby Vitamin C, Mineralstoffe und wichtige Spurenelemente. Sie eignen sich als Nachspeise oder Zutat zum (selbst gekochten) Brei.

Das ist wichtig Breie, die mit Wasser gestreckt und mit Reismehl oder Stärke gebunden wurden, lassen Sie besser stehen. Dasselbe gilt für Breie mit hohem Anteil an Fruchtsaftkonzentrat. Auch wenn „ab dem 5. Monat" auf der Verpackung steht: Obstbreie eignen sich erst ab Monat 6.

Tipps Ein Obstbrei enthält zu wenig Energie und Nährstoffe für eine vollständige Mahlzeit, kann aber eine gute Zwischenmahlzeit sein.

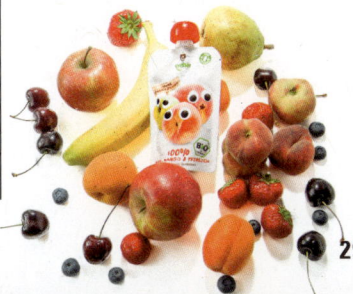

HEISSSSSS?

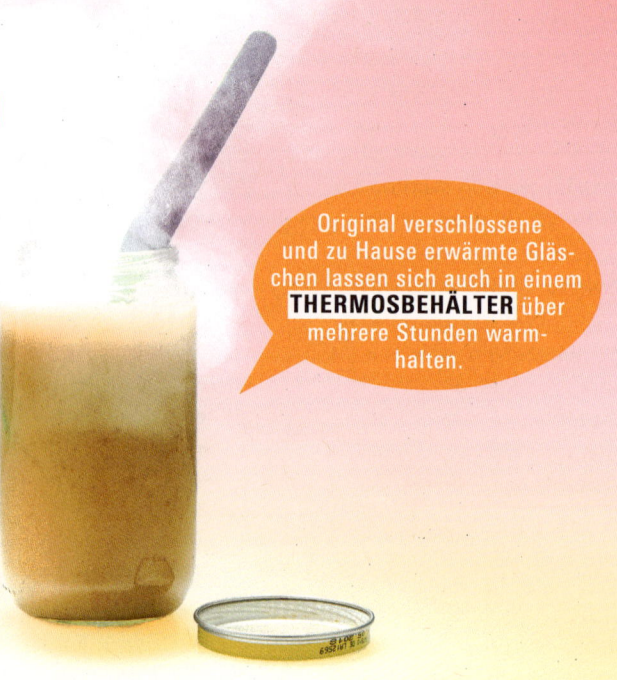

Wer öfter unterwegs füttert, kann sich einen **BABYKOSTWÄRMER** zulegen, in dem sich Gläschen mit heißem Wasser aus der Thermoskanne erwärmen lassen. Es gibt auch Modelle mit Auto-adapter.

Original verschlossene und zu Hause erwärmte Gläs-chen lassen sich auch in einem **THERMOSBEHÄLTER** über mehrere Stunden warm-halten.

„KÖNNTEN SIE DAS WARM MACHEN?" Wer mit hungrigem Baby im Café oder Restaurant sitzt, muss meist nicht lange bitten. Die freundliche Bedienung schnappt sich das Breigläschen und stellt es für etwa eine Minute in die Mikrowelle. Auch wenn es sich danach lediglich lauwarm anfühlt – rühren Sie den Brei auf jeden Fall um und prüfen Sie seine Temperatur. Die Mikrowel-le lässt oft heiße „Inseln" entstehen, an denen sich Ihr Kind beim Essen verbrühen kann. Ist der umgerührte Brei zu heiß, füllen Sie ihn auf einen Teller – dort kühlt er schnell ab.

COOOOOOL!

Sie haben keine Möglichkeit, das Gläschen warm zu machen? Kein Problem! Nichts spricht dagegen, es bei **ZIMMERTEMPERATUR** zu füttern. Voraussetzung dafür: Das Gläschen muss noch ungeöffnet sein.

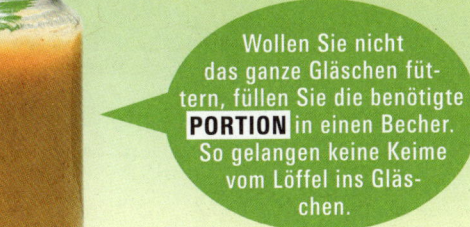

Wollen Sie nicht das ganze Gläschen füttern, füllen Sie die benötigte **PORTION** in einen Becher. So gelangen keine Keime vom Löffel ins Gläschen.

EXTRA-TIPP
Eingefrorene Portionen können Sie am Vortag im Kühlschrank auftauen.

GLÄSCHEN MÜSSEN NICHT HEISS SEIN. Also keinen Stress! Sie können entspannt die nächste Parkbank ansteuern, wenn sich Babys Hunger unterwegs meldet. Viele Babys mögen ihren Brei ohnehin lieber bei Zimmertemperatur. In Sachen Keimbelastung ist das kein Problem: Wie Obst-Getreide-Breie kommen auch Gemüsebreie und Babymenüs verzehrfertig in den Handel. Damit sich kein Protest regt, sollten Sie mit Ihrem Baby vorher üben: Setzen Sie ihm ruhig auch zu Hause ab und zu ein nicht erwärmtes Mittagsgläschen vor.

KÜHLSCHRANK?

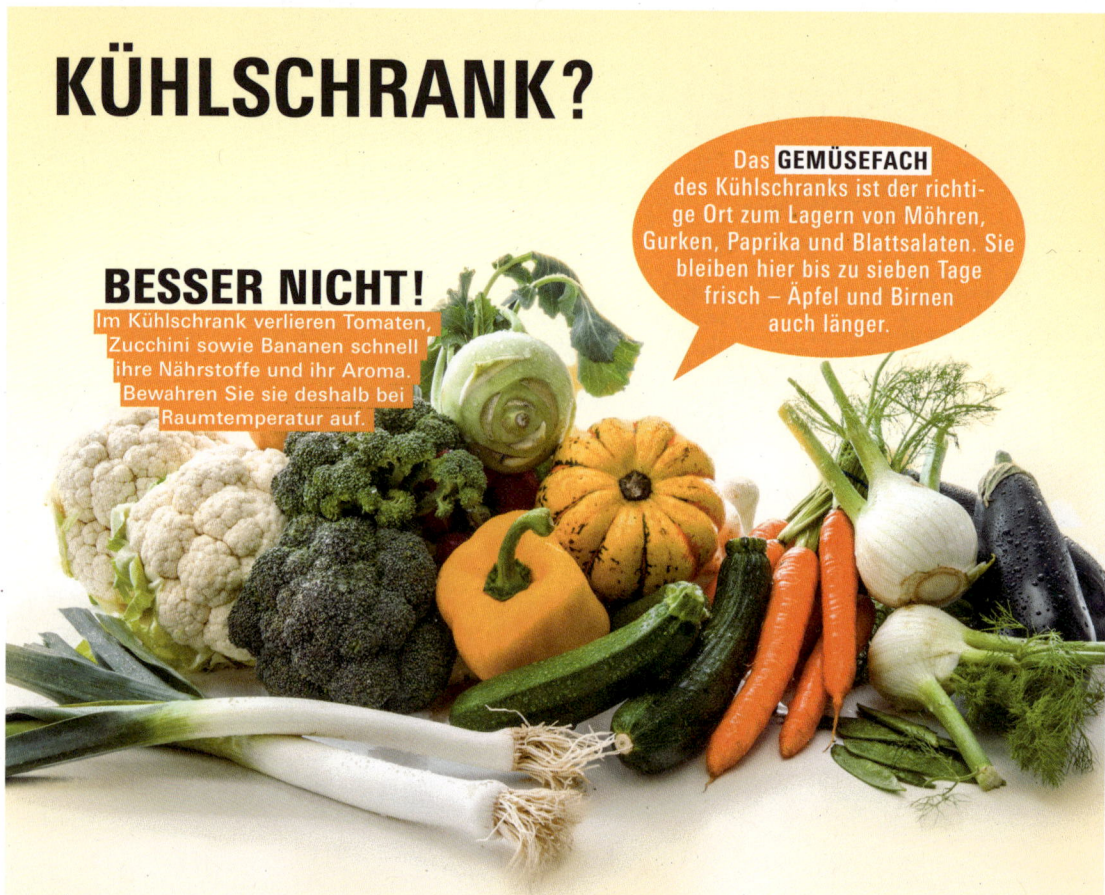

BESSER NICHT!
Im Kühlschrank verlieren Tomaten, Zucchini sowie Bananen schnell ihre Nährstoffe und ihr Aroma. Bewahren Sie sie deshalb bei Raumtemperatur auf.

Das **GEMÜSEFACH** des Kühlschranks ist der richtige Ort zum Lagern von Möhren, Gurken, Paprika und Blattsalaten. Sie bleiben hier bis zu sieben Tage frisch – Äpfel und Birnen auch länger.

FÜRS BABY NUR DAS BESTE! Beim Kauf von Obst und Gemüse achten die meisten Eltern auf Qualität. Frisch muss es sein und möglichst frei von Pestiziden. Schade nur, dass viele Sorten schon nach wenigen Tagen Lagerung einen Großteil ihrer Nährstoffe verlieren.

Äpfel, Birnen, Honigmelonen, Nektarinen, Bananen und andere Früchte sondern das Reifungsgas Ethylen ab. Dieses lässt daneben liegende Sorten wie Gurken, Paprika, Aprikosen und Kiwis schneller reifen. Wer harte Kiwis oder Mangos schneller zur Essreife bringen will, kann diesen Effekt gezielt nutzen.

GEFRIERFACH!

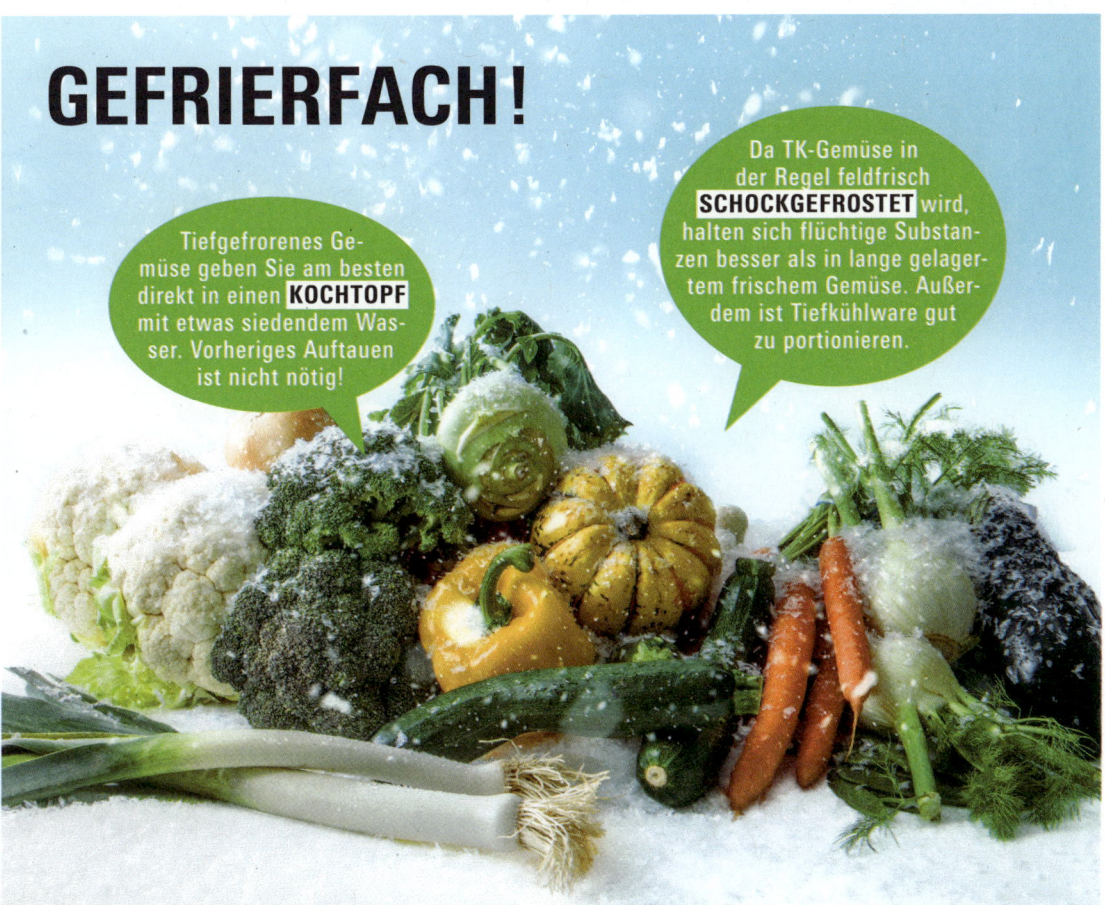

Tiefgefrorenes Gemüse geben Sie am besten direkt in einen **KOCHTOPF** mit etwas siedendem Wasser. Vorheriges Auftauen ist nicht nötig!

Da TK-Gemüse in der Regel feldfrisch **SCHOCKGEFROSTET** wird, halten sich flüchtige Substanzen besser als in lange gelagertem frischem Gemüse. Außerdem ist Tiefkühlware gut zu portionieren.

MINUSGRADE SIND TRUMPF, denn Dauerfrost konserviert einen Großteil der wertvollen Nährstoffe. Wer selbst keine Zeit oder Lust hat, frisches Gemüse zu putzen, zu portionieren und in den Kälteschlaf zu schicken, kann beim Einkauf bedenkenlos zu Tiefkühlware greifen.

74 Milligramm Vitamin C stecken laut Herstellerangaben in 100 Gramm TK-Brokkoli. Bei der Ernte waren es rund 90 Milligramm. Durch industrielle Tiefkühlverfahren bleiben also 84 Prozent erhalten. In frischem Zustand ist bei Raumtemperatur nach wenigen Tagen nur noch ein Viertel davon da.

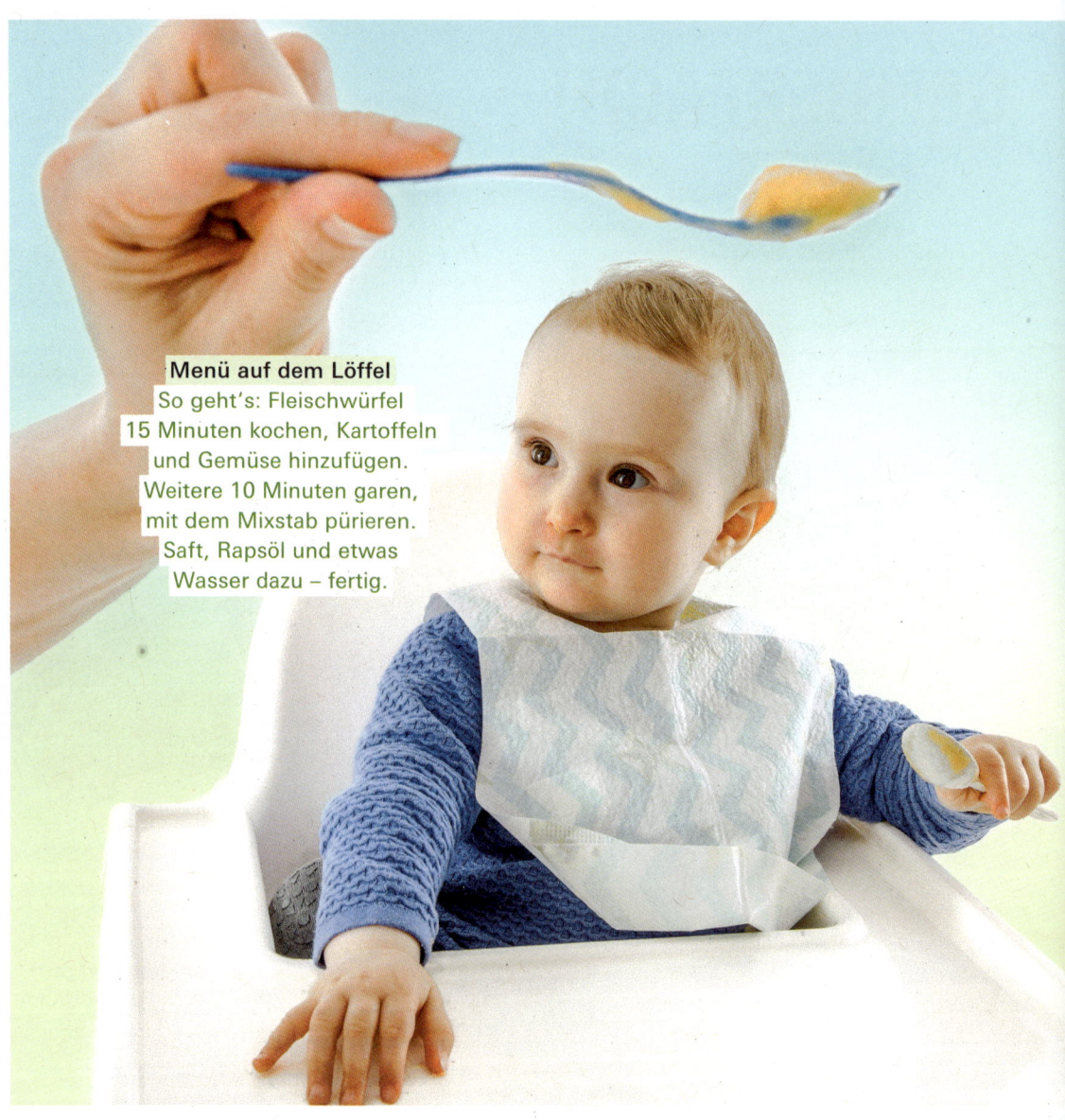

Menü auf dem Löffel
So geht's: Fleischwürfel
15 Minuten kochen, Kartoffeln
und Gemüse hinzufügen.
Weitere 10 Minuten garen,
mit dem Mixstab pürieren.
Saft, Rapsöl und etwas
Wasser dazu – fertig.

SELBST IST DER BREIKOCH!

Die geschmackliche Vielfalt von Obst und Gemüse nutzen Sie am besten, indem Sie Babybrei selbst kochen: Sie können alle Zutaten bestimmen, auf Salz, Zucker und Gewürze verzichten und den Brei portionsweise einfrieren. Stillbabys, die ausschließlich selbst gekochten Brei bekommen, sollten täglich eine halbe Tablette Jod (50 Mikrogramm) oder ab und an einen Fertigbrei mit Jodzusatz bekommen.

Gemüse-Kartoffel-Fleisch-Brei An fünf Tagen pro Woche sollte der Brei Fleisch enthalten, einmal fettreichen Fisch – plus ein Veggie-Day. Basis ist frisches, tiefgekühltes oder selbst eingefrorenes Gemüse oder Gemüsegläschen, eventuell mit Kartoffeln gemischt. Babys bis 6 Monate erhalten pro Mahlzeit 90 g Gemüse und Kartoffeln, ältere Kinder 100 g. Steigern Sie den Anteil Kartoffeln von anfangs 40 auf 60 g ab dem 10. Monat. Als Fleisch eignet sich frisches Rinderhack- oder -schabefleisch, aber auch Schwein, Geflügel und Lamm. Steigern Sie ab dem 7. Monat von 20 auf 30 g. Hinzu kommen anfangs 15, später 20 g Vitamin-C-reicher Obstsaft, 8 g (= 2 TL) Rapsöl (ab 10 Monate: 10 g) und Wasser je nach Gemüsesorte.

Milch-Getreide-Brei Dafür nehmen Sie 200 ml Vollmilch von der Kuh (3,5 oder 3,8 % Fett). Sowohl pasteurisierte Frisch- als auch H-Milch eignen sich, Roh- und Vorzugsmilch nicht. Als Getreide sind 20 g Flocken (möglichst mit Jodzusatz) oder Grieß für Säuglinge ratsam. Verwenden Sie am besten Vollkornprodukte. Für die 20 g Obst eignen sich – neben Bananen – saisonale Sorten. Äpfel, Birnen, Pfirsiche etc. Bitte schälen, in wenig Wasser garen und mit der Gabel zerdrücken. Ab dem 8. Monat können Sie rohes Obst verwenden. Zuerst erhitzen Sie die Milch, dann rühren Sie Getreideflocken oder Grieß und das Obst unter. Wer den Brei mit Fertigmilch zubereitet, rührt das Getreide mit Wasser an und gibt dann Milchpulver und Obstpüree hinzu.

Getreide-Obst-Brei Als Getreideflocken und als Obst verwenden Sie die gleichen Zutaten wie beim Milch-Getreide-Brei – Getreide wiederum 20 g, Obst hier jedoch 100 g. Grundlage ist erhitztes Wasser. Die Menge entnehmen Sie der Getreideverpackung. Im Wasser kochen Sie das Getreide auf, rühren das zerdrückte Obst unter und geben 5 g Raps-, Soja-, Sonnenblumen- oder Maiskeimöl zu.

(Quelle: Forschungsinstitut für Kinderernährung Dortmund – FKE)

VEGAN?

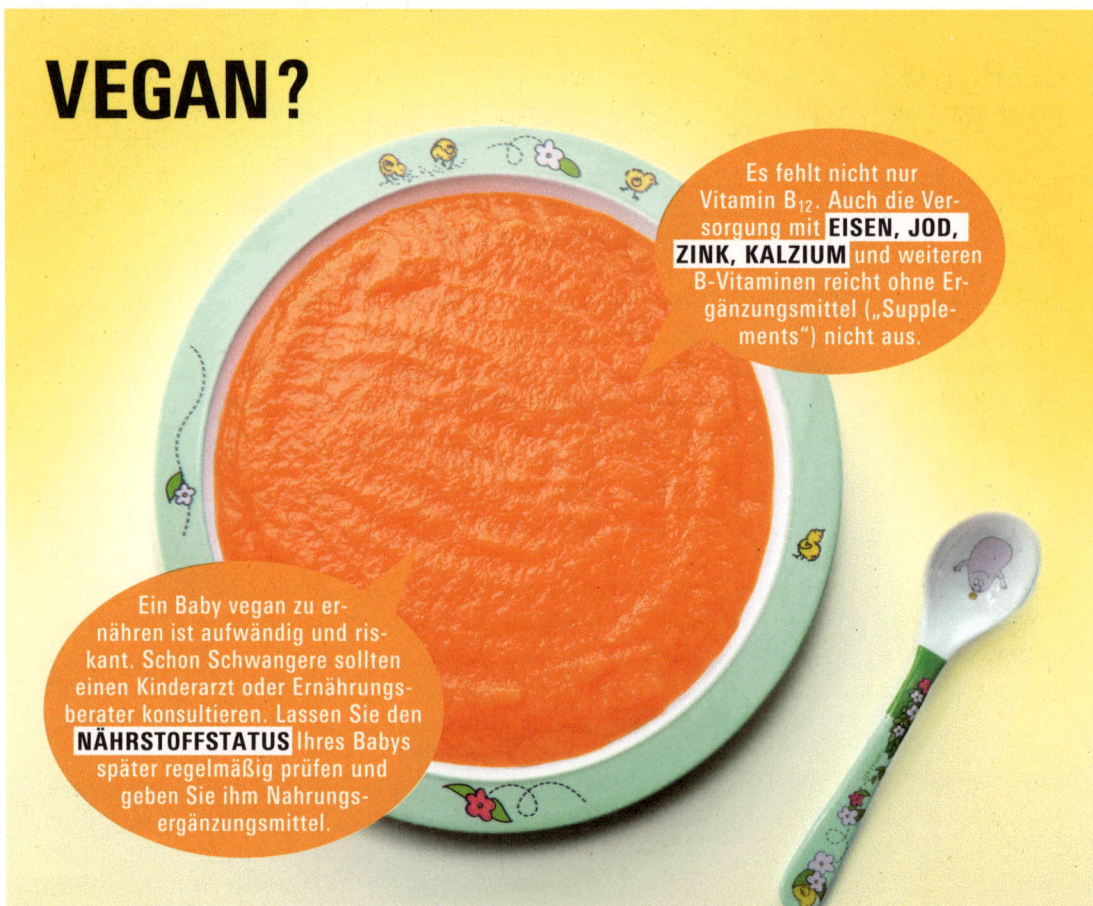

Es fehlt nicht nur Vitamin B_{12}. Auch die Versorgung mit **EISEN, JOD, ZINK, KALZIUM** und weiteren B-Vitaminen reicht ohne Ergänzungsmittel ("Supplements") nicht aus.

Ein Baby vegan zu ernähren ist aufwändig und riskant. Schon Schwangere sollten einen Kinderarzt oder Ernährungsberater konsultieren. Lassen Sie den **NÄHRSTOFFSTATUS** Ihres Babys später regelmäßig prüfen und geben Sie ihm Nahrungsergänzungsmittel.

TIERPRODUKTE – NEIN, DANKE. Manche Eltern leben nicht nur selbst vegan, sondern ernähren auch ihr Baby so. Säuglingen drohen dadurch jedoch ernste Mangelerscheinungen. Nimmt eine schwangere Veganerin nicht ergänzend Vitamin B_{12} zu sich, kommt das Baby schon ohne Reserven zur Welt. Das kann zu Entwicklungsverzögerungen und neurologischen Störungen führen. Ergänzen Sie außerdem konsequent andere fehlende Nährstoffe! Stillen Sie Ihr Kind so lange wie möglich – ab dem 6. Monat reicht Muttermilch allein aber nicht mehr aus.

VEGETARISCH!

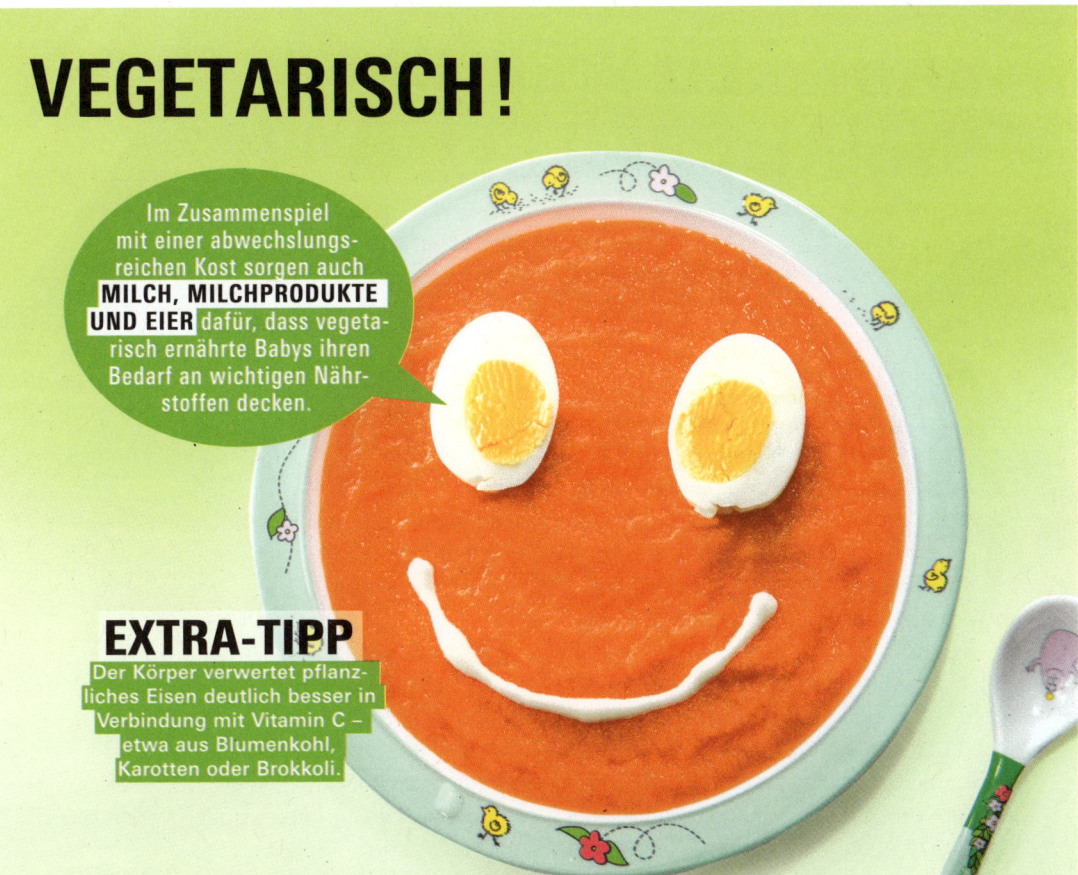

Im Zusammenspiel mit einer abwechslungsreichen Kost sorgen auch **MILCH, MILCHPRODUKTE UND EIER** dafür, dass vegetarisch ernährte Babys ihren Bedarf an wichtigen Nährstoffen decken.

EXTRA-TIPP
Der Körper verwertet pflanzliches Eisen deutlich besser in Verbindung mit Vitamin C – etwa aus Blumenkohl, Karotten oder Brokkoli.

AUF TIERISCHES EIWEISS können Babys schon eher verzichten. Besonders wichtig ist es dann, auf eine ausreichende Eisenzufuhr zu achten. Dazu tragen Vollkorngetreide und Hirse sowie Spinat, Fenchel und Zucchini bei. Deshalb sollte das Baby statt des Gemüse-Kartoffel-Fleisch-Breis einen Gemüse-Kartoffel-Getreidebrei essen. Peppen Sie diesen mit zwei Esslöffeln Orangensaft auf. Nehmen Sie als Vegetarierin zudem schon in der Schwangerschaft ausreichend Vitamin B$_{12}$ und Folsäure auf und lassen Sie regelmäßig Ihren Nährstoffstatus checken.

„BABY-LED WEANING": EINMAL BREIFREI, BITTE!

Erst die Möhre, dann ein paar Nudeln und etwas Käse hinterher – so sieht das Idealbild des Baby-led weaning (BLW) aus. Beim Konzept der „vom Kind gesteuerten Entwöhnung" gibt es keinen Brei. Stattdessen bieten die Eltern ihrem Baby ab dem 7. Lebensmonat mundgerechte Stücke vom Familienessen an. Ob es sie nimmt und isst, entscheidet das Kind selbst.

BLW soll es motorisch altersgerecht entwickelten Babys ermöglichen, Geruch, Konsistenz und Geschmack von Lebensmitteln zu erforschen und dabei Hand-Auge-Koordination und Kauvermögen zu entwickeln. Das Konzept geht auf die britische Hebamme Gill Rapley zurück. Bis zum ersten Geburtstag bleibt Milch die hauptsächliche Energie- und Nährstoffquelle: Bei Bedarf bekommt das Baby weiterhin Brust oder Fläschchen. Kritiker des Konzeptes befürchten vor allem eine Unterversorgung mit wichtigen Nährstoffen.

1. Risiken abklären

Gibt es in der Familie Unverträglichkeiten oder Allergien gegen Lebensmittel, sollten Sie vor dem Einführen von Beikost die Hebamme oder den Kinderarzt konsultieren. Die oft geäußerte Kritik, Babys würden sich an stückiger Kost eher verschlucken als an Brei, ist nicht belegt. Bleiben Sie aber stets in der Nähe, falls es doch mal passiert. Dass Babys durch BLW zu wenig Nährstoffe – etwa Eisen und Jod – aufnehmen, ist nicht hinreichend erforscht, aber wahrscheinlich. Orientieren Sie sich am besten an Vielfalt und Menge der Lebensmittel in Babybreien.

2. Richtigen Startpunkt finden

Mit BLW können Sie beginnen, sobald Ihr Kind 6 Monate alt ist und Interesse für andere Nahrung als Milch zeigt. Das kann sich etwa darin äußern, dass es Ihnen beim Essen auf den Mund starrt oder seinen Mund aufreißt, sobald Sie sich etwas zum Essen in Ihren Mund stecken.

3. Erwartungen reduzieren

Gehen Sie nicht von einer schnellen Entwöhnung aus: Viele Babys essen in den ersten Monaten nur sehr wenig. Oft handelt es sich zunächst eher um Spiele als um Mahlzeiten. Entsprechend kann es auf und unter dem Tisch aussehen. Wer nicht erträgt, dass sein Baby mit Lebensmitteln spielt, oder befürchtet, dass er angesichts des Gemansches und Gekleckers genervt reagiert, lässt besser die Finger von BLW.

4. Ess-Situation gestalten

Zu den Mahlzeiten sollte Ihr Baby aufrecht am Tisch sitzen – entweder in seinem Hochstuhl oder auf Ihrem Schoß. Seine Hände sollte es dabei frei bewegen können.

Lassen Sie Ihr Kind so oft wie möglich an Familienmahlzeiten teilnehmen. Bieten Sie ihm soweit geeignet dieselben Lebensmittel an, die Sie selbst essen. So kann Ihr Kind Sie nachahmen. Um sich auf die Lebensmittel konzentrieren zu können, sollte es weder müde noch hungrig sein.

Ihr Kind wird nur dann gern neue Lebensmittel erkunden, wenn Sie für eine entspannte und angenehme Atmosphäre sorgen. Nehmen Sie sich ausreichend Zeit und legen Sie eine saubere Matte unter das Kinderstühlchen, um den Boden zu schützen und Ihrem Baby heruntergefallene Lebensmittel erneut anbieten zu können. Und nicht vergessen: Das Kind soll am Tisch spielerisch lernen – nicht satt werden. Die Idee besteht darin, dass es im Lauf der Zeit von selbst auf die Beikost umsteigt.

5. Lebensmittel auswählen

Beginnen Sie mit Lebensmitteln, die leicht zu greifen sind und sich in Sticks oder Streifen schneiden lassen. Dafür eignen sich viele Speisen, die der Rest der Familie auch isst, etwa gekochte Möhren- oder Kartoffelstücke, Lachsstreifen, Rinderboulettchen – aber auch Obst, Käse, durchgegarte Eier und Nudeln. Kleine Früchte wie Kirschen, Weintrauben und ungesalzene Oliven halbieren Sie und entfernen Steine und Kerne. Bieten Sie Neues nur schrittweise an, um Ihr Kind nicht zu überfordern.

Nichts für Ihr Baby sind Speisen, denen Zucker oder Salz zugefügt wurde. Beispiele: Brot, Toastbrot, eingelegte Oliven, Fetakäse, Sojasoße, Bratensoßen. Informieren Sie sich im Zweifel auf dem Etikett der Verpackung. Ebenfalls nicht in Babys Mund gehören Fertiggerichte, Fast Food, ganze Nüsse und nicht durchgegarte Eier.

6. Anbieten, nicht aufdrängen

Legen Sie die Lebensmittel vor Ihr Baby auf den Tisch oder lassen Sie sie sich aus Ihrer Hand nehmen. Auch wenn es mit Gurkensticks auf den Tisch klopft oder nur daran leckt – stecken Sie ihm nichts in den Mund und lassen Sie das auch niemand anderen tun! Damit nichts schiefgeht, bleibt Ihnen nichts übrig, als jedem, der Ihr Baby betreut, Baby-led weaning zu erklären.

Schließlich ist es wichtig, dass Sie Ihr Baby nicht zum Essen antreiben, nicht zum Aufessen animieren oder beim Umgang mit dem Essen ablenken. Bieten Sie ihm zu jeder Mahlzeit abgekochtes Trinkwasser oder für Babys geeignetes Mineralwasser an.

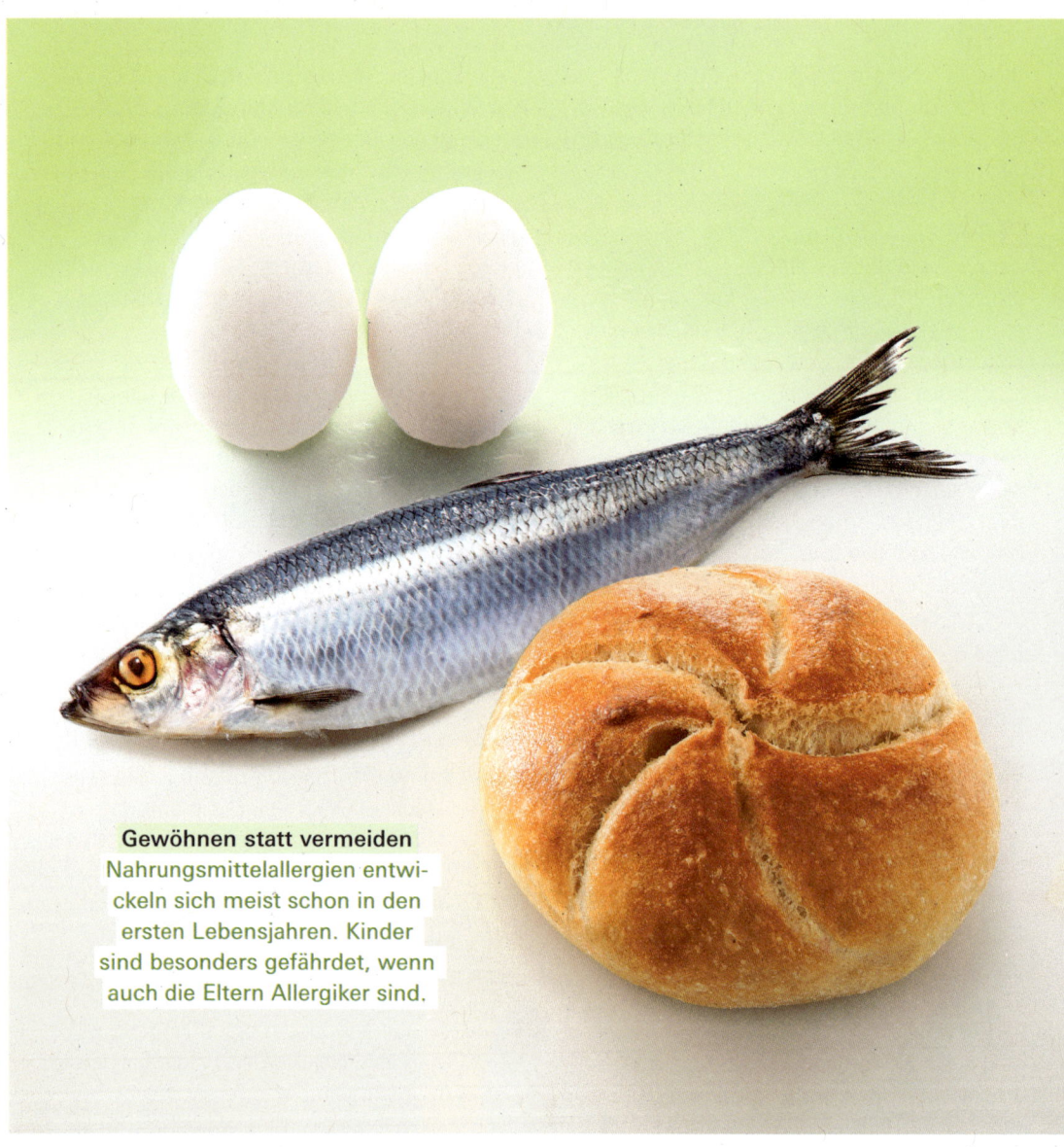

Gewöhnen statt vermeiden
Nahrungsmittelallergien entwickeln sich meist schon in den ersten Lebensjahren. Kinder sind besonders gefährdet, wenn auch die Eltern Allergiker sind.

KEIN VERZICHT AUF ALLERGENE

Allergien gegen Lebensmittel wie Hühnereiweiß nehmen zu. Bis vor wenigen Jahren rieten Ärzte Allergikern, ihre Babys vorbeugend von potenziellen Auslösern fernzuhalten. Folglich verschwanden Weizenmehl, Eier, Milch und Fisch vom Speiseplan. Doch immer mehr wissenschaftliche Hinweise deuten in die Gegenrichtung. Heute gilt: Gewöhnen statt vermeiden. Auch Kleinkinder, die familiär vorbelastet sind, sollten möglichst früh mit Allergenen in Kontakt kommen.

Als besonders allergen gilt das Eiweiß in Hühnereiern. Eine aktuelle Studie aus Japan hat untersucht, ob sich bei gefährdeten Kindern das Allergierisiko durch frühes Einführen von Eiern verringern lässt. Fazit: Alles deutet darauf hin. Von 60 Kindern, denen erhitztes pulverisiertes Hühnereiweiß zugefüttert wurde, entwickelten nur 5 eine Allergie. In der Kontrollgruppe, die ein allergenfreies Placebopulver erhalten hatte, bekamen 23 von 61 Kindern eine Eiallergie. Das Risiko der Kinder, die kein Hühnereiweiß erhielten, liegt fünfmal höher als bei denen, die sehr früh damit Bekanntschaft machten.

Weitere Studien stützen dieses Ergebnis. So fanden britische Forscher heraus, dass allergiegefährdete Kinder, die im ersten Lebensjahr regelmäßig Erdnussbutter aßen, deutlich seltener allergische Symptome gegen Produkte mit Erdnüssen zeigten als Kinder, die keine Erdnussbutter bekamen. In westlichen Ländern leiden heute etwa doppelt so viele Kinder unter einer Erdnussallergie wie noch vor zehn Jahren. Schon winzige Spuren von Erdnüssen können bei diesen Kindern schwere Atemnot und Herz-Kreislauf-Probleme auslösen – bis hin zu einem lebensbedrohlichen anaphylaktischen Schock.

Hart gekochtes Ei, Fisch, Nudeln – allergiegefährdete Kinder, die noch keine Symptome zeigen, dürfen alles essen. Auch mit Kuhmilch zubereiteter Getreidebrei ist erlaubt. Obendrein gibt es Hinweise darauf, dass der Verzehr von Fisch im ersten Lebensjahr einen schützenden Effekt gegen Erkrankungen wie bronchiales Asthma und Neurodermitis hat. Um das Risiko für Zöliakie zu senken, können Sie schon ab Beginn des 5. Monats Gluten einführen, indem Sie ein wenig Weizenmehl in den Brei geben oder Ihr Kind ab und zu an einer Brotrinde knabbern lassen. Generell gilt: Führen Sie Allergene in der Beikostphase schrittweise ein. Zeigt Ihr Kind Anzeichen einer allergischen Reaktion, stellen Sie es umgehend dem Kinderarzt vor.

IST MEIN KIND ALLERGISCH GEGEN LEBENSMITTEL?

Husten, Durchfall, Hautveränderungen – reagiert Ihr Kind mit diesen Symptomen auf Lebensmittel, kann das ein Hinweis auf eine Unverträglichkeit oder allergische Reaktion sein – muss es aber nicht. Auslöser kann auch eine Stoffwechselstörung, ein Giftstoff oder schlicht eine Abneigung sein.

Von einer Allergie ist dann die Rede, wenn die Abwehrreaktion durch das körpereigene Immunsystem ausgelöst wird. Dafür reichen schon kleinste Mengen des Lebensmittels. Die Abwehrreaktion richtet sich gegen das in der Nahrung enthaltene Eiweiß. Allergien gegen Fette und Kohlenhydrate wurden bislang nicht nachgewiesen. In der Folge schwellen Schleimhäute an, etwa im Mund, Hals oder Darm.

TIPP 1: **Aufmerksam beobachten**

Im Gegensatz zu sonstigen Unverträglichkeiten, bei denen das Immunsystem nicht beteiligt ist, erfolgt eine allergische Reaktion nicht nach dem ersten, sondern erst nach wiederholtem Kontakt mit dem auslösenden Inhaltsstoff (Allergen). Achten Sie darauf, ob Ihr Kind sofort bei der Einführung eines neues Lebensmittels reagiert oder mit Verzögerung. In manchen Fällen kann eine Reaktion bis zu 48 Stunden auf sich warten lassen.

TIPP 2: **Auf Symptome achten**

Je nach Auslöser existieren vielfältige Abwehrreaktionen, deren Symptome sich an verschiedenen Körperteilen zeigen können. So kann die Haut jucken, gerötet sein sowie Nesselausschlag oder Ekzeme zeigen, etwa bei Neurodermitis. Im Mundbereich kann sich eine allergische Reaktion durch ein Brennen oder Schwellungen an Lippen, Zunge und Hals äußern.

Die Atemwege können durch Husten und Asthma, die Augen durch starkes Tränen und Anschwellen, die Nase mit geschwollenen Schleimhäuten, durch Niesen oder Schnupfen reagieren. Erbrechen, Bauchschmerzen, Durchfall, Verstopfung sowie Koliken sind dagegen typische Reaktionen des Magen-Darm-Traktes.

Die Bandbreite der Symptome ist sehr groß – von leichtem Halskratzen bis zu schweren Durchfallattacken. Zu einem Kreislaufzusammenbruch („anaphylaktischer Schock") infolge der allergischen Reaktion kommt es bei Babys zum Glück nur sehr selten. Reagiert Ihr Kind derart heftig, rufen Sie sofort den Notarzt.

Wichtig: Bei Säuglingen können sich allergische Reaktionen auch dadurch bemerkbar machen, dass sie schnell satt sind, den Kopf wegdrehen, das Fläschchen verweigern oder ausgeprägt schreien.

TIPP 3: Auslöser suchen

Bei Säuglingen sind meist Grundnahrungsmittel Auslöser allergischer Reaktionen. Meist reagieren Babys auf ein, maximal zwei verschiedene Allergene – am häufigsten auf Kuhmilch, Hühnereier, Erd- und Walnüsse sowie Fisch, Soja und Weizen.

Bei der Suche nach dem Auslöser können Eltern mithelfen. Das erfordert oft viel Zeit und Geduld, denn Babys können noch nicht sagen, was ihnen wehtut oder wo es juckt. So kann Röcheln auf eine Allergie hindeuten – oder auf eine simple Erkältung.

Notieren Sie sich in Tagebuchform über mehrere Wochen, welche Lebensmittel Sie Ihrem Kind wann gegeben haben und auf welche es wie reagiert hat.

TIPP 4: Vom Arzt abklären lassen

Wenn Sie glauben, dass Ihr Baby eine Lebensmittelallergie hat, konsultieren Sie Ihren Kinderarzt. Dieser überweist Sie eventuell in eine allergologische Praxis, wo ein Facharzt einen Haut- und meist zusätzlich einen Bluttest durchführt.

Insbesondere bei verzögerten allergischen Reaktionen führt oft nur das Ausschlussverfahren zum Ziel. Dabei streichen Sie in Absprache mit dem Arzt bestimmte Lebensmittel vorübergehend aus dem Speiseplan Ihres Kindes. Anschließend bringt der Arzt Ihr Kind wieder in Kontakt mit dem Allergen. Treten Symptome auf, lassen Sie das Lebensmittel für längere Zeit weg. Danach wiederholt der Arzt die Tests.

Ähnlich lassen sich Nahrungsmittel identifizieren, die Ihr Kind nicht verdauen kann. Am häufigsten ist eine Unverträglichkeit gegen Milchzucker (Laktose). Symptome können Bauchschmerzen, Erbrechen, Durchfall und Koliken sein. Dann wird oft ein Magen-Darm-Spezialist hinzugezogen.

TIPP 5: Mit der Allergie leben lernen

Die gute Nachricht: Allergien gegen Kuhmilch und Eier verschwinden bei rund 90 Prozent der Kinder bis zum Schuleintritt. Bei Nussallergien liegt diese Quote Schätzungen zufolge bei nur 10 bis 20 Prozent.

Bis dahin gilt es, Ausflüge und Urlaube sorgfältig zu planen und kritische Lebensmittel zu meiden. Falls nötig, informieren Sie Ihren Babysitter und legen der Kita ein Attest vor. Neben geeignetem Essen müssen Sie eventuell stets ein Medikament bereithalten. Beim Einkauf werden Sie Meister im Etikettenlesen. Lassen Sie sich von einem Ernährungsberater eine Liste mit Inhaltsstoffen geben, die Sie meiden müssen.

SAUGEN?

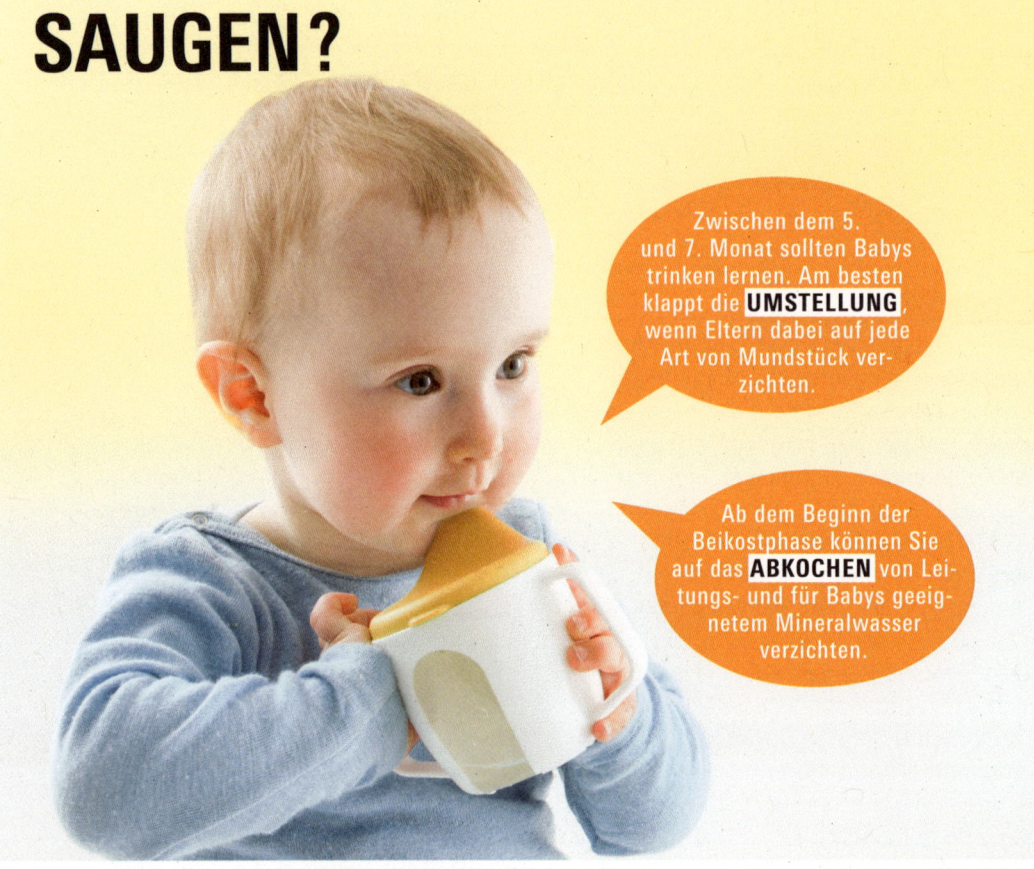

Zwischen dem 5. und 7. Monat sollten Babys trinken lernen. Am besten klappt die **UMSTELLUNG**, wenn Eltern dabei auf jede Art von Mundstück verzichten.

Ab dem Beginn der Beikostphase können Sie auf das **ABKOCHEN** von Leitungs- und für Babys geeignetem Mineralwasser verzichten.

IN DEN ERSTEN LEBENSMONATEN nehmen Babys außer Mutter- oder Fertigmilch nichts zu sich. Auch zu Beginn der Beikost reichen die Milchmahlzeiten als Flüssigkeitszufuhr meist noch aus. Spätestens mit Einführung der dritten Breimahlzeit sollten Sie Ihrem Kind jedoch etwas zu trinken anbieten. Kredenzen Sie Wasser oder ungesüßten Tee – am besten nicht in Fläschchen oder Schnabeltasse: Sauger und Tülle hemmen die Funktion von Lippen- und Gaumenmuskeln. Zudem kann ständiges Nuckeln zu Karies und Kieferfehlstellungen führen.

TRINKEN!

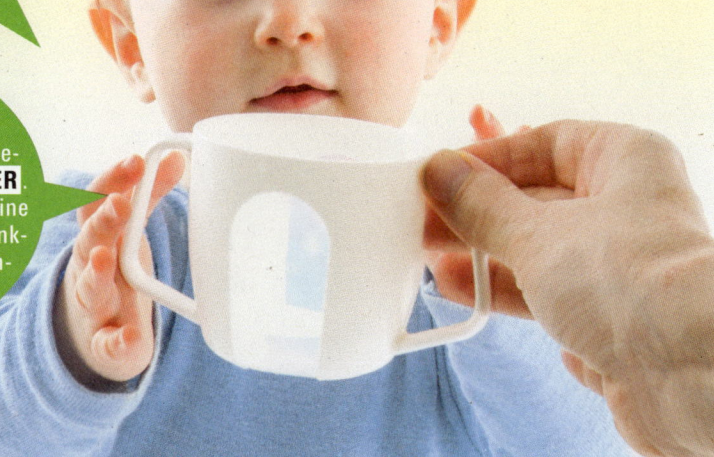

Nicht jedes Verschütten ist gleich ein Malheur. Beginnen Sie dennoch am besten mit **WENIG FLÜSSIGKEIT**. Das verringert die Gefahr, dass Ihr Baby sich verschluckt.

Als Übergangslösung hin zum offenen Becher eignet sich ein spezieller **TRINKLERNBECHER**. Dieser besitzt als Deckel eine abdichtende Scheibe („Trinkrand"), die sich beim Trinken etwas öffnet.

TRINKEN WILL GELERNT SEIN – am besten von Beginn an aus Tasse oder Becher. Um Interesse zu wecken, geben Sie Ihrem Kind einen leeren Kunststoffbecher. Damit kann es spielen und Sie beim Trinken nachahmen. Bei den ersten Versuchen mit Flüssigkeit wird zwar viel danebengehen – dennoch trainiert Ihr Kind seine Lippenmuskulatur und gegen den Gaumen gerichtetes Schlucken. Aus logopädischer Sicht ist es optimal, wenn Sie Ihr Baby um den ersten Geburtstag, spätestens aber mit anderthalb Jahren, von Brust und Fläschchen entwöhnen.

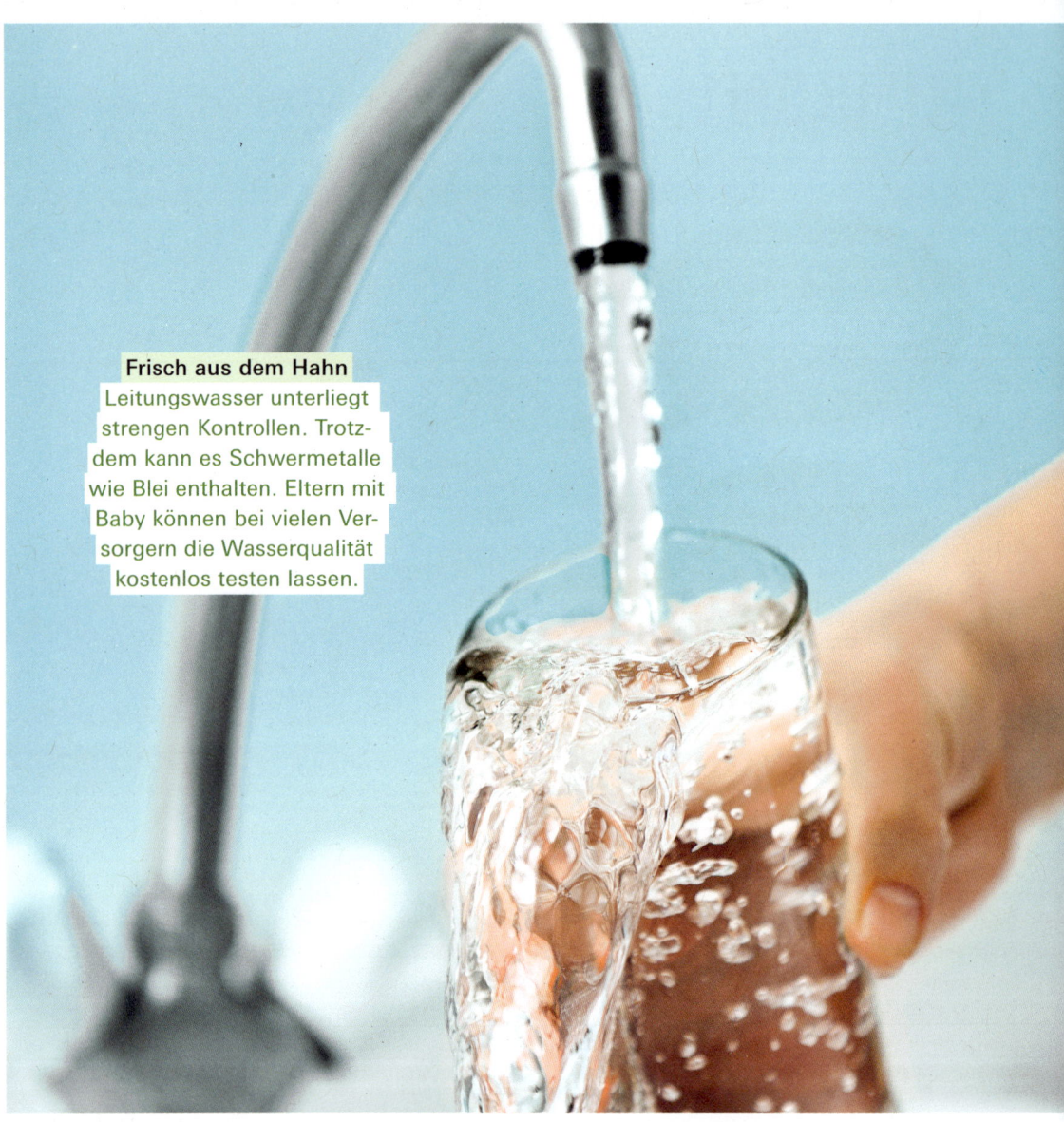

Frisch aus dem Hahn
Leitungswasser unterliegt strengen Kontrollen. Trotzdem kann es Schwermetalle wie Blei enthalten. Eltern mit Baby können bei vielen Versorgern die Wasserqualität kostenlos testen lassen.

WELCHES IST DAS BESTE WASSER?

Je fester die Nahrung, desto größer der Durst Ihres Babys. Dagegen hilft am besten Wasser. Nur welches? Dreht man einfach den Hahn auf, kauft ein geeignetes Mineralwasser oder investiert in spezielles Babywasser?

1 Metallanteil checken
Leitungswasser ist eines der am besten überwachten Lebensmittel, sofern es nicht aus einem Hausbrunnen kommt. Lassen Sie es kurz laufen, sodass eventuell aus der Leitung übergegangene Substanzen ablaufen. Vorsicht in Altbauten mit Bleirohren: Diese können Trinkwasser mit nervenschädigendem Blei belasten. Für eine Analyse wenden Sie sich an Ihr Wasserwerk. Auch neue Kupferrohre können in den ersten Jahren zu viel Kupfer abgeben. Achten Sie auf hochwertige Rohre, die etwa das Prüfzeichen des Deutschen Vereins des Gas- und Wasserfachs (DVGW) tragen.

2 Zu Beginn abkochen
Rühren Sie Fertignahrung mit Leitungswasser an, kochen Sie es in den ersten 6 Monaten zur Sicherheit ab. Schon winzige Keimmengen können bei Neugeborenen zu Durchfall und Erbrechen führen.

3 Mineralstoffe prüfen
Wer in einer Region lebt, in der das Leitungswasser viel Nitrat enthält, oder in ein südliches Land reist, kann Mineralwasser verwenden, auf dessen Etikett „geeignet zur Zubereitung von Säuglingsnahrung" steht.

4 Keime abtöten Zwar verlangt die Mineral- und Tafelwasserverordnung, dass Mineralwasser frei von Krankheitserregern ist. Das heißt nicht, dass es keimarm oder gar -frei ist – selbst wenn es für Säuglinge geeignet ist. Sie sollten deshalb auch Mineralwasser in den ersten 6 Lebensmonaten Ihres Babys besser abkochen.

5 Babywasser teuer
Keimfrei abgefüllt wird dagegen spezielles Mineralwasser für Babys. Auch überflüssige Mineralstoffe enthält es nicht. Nachteil: Babywasser ist etwa dreimal so teuer wie Mineralwasser. Zum Anrühren von Fertigmilch muss es zudem genau wie Mineralwasser umgefüllt und erwärmt werden.

6 Wasserfilter unnötig
Wenig sinnvoll ist die Anschaffung eines Wasserfilters. In einem Test stellten wir 2015 fest, dass die Filter das Wasser nicht ausreichend enthärten und Problemstoffe nicht oder unzureichend entfernen. Einige Modelle gaben sogar schädliche Stoffe ab.

BRAV ESSEN?

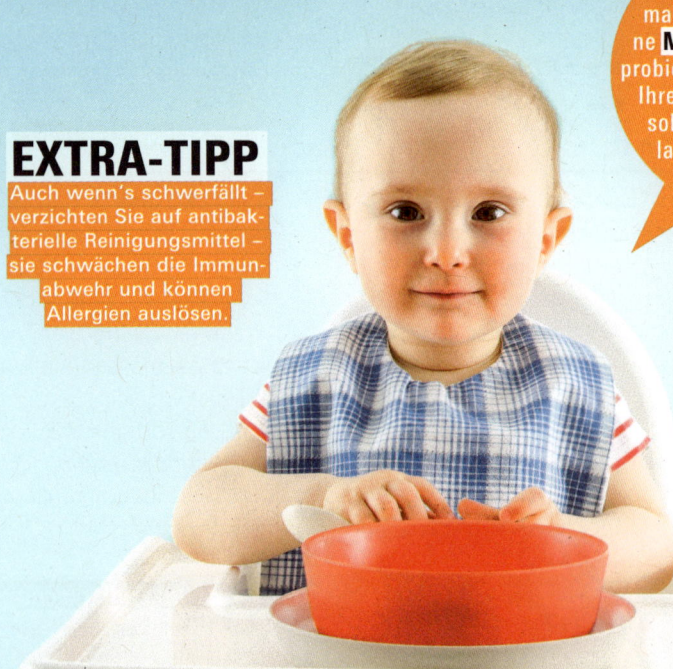

EXTRA-TIPP

Auch wenn's schwerfällt – verzichten Sie auf antibakterielle Reinigungsmittel – sie schwächen die Immunabwehr und können Allergien auslösen.

EIN WISCH – UND ALLES GLÄNZT. Doch kaum schwingt Ihr Baby wieder den Löffel, prangt auf der Tischplatte ein zermatschtes Stück Banane neben einem Klecks Karottenbrei. Was Sie dagegen tun können? Nichts. Mit 8 bis 9 Monaten will Ihr Kind allein essen. Das heißt: alles anfassen, zerdrücken, verschmieren – eventuell auch in den Mund befördern. Klar, dass da vieles danebengeht. Doch Ermahnungen oder Tischregeln bringen nichts. Ihr Kind kleckert ja nicht, um Sie zu ärgern. Putzen können Sie immer noch, wenn es mit dem „Essen" fertig ist.

FRÖHLICH KLECKERN!

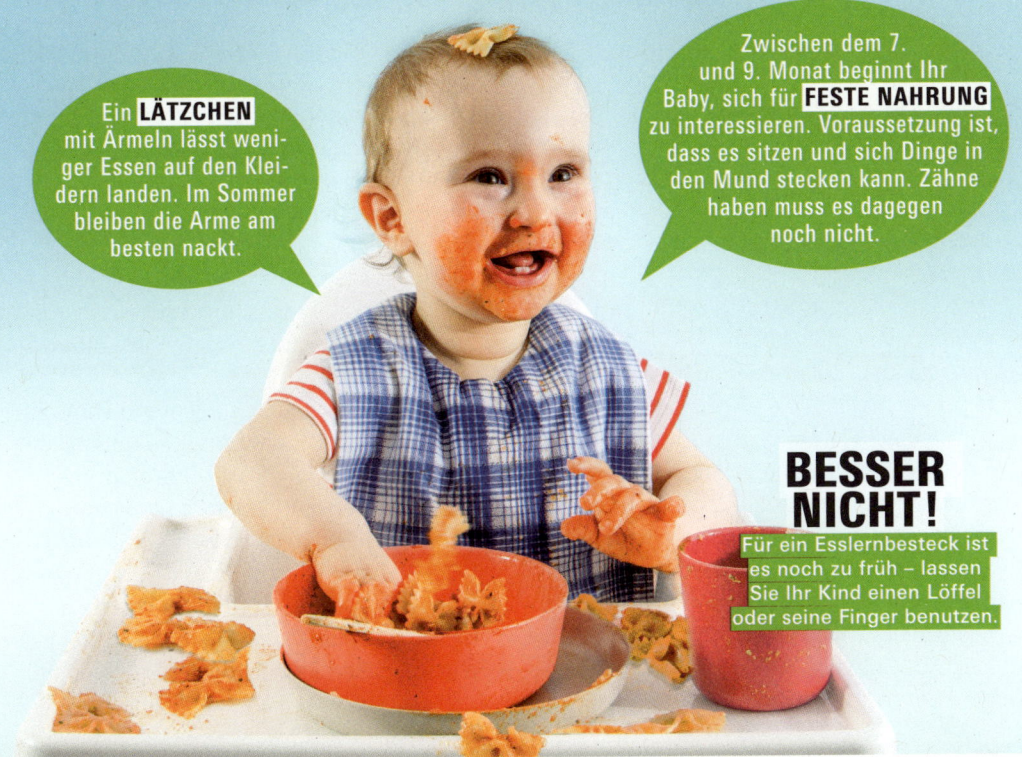

Ein **LÄTZCHEN** mit Ärmeln lässt weniger Essen auf den Kleidern landen. Im Sommer bleiben die Arme am besten nackt.

Zwischen dem 7. und 9. Monat beginnt Ihr Baby, sich für **FESTE NAHRUNG** zu interessieren. Voraussetzung ist, dass es sitzen und sich Dinge in den Mund stecken kann. Zähne haben muss es dagegen noch nicht.

BESSER NICHT!

Für ein Esslernbesteck ist es noch zu früh – lassen Sie Ihr Kind einen Löffel oder seine Finger benutzen.

IHR KIND SPIELT MIT DEM ESSEN? Und es kleckert wie ein Weltmeister? Normal! Der Übergang von Brei zu fester Nahrung ist ein wahres Fest für die Sinne! Und sehr lehrreich: Je öfter Ihr Kind üben darf, den Löffel zu benutzen und Lebensmittel zu greifen, desto schneller wird es auch essen lernen. Legen Sie eine abwischbare Matte unter den Hochstuhl und eine Wachstuchdecke auf den Tisch, dann ist mit ein paar Handgriffen jede Sauerei beseitigt – und Sie können sich in Ruhe dem Säubern von Gesicht, Händen und Haaren Ihres Kindes widmen.

FAHRPLAN „FAMILIENKOST"

Jedes Kind entwickelt sich in seiner eigenen Geschwindigkeit. Das gilt auch für den Übergang zu fester Nahrung. Während manche Babys schon mit einem halben Jahr begeistert auf Brotrinden herumkauen, sind andere noch mit 9 Monaten mit Milch und Brei zufrieden.

Wie immer gilt beim Vergleichen und Bewerten: Lassen Sie sich nicht verrückt machen, wenn Sie hören, wie weit andere Babys angeblich schon sind. Geben Sie Ihrem Kind die Zeit, die es braucht. Sobald es selbstständig sitzen kann, bekommt es im kippsicheren Hochstühlchen seinen Platz am Familientisch. Bieten Sie ihm parallel zu Säuglingsnahrung und Beikost Fingerfood an, entweder von Ihrem Teller oder eine eigene kleine Portion. Auch wenn es diese zunächst verschmäht – üben Sie keinen Druck aus. Auf ein paar Wochen mehr oder weniger kommt es nicht an.

1. Das warme Mittagessen

Früher oder später interessiert sich jedes Kind für feste Nahrung. Entscheidend ist aber nicht das Alter, sondern der Entwicklungsstand. Nicht nur das Kauen will gelernt sein – auch das Greifen und Zum-Mund-Führen. Manche Kinder haben schon mit 6 Monaten Zähne, sind neugierig und

wollen alles allein machen. Ist Ihr Baby dagegen ein bisschen kaufaul und neuen Lebensmitteln gegenüber skeptisch, können Sie ihm noch etwas länger seine Milch und seinen Brei lassen.

Etwa ab dem 10. Monat sollten die drei Brei- und die verbliebenen Milchmahlzeiten schrittweise in drei größere Haupt- und zwei kleinere Zwischenmahlzeiten übergehen, die jeweils zwischen den Hauptmahlzeiten liegen.

Als ersten Schritt in Richtung Familienessen hat es sich bewährt, den mittäglichen Gemüse-Kartoffel-Fleisch-Brei nicht mehr fein zu pürieren. Es reicht jetzt, Gemüse und Kartoffeln mit der Gabel zu zerdrücken – zunächst noch stark, später immer weniger. Auch die Fertiggläschen für ältere Kinder („Junior-Menüs") enthalten Stückchen von Gemüse, Kartoffeln und Nudeln. Will sich Ihr Kind nicht mehr füttern lassen, geben Sie ihm einen eigenen Löffel.

Am Mittagstisch bieten Sie ihm zusätzlich ein paar Stückchen Kartoffel, Gemüse oder ein paar Nudeln an, die es selbstständig aus der Hand essen kann. So regen Sie Ihr Kind zum Kauen an. Feste Lebensmittel, etwa rohe Karotten- oder Kohlrabistücke, eignen sich für Babys jedoch erst, wenn die Backenzähne da sind.

Allmählich geht auf diese Weise der Brei der Säuglingszeit in das warme Mittagessen der Familie über. Nach den Empfehlungen des Forschungsinstituts für Kinderernährung Dortmund (FKE) sollte dieses aus Gemüse, Kartoffeln, Reis oder Nudeln bestehen. Hinzu kommt eine kleine Portion Fleisch (5-mal pro Woche) oder Fisch (1-mal pro Woche). Einmal in der Woche darf es vegetarisch zugehen – gern schon ab Einführung der Beikost.

Anfangs fällt es Kindern leichter, Fleisch in Form von Hackfleischbällchen oder Wurst zu kauen. Später können Sie weichere Fleischsorten wie Schwein und Geflügel einbeziehen, die Sie in Stückchen schneiden. Ganz wichtig: Gehen Sie beim Kochen äußerst sparsam mit Salz um und lassen Sie scharfe Gewürze wie Chili & Co. besser ganz weg. Sie als Erwachsene können ja bei Tisch individuell nachwürzen.

Mittagessen

120 g Gemüse (z. B. Brokkoli, Blumenkohl, Mais, Fenchel, Kohlrabi, Karotte, Kürbis, Pastinake)
120 g Kartoffel (4-mal pro Woche, an den anderen Tagen Nudeln oder Reis)
30 g Fleisch (z. B. Geflügel oder Schwein)
8 – 10 g (ca. 2 TL) Rapsöl
45 g Obstsaft oder -mus (unter den Brei gerührt, frisch gerieben oder in kleinen, weichen Stücken als Nachtisch)

2. Frühstück und Abendbrot

Als Nächstes gehen schrittweise eine Milchmahlzeit (Muttermilch oder Fertigmilch) in das Frühstück und der abendliche Milch-Getreide-Brei in das Abendbrot über. Anfangs reicht jeden zweiten Tag eine Brotmahlzeit, später steigern Sie auf täglich eine und schließlich zwei Brotmahlzeiten.

Beginnen Sie mit Brot aus fein gemahlenem Vollkornmehl (also ohne Körner oder Teile von Körnern). Schneiden Sie dieses in mundgerechte Stückchen. Für jede Mahlzeit rechnen Sie etwa eine halbe Scheibe. Das Brot können Sie dünn mit Margarine, Butter, Frischkäse oder einem anderen für Babys geeigneten vegetarischen Aufstrich bestreichen. Auch Geflügelwurst, Bierschinken und roher Schinken ohne Fettrand eignen sich – gekochter Schinken und Rohwurst wie Salami dagegen nicht. Dasselbe gilt für Tee- und Leberwurst, die jede Menge Fett enthalten.

Hinzu kommen etwas Gemüserohkost oder Obst. Kann Ihr Kind noch nicht gut kauen, können Sie hartes Obst und Gemüse reiben und beispielsweise Apfel mit Karotte mischen. Weiches Obst, etwa dickere Bananenscheiben, kann sich Ihr Kind selbst vom Teller oder aus dem Schälchen nehmen. Was die Milch angeht, so stillen Sie entweder weiter oder geben weiter Fertigmilch. Kann Ihr Kind schon aus der Tasse trinken, können Sie ihm auch Vollmilch geben (siehe dazu auch Punkt 4).

Als Alternative zur Brotmahlzeit, etwa am Abend, eignet sich auch ein Müsli aus Getreideflocken, Obststückchen und Milch. Geht eine Stillmahlzeit voraus, bereiten Sie das Müsli aus Wasser, Getreideflocken und Obstmus zu.

Frühstück

Muttermilch, Säuglingsnahrung oder
150 ml Vollmilch aus der Tasse
25 g (½ Scheibe) fein gemahlenes Vollkornbrot oder ½ Vollkornbrötchen
5 g (ca. 1 TL) Butter oder Margarine

Abendbrot

25 g (½ Scheibe) feines Vollkornbrot oder 1/2 Vollkornbrötchen
5 g (ca. 1 TL) Butter oder Margarine oder
10 g (ca. 1 gehäufter TL) Frischkäse ohne Kräuter
½ Apfel oder 1 kleine geriebene Karotte
150 g Säuglingsmilch oder (am Ende des ersten Lebensjahres) Vollmilch aus der Tasse

3. Zwei neue Zwischenmahlzeiten

Nach und nach geht der milchfreie Getreide-Obst-Brei in zwei Zwischenmahlzeiten über, von denen Sie eine vormittags („zweites Frühstück"), die andere nachmittags geben. Die Zwischenmahlzeit am Vormittag soll sättigen, aber nicht den Hunger aufs Mittagessen nehmen.

Die neuen Zwischenmahlzeiten bestehen aus Brot, Knäckebrot, Zwieback oder Keks – möglichst aus Vollkornmehl. Allmählich darf auch dünner Belag aufs Brot, etwa Butter oder Margarine. Für Kinder, die schon gut kauen können, gibt es ab und zu Gemüserohkost, ansonsten Obstsaft oder frisches Obst. Dieses können Sie reiben, raspeln oder in Stückchen anbieten. Weichere Sorten kann Ihr Kind im Ganzen (z. B. Aprikose) oder in Stücken (z. B. Birne, Banane) selbst in die Hand nehmen. Auf kleine, harte Lebensmittel wie Nüsse und Johannisbeeren sollten Sie weiterhin verzichten, da diese beim Schlucken in die Luftröhre geraten können.

Will Ihr Kind am Nachmittag zunächst weiterhin seinen gewohnten Getreide-Obst-Brei essen, ist auch das okay. Bereiten Sie ihn jedoch statt mit Instantflocken jetzt mit gröberen Flocken zu.

Zwischenmahlzeit

50 g Obst oder Gemüserohkost, z. B. eine halbe Banane
25 g (½ Scheibe) feines Vollkornbrot
5 g (1 TL) Butter oder Margarine

4. Trinken nicht vergessen

Schon ab der Einführung des dritten Breis sollten Sie Ihrem Kind zu jeder Mahlzeit etwas zu trinken anbieten – so lernt es, dass Trinken zu einer Mahlzeit dazugehört.

Das beste Getränk für Babys ist Wasser (siehe dazu S. 46). Wollen Sie Ihrem Kind lieber Tee geben, eignen sich ungesüßte Kräuter- oder Früchtetees. Ob Sie Teebeutel oder losen Tee verwenden, bleibt Ihnen überlassen. Spezielle Instant-Tees für Babys enthalten meist Zucker (Saccharose) oder Maltodextrin und können bei häufigem Verzehr Karies fördern.

Reine Säfte, etwa Apfel- oder Karottensaft, enthalten von Natur aus Zucker und sind pur ebenfalls nicht geeignet. Sie sollten sie mindestens im Verhältnis 1:1 mit Wasser verdünnen. Selbst als Schorlen sind sie jedoch für Kinder nicht so gut geeignet wie Wasser und Tee.

Zum Ende des Übergangs zur Familienkost empfehlen Experten eine tägliche Trinkmenge von 600 bis 700 Millilitern.

Die Zeit, in der Ihr Kind aus der Flasche trinkt, sollte sich jetzt ebenfalls dem Ende nähern. Auf keinen Fall sollten Sie zulassen, dass Ihr Kind dauerhaft am Sauger des Fläschchens oder an der Tülle der Trinklerntasse nuckelt – selbst wenn beide nur Wasser enthalten, kann das Zähne und Kiefer schädigen.

Ab Beginn des 2. Lebensjahres sollte Ihr Baby lernen, aus einem normalen Becher oder einer Tasse zu trinken. Ist der Wechsel vollzogen, können Sie ihm statt Säuglingsmilch auch Vollmilch zu trinken geben. Da die Trinkmenge deutlich geringer ist als beim Fläschchen, besteht keine Gefahr einer überhöhen Proteinzufuhr. Kinder, die weiterhin lieber aus dem Fläschchen trinken, sollten dagegen industriell hergestellte Fertigmilch bekommen. Sie können dafür ohne Probleme die Anfangsmilch weiterverwenden.

5. Noch ein paar Erfolgsrezepte

Kurz vor seinem ersten Geburtstag sollte Ihr Kind alle Lebensmittel vertragen und Sie können den Speiseplan schrittweise erweitern. Lassen Sie es jetzt regelmäßig neue Geschmacksrichtungen kennenlernen – Schritt für Schritt. Gemüsearten wie Fenchel, Brokkoli, Aubergine, Mais und Erbsen sollten jetzt ebenso auf dem Speiseplan stehen wie Pfirsich, Nektarine, Melone und Heidelbeere. Neben Kartoffeln probieren Sie jetzt auch Nudeln und Reis aus.

Geben Sie Ihrem Kind die Chance, die angebotenen Lebensmittel zu erkunden. Nicht alles wird seinen Weg in den Mund finden – das ist ganz normal. Lehnt Ihr Kind einen Geschmack total ab, haben Sie Geduld. Bieten Sie ihm das Lebensmittel bei nächster Gelegenheit erneut an oder mischen Sie einen Löffel davon unter das normale Mittagessen. So bleibt das Bekannte erhalten und das Neue kann langsam akzeptiert werden.

Achten Sie auf einen möglichst gleichbleibenden Rhythmus der Mahlzeiten. Damit erleichtern Sie Ihrem Kind den Übergang und geben ihm Sicherheit.

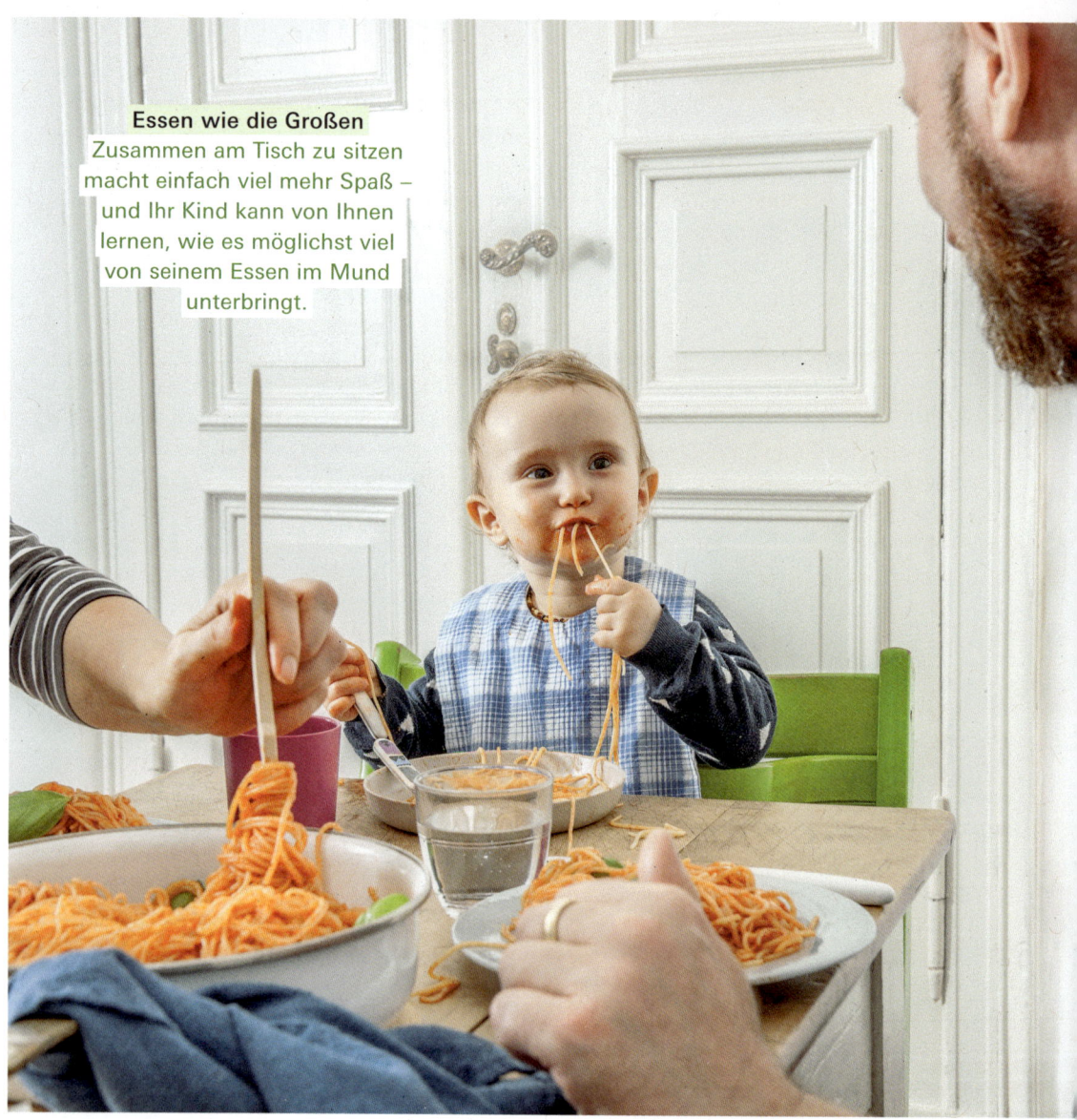

Essen wie die Großen
Zusammen am Tisch zu sitzen
macht einfach viel mehr Spaß –
und Ihr Kind kann von Ihnen
lernen, wie es möglichst viel
von seinem Essen im Mund
unterbringt.

GEMEINSAM SCHMECKT'S AM BESTEN

Merken Sie was? Ihr Baby ist groß geworden. Es sitzt mit Ihnen am Tisch, isst dasselbe wie Sie und beteiligt sich lebhaft am Tischgespräch – auch wenn Sie das meiste nicht verstehen. Höchste Zeit für ein paar – nein, nicht Tischregeln. Nennen wir es Vorschläge, die Ihnen helfen werden, das gemeinsame Essen zum schönen Ritual zu machen.

1 **Nicht ablenken lassen** Fernseher und Radio sind ausgeschaltet, Zeitung und Handy weggeräumt – jetzt ist Platz auf dem Tisch und nichts kann Sie vom Essen ablenken.

2 **Keine Extrawürste** Sitzt Ihr Baby am Familientisch, dreht sich nicht mehr alles nur um sein Essen. Mit fast einem Jahr verträgt

es ohnehin nahezu alles: Brot, milden Käse, magere Wurst, frisches Gemüse – aber auch hart gekochte Eier und saure Gurken. **Es gibt keinen Grund mehr, Ihrem Baby ein Extramenü vorzusetzen** – lassen Sie es stattdessen herzhaft bei Ihrem eigenen Essen zugreifen.

3 **Vorbild sein** So schnell wie jetzt lernt Ihr Kind nie wieder. Damit das gut klappt, ist es entscheidend, dass es Sie nachahmen kann. Deshalb: Nehmen Sie sich selbst von Speisen und zeigen Sie Ihrem Baby, wie gut sie Ihnen schmecken. Lassen Sie sich außerdem Zeit beim Essen und sorgen Sie für eine entspannte Atmosphäre.

4 **Mahlzeiten einhalten** Gegessen wird am Tisch – nicht beim Spielen oder Krabbeln. Etablieren Sie deshalb feste Essenszeiten und halten Sie diese nach Möglichkeit ein. Stecken Sie Ihrem Baby nicht

bei jeder Gelegenheit Kekse oder Obst zu – sonst hat es bei Tisch keinen Hunger und wird Speisen ablehnen.

5 **Wartezeiten vermeiden** „Es geht los, wenn alle am Tisch sitzen." Prima Regel – nur nicht, wenn Sie Ihr Kind eine halbe Ewigkeit warten lassen. Das gilt auch für das Ende der Mahlzeit: **Einjährigen können Sie noch nicht zumuten, am Tisch sitzen zu bleiben, bis alle fertig sind.** Mehr Sitzfleisch können Sie erwarten, wenn Ihr Kind zwei oder drei ist.

6 **Keine Tischregeln** „Heute wird nicht gekleckert!", „Mit vollem Mund spricht man nicht!" – vergessen Sie's. Für Tischregeln ist Ihr Baby noch zu jung. Dagegen kann auch ein Kleinkind schon eine Vorstellung davon entwickeln, dass man Brot und Tomatenstückchen nicht herumwirft. Sie müssen gar nicht laut werden – ein klares „Nein!" sollte reichen.

FINGERFOOD FÜR BABYS: TOP

Gemüse

Geschälte Gurkenscheiben und Paprika-
stücke können Sie roh anbieten, Karotte,
Pastinake, Kohlrabi und Brokkoli düns-
ten Sie vorher weich. Geben Sie etwas
Öl ins Wasser, damit Ihr Baby auch fett-
lösliche Vitamine aufnehmen kann.
Geben Sie Ihrem Kind Sticks,
Scheiben oder Röschen.

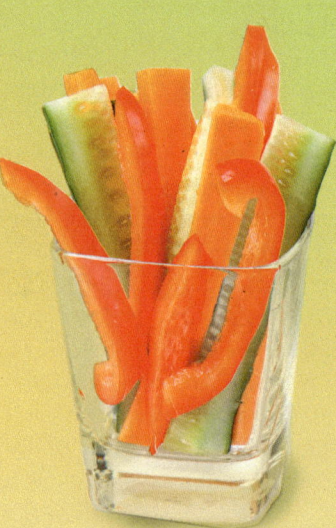

Obst

Weiche Sorten wie Birne, Pfirsich, Banane
sowie Wasser-, Zucker- und Honigmelone
liefern wichtige Vitamine und viel Flüssigkeit. Schneiden Sie die Früchte in kleine,
ab 8 Monaten in mundgerechte und vor
allem kernlose Stücke. Äpfel und Birnen
sollten Sie zudem schälen.

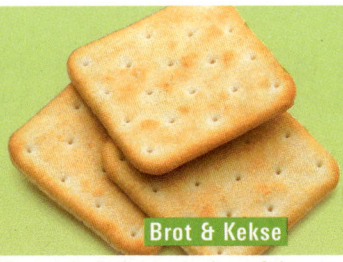

Brot & Kekse

Brotstückchen sind perfekt, um darauf herumzukauen. Am besten sind Roggen- und Dinkel- sowie Mischbrot ohne Körner und Nüsse. Kann Ihr Kind noch keine Rinde kauen, schneiden Sie sie ab. Als Aufstrich für größere Kinder eignen sich Margarine oder Frischkäse. Bei Keksen achten Sie auf einen möglichst geringen Zuckeranteil – oder backen selbst welche ohne Zucker.

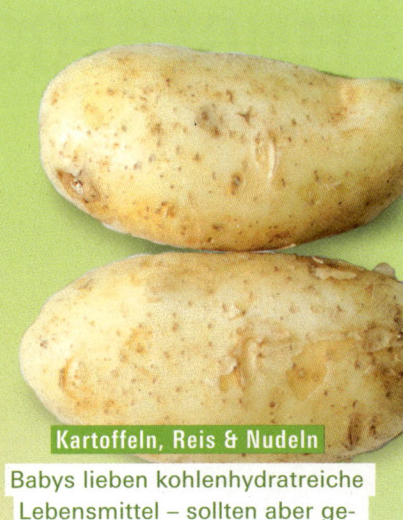

Kartoffeln, Reis & Nudeln

Babys lieben kohlenhydratreiche Lebensmittel – sollten aber gekochte Kartoffelsticks, Nudeln oder gekochten Reis erst ab dem 8. Monat naschen. Sie machen zwar satt, ersetzen aber keine vollwertige Mahlzeit.

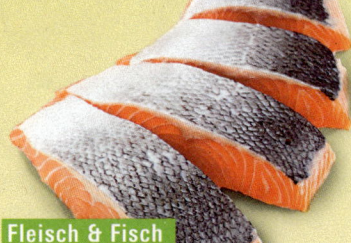

Fleisch & Fisch

Rind, Hähnchen und Pute liefern Eiweiß und Eisen und sind leicht verdaulich. Eiweiß liefert auch Fisch, etwa Lachs, Seelachs und Kabeljau. Fleisch und Fisch kochen oder backen Sie und schneiden dann mundgerechte Stücke. Gute Lieferanten für pflanzliches Eiweiß sind weich gekochte Linsen und ungewürzter Tofu.

FINGERFOOD FÜR BABYS: FLOP

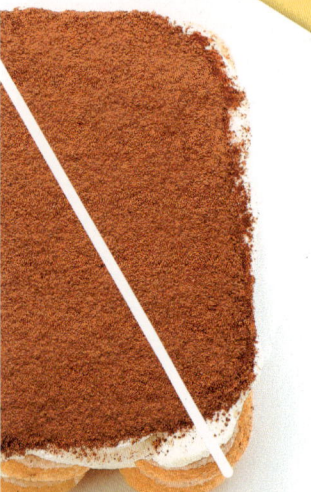

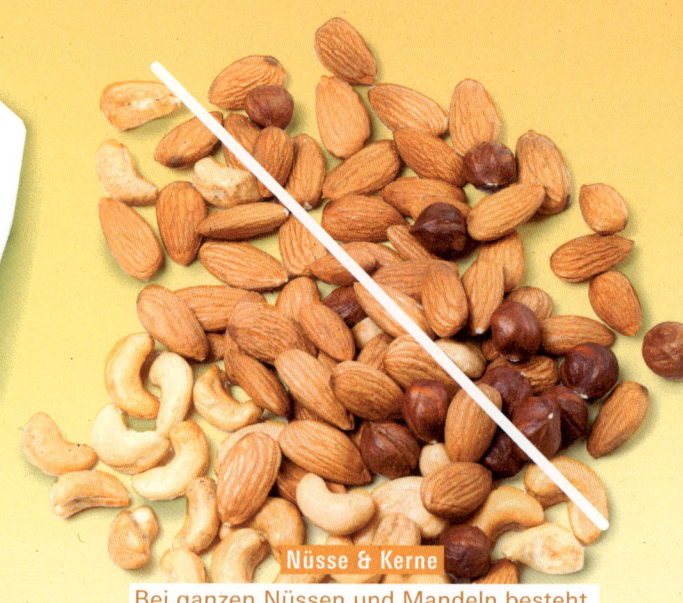

Rohe Lebensmittel

Ob Mett, Parmesan oder Tiramisu – Lebensmittel, die rohes Fleisch, Rohmilch oder rohe Eier enthalten, sind für Babys tabu! Sie können schädliche Keime wie Salmonellen oder Listerien enthalten.

Nüsse & Kerne

Bei ganzen Nüssen und Mandeln besteht die Gefahr, dass Ihr Baby sich verschluckt oder Kerne in die Luftröhre gelangen. Dasselbe gilt für Sonnenblumen-, Kürbis- und sonstige essbare Kerne. Erdnussbutter ist ab 5 Monaten okay, solange Ihr Baby noch keine allergische Reaktion gegen Erdnüsse gezeigt hat und es in der Familie keine Allergie dagegen gibt.

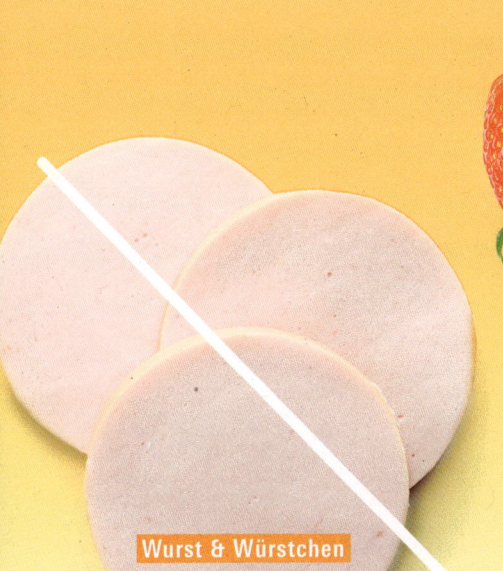

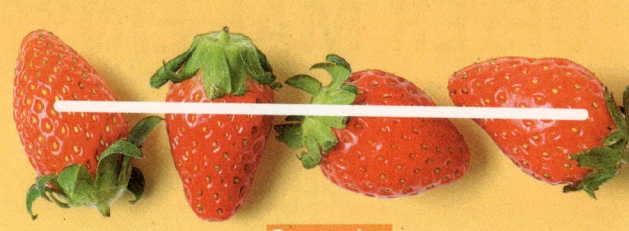

Beerenobst

Die Säure in Him-, Brom- und Erdbeeren kann, wie die in Orangen und Mandarinen auch, einen wunden Po verursachen. Außerdem enthalten Beeren genau wie Weintrauben Kerne, an denen sich Babys leicht verschlucken können. Ab dem 6. Monat können Sie Beerenobst püriert in Obstbrei und Joghurt mischen.

Wurst & Würstchen

Fleischwurst, Lyoner & Co. enthalten reichlich Fett und Salz. Auch Zusatzstoffe wie Phosphate sollten Kinder nicht im Übermaß aufnehmen. Zudem trägt Brühwurst nur wenig zur täglichen Eisenzufuhr bei – und als Eiweißlieferant eignen sich Leberwurst und Röllchen aus gekochtem Schinken besser.

Honig

Honig als Naturprodukt enthält in seltenen Fällen Keime, die den Darm von Babys angreifen. Weil ihre Darmflora noch nicht ausgereift ist, können Säuglinge dann schwer erkranken. Im ersten Jahr sollten Sie Ihrem Kind deshalb keine honighaltigen Snacks geben.

ÖFTER MAL EINS?

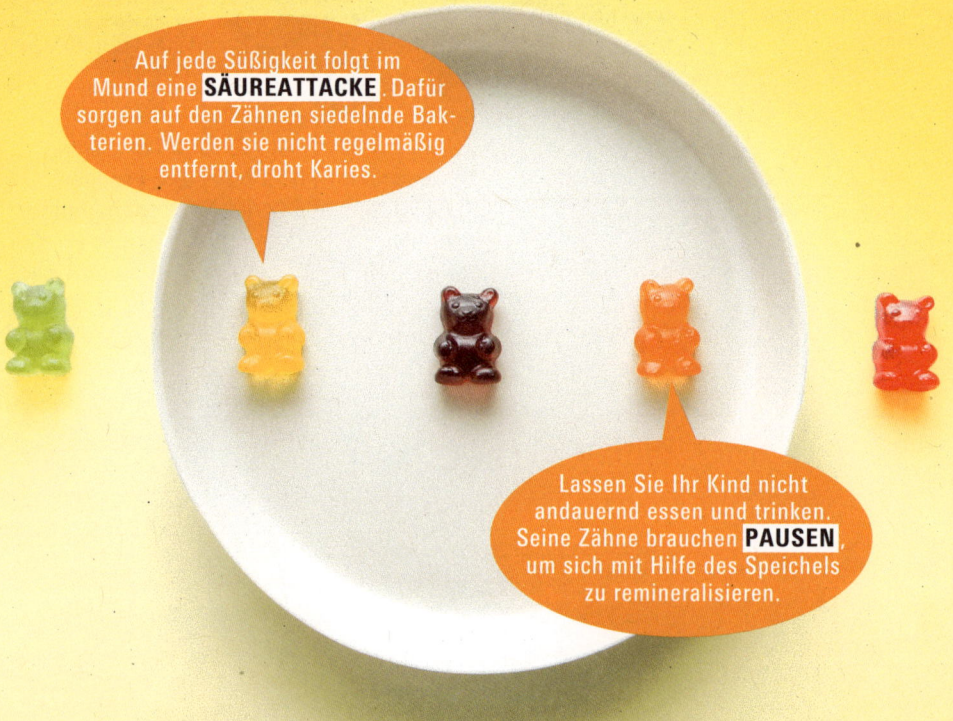

Auf jede Süßigkeit folgt im Mund eine **SÄUREATTACKE**. Dafür sorgen auf den Zähnen siedelnde Bakterien. Werden sie nicht regelmäßig entfernt, droht Karies.

Lassen Sie Ihr Kind nicht andauernd essen und trinken. Seine Zähne brauchen **PAUSEN**, um sich mit Hilfe des Speichels zu remineralisieren.

UNSER KIND BEKOMMT KEINEN ZUCKER – so wollen viele Eltern ihr Baby vor Karies bewahren. Folglich sind Süßigkeiten tabu. Leider bringt das wenig. Wer konsequent sein will, müsste Obst vom Speiseplan streichen – außerdem Brot, Nudeln und Kartoffeln. Auch aus ihnen wird im Mund Zucker abgespalten. Diesen wiederum wandeln Bakterien in Säure um, die dem Zahnschmelz Mineralien entzieht. Faustregel: Je öfter Ihr Kind Zucker isst (oder trinkt) und je länger Speisereste im Mund bleiben, desto höher sein Kariesrisiko.

ALLE AUF EINMAL!

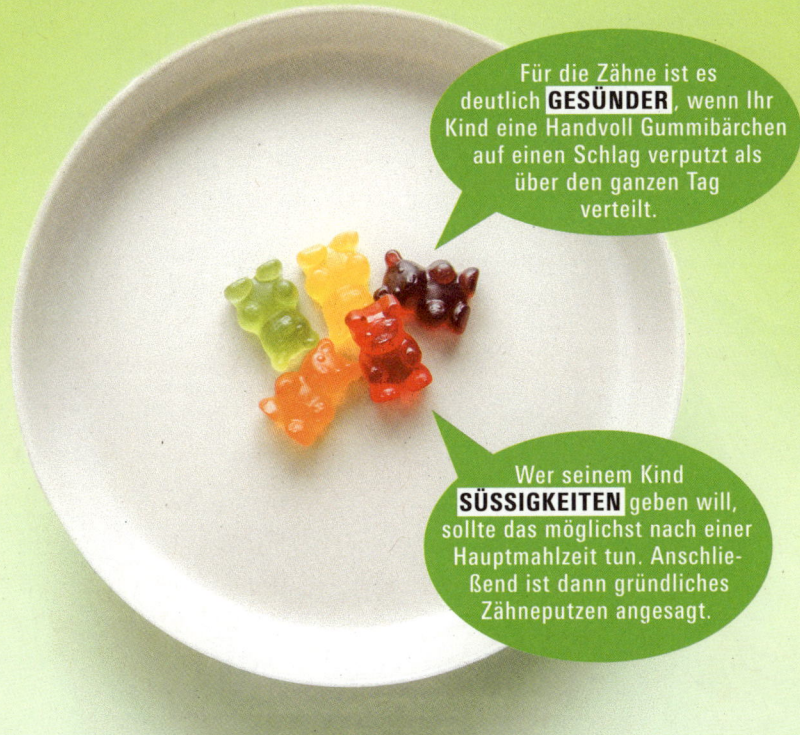

Für die Zähne ist es deutlich **GESÜNDER**, wenn Ihr Kind eine Handvoll Gummibärchen auf einen Schlag verputzt als über den ganzen Tag verteilt.

Wer seinem Kind **SÜSSIGKEITEN** geben will, sollte das möglichst nach einer Hauptmahlzeit tun. Anschließend ist dann gründliches Zähneputzen angesagt.

DIE PRÄGUNG AUF SÜSSES beginnt schon kurz nach der Geburt: Muttermilch enthält pro 100 Milliliter 7 Gramm Milchzucker (Laktose). Auch die Evolution hat uns auf süße Lebensmittel geeicht. Zucker zu verteufeln wird Kinder nicht umpolen. Nichts spricht ab und zu gegen ein paar Gummibärchen, ein Stück Schokolade oder einen Keksbrei. Wichtig ist, die Zuckerzufuhr im Auge zu behalten, sonst droht Übergewicht. Für die Zähne ist es besser, wenn Ihr Kind Süßes eher selten zu sich nimmt, damit im Mund nicht dauernd Säurealarm herrscht.

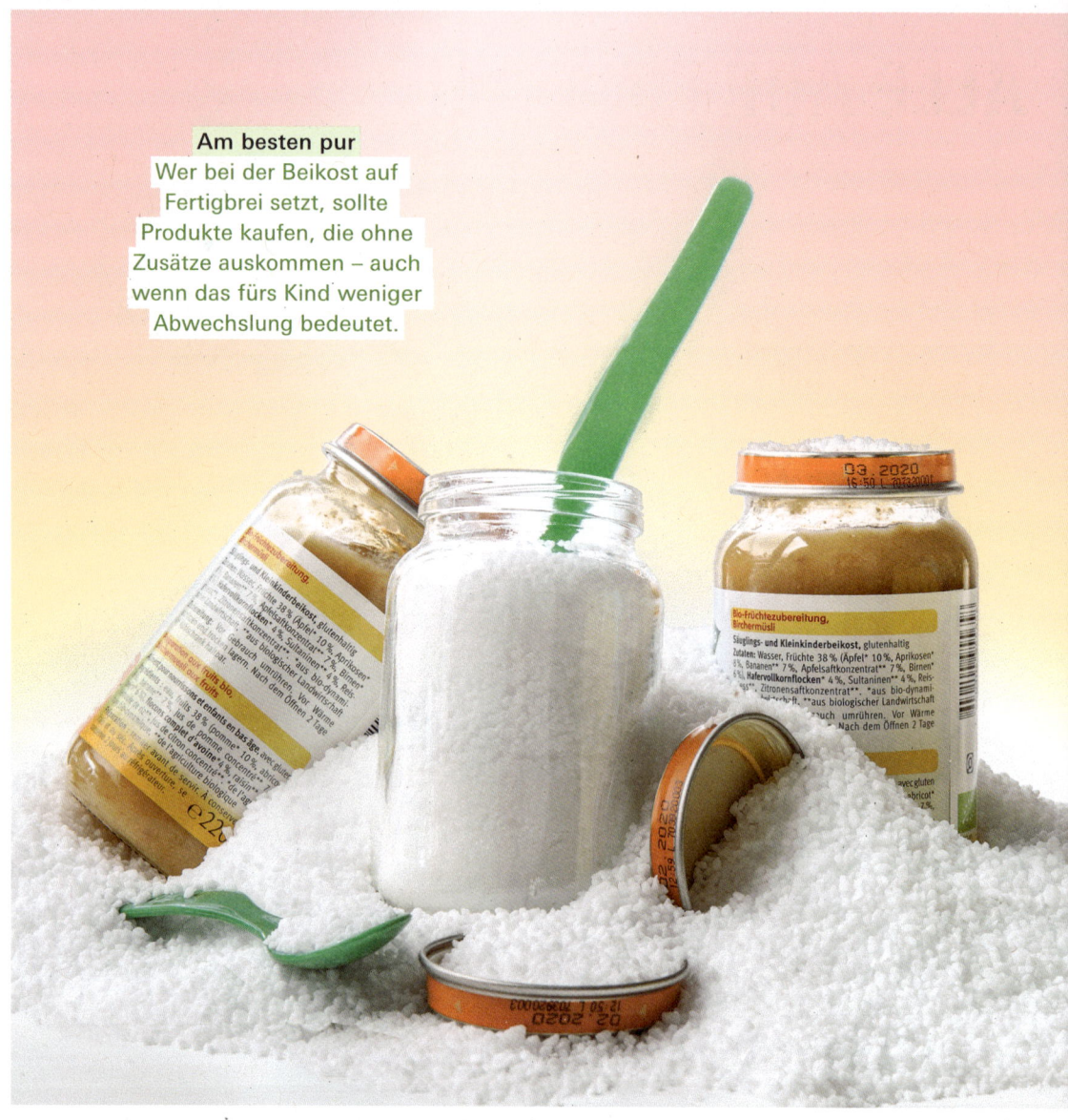

Am besten pur
Wer bei der Beikost auf
Fertigbrei setzt, sollte
Produkte kaufen, die ohne
Zusätze auskommen – auch
wenn das fürs Kind weniger
Abwechslung bedeutet.

ZUSÄTZE MEIST ÜBERFLÜSSIG

Fruchtjoghurt, Schokokekse, Vanille-Zimt-Milchreis – vor allem für ältere Babys ab etwa 10 Monaten gibt es eine breite Palette an industriell hergestellter Beikost. Im Wunsch nach mehr Abwechslung greifen viele Eltern zu Produkten, deren Zusätze bestenfalls überflüssig sind. Die Hersteller motzen mit Vorliebe Obstmuse und Milchbreie auf.

1 Zucker Steht auf der Verpackung „kristallzuckerfrei", bedeutet das nur, dass kein Haushaltszucker (Saccharose) verwendet wurde. Andere Süßungsmittel, etwa Fruktose und Maltodextrose, sind vor allem in Obstbreien an der Tagesordnung. Auf diese Weise gewöhnen sich schon Babys an süße Lebensmittel und bevorzugen sie auch später. Verzichten Sie auch auf Honig sowie Apfel- oder Birnendicksaft.

2 Aromastoffe Nichts in Beikost zu suchen haben Aromen – egal ob natürlich oder künstlich. Sie beizumischen ist zwar in Grenzen erlaubt, doch **kein Baby benötigt Produkte mit Vanille-, Stracciatella- oder Apfelstrudelgeschmack.** Im Gegenteil: Dadurch steigt das Risiko, dass Ihr Kind später aromatisierte, intensiv und süß schmeckende Industrieprodukte lieber mag als frische Lebensmittel.

3 Kuhmilch Größere Mengen an Kuhmilch sorgen für eine zu hohe Eiweißzufuhr. Zudem können sie die Aufnahme von Eisen erschweren. Nur geringe Mengen, etwa als Bestandteil des Milch-Getreide-Breis, sind unbedenklich. Eine zusätzliche Zufuhr über Baby-Joghurt, -Pudding oder -Quark sollten Sie vor Ende des ersten Lebensjahres vermeiden. Vorsicht: Das Kuhmilcheiweiß verbirgt sich oft hinter Begriffen wie **Molke, Molkenpulver, Milchpulver, Laktose, Molkeneiweiß oder Casein.**

4 Gewürze Babymenüs wird in aller Regel etwas (Jod-)Salz zugesetzt – im Rahmen des gesetzlichen Grenzwertes. Darüber hinaus hat Salz in Beikost nichts zu suchen, da es dem Körper Wasser entzieht und die Nieren belastet. Auch andere Gewürze sind für Babys überflüssig – dasselbe gilt für Kräuter.

5 Allergene Aufpassen heißt es für Eltern, die Allergien oder Unverträglichkeiten haben und deren Kinder deshalb gefährdet sind: So können das in manchen Breien enthaltene Kuhmilcheiweiß sowie Nüsse allergische Reaktionen auslösen. Bleibt eine solche Reaktion aus, darf Ihr Baby auch kritische Lebensmittel essen. Führen Sie diese jedoch nacheinander ein.

Impftermine, Vorsorgechecks, Akutsprechstunde – im ersten Jahr werden Sie mit Ihrem Baby viel Zeit beim Kinderarzt verbringen. Er allein kann jedoch nicht dafür sorgen, dass Ihr Kind immer wohlauf ist: Wie gut es gegen Krankheitserreger und andere Gesundheitsgefahren geschützt ist, liegt auch bei den Eltern.

GESUND UND GESCHÜTZT

BIS ZU ZWÖLF INFEKTE IM ERSTEN JAHR SIND NORMAL

„Egal, Hauptsache gesund", antworten werdende Eltern gern auf die Frage, was „es" denn wird. Ob Junge oder Mädchen – alle wünschen sich, dass ihr Baby pünktlich und ohne Komplikationen zur Welt kommt.

Für viele erfüllt sich dieser Wunsch. Für andere beginnt das Elterndasein mit viel Aufregung. Hatte es das Baby sehr eilig, muss es die erste Zeit im Inkubator liegen. Wird seine Haut gelb, bekommt es eine Lichtbehandlung. Bei einem unreifen Hüftgelenk hilft eine Spreizhose oder Bandage.

Etwa jedes zehnte Baby leidet unter 3-Monats-Koliken: Es schreit nach dem Trinken vor Schmerzen, strampelt wild und hat Blähungen. Als Ursachen gelten ein nicht ausgereifter Darm, verschluckte Luft und blähende Stoffe in der Muttermilch. Lassen Sie vom Arzt abklären, ob eine Krankheit die Ursache ist. Ansonsten hilft nur, darauf zu vertrauen, dass die Schmerzen ungefährlich sind und irgendwann aufhören werden.

1. „Gelbes Heft" gut aufheben

Direkt nach der Geburt untersuchen Arzt oder Hebamme, ob bei Ihrem Baby alle wichtigen Körperfunktionen intakt sind. Die Ergebnisse werden in ein gelbes Heft eingetragen, das Sie spätestens bei der Entlassung überreicht bekommen. Das Heft begleitet Sie und Ihr Kind in den nächsten sechs Jahren bei insgesamt zehn Früherkennungsuntersuchungen. Bewahren Sie es gut auf und legen Sie es bei jeder Untersuchung vor. Mit einer heraustrennbaren Karte können Sie in Kitas, Schulen sowie beim Gesundheits- oder Jugendamt belegen, dass Ihr Kind die empfohlenen Vorsorgeuntersuchungen durchlaufen und ein Arzt Sie zum Thema Impfungen beraten hat. Apropos: Hören Sie sich am besten schon vor der Geburt nach einem guten Kinderarzt um und vereinbaren Sie rechtzeitig einen Termin für U 2 und U 3 (siehe S. 68).

2. Infekte gehören dazu

In den ersten Wochen ist Ihr Baby durch Abwehrstoffe aus Mutterleib und Muttermilch gegen Krankheitserreger gewappnet. Lässt der „Nestschutz" nach, übernimmt die eigene Immunabwehr. Die aber muss sich erst entwickeln. Ermutigend: Mit jeder Trainingseinheit kann sich der kleine Organismus besser wehren. Bis zu zwölf Infekte pro Jahr sind normal. Los geht es meist ab dem 3. Monat, wenn Ihr Baby richtig mobil wird und alles in den Mund steckt. Vor allem die oberen Atemwege sind dann anfällig für Erkältungen. Die meisten Infekte sind zum Glück harmlos, auch wenn sie mit Fieber, Schnupfen und geschwollenen Lymphknoten einhergehen. Also: Keine Panik, wenn die Körpertemperatur wieder mal ansteigt – Ihr Baby trainiert gerade.

3. Vorsicht mit Medikamenten

Klar sind Sie skeptisch, was Medikamente angeht. Zu Recht: Babys reagieren darauf viel empfindlicher als Erwachsene. Etwa die Hälfte aller Arzneimittel in Deutschland ist für Kinder gar nicht zugelassen. Manche können ihnen sogar schaden, darunter der Klassiker Azetylsalizylsäure (ASS), der Hirn- und Leberschäden verursachen kann. Der sorglose Griff in die Hausapotheke ist deshalb tabu. Fragen Sie am besten immer den Kinderarzt und verringern Sie nicht eigenmächtig die verschriebene Dosis. Nicht selten treten die Nebenwirkungen trotzdem auf, während die Wirkung ausbleibt.

Übrigens: „Pflanzlich" bedeutet nicht „harmlos". So können etwa Kampfer und Eukalyptus bei Babys mit Asthma lebensbedrohliche Atemnot auslösen.

4. Liebe und Zuwendung helfen

Viele Eltern und Ärzte setzen auf homöopathische Präparate. Deren Inhaltsstoffe sind stark verdünnt, zum Teil gar nicht mehr nachweisbar. Zwar fehlen wissenschaftliche Beweise für ihren Nutzen, doch wenigstens haben sie keine Nebenwirkungen. Außerdem bekommen Eltern das Gefühl, etwas gegen die Krankheit zu tun. Das ist nicht unwichtig: Forscher und Ärzte haben beobachtet, dass schon ganz kleine Kinder empfänglich für die Zuversicht sind, die ihre Eltern ausstrahlen. Nutzen Sie diese Erkenntnis und geben Sie Ihrem kranken Kind jede Menge Liebe, Zuwendung und Optimismus. Dann wird sicher alles gut!

5. Verantwortung und Ignoranz

Ohne den Schutz und die Fürsorge seiner Eltern kann ein Baby nicht existieren. Es kann sich weder vor Infektionen schützen, noch verhindern, dass es vom Wickeltisch fällt. Dafür sind Sie als Eltern da. Sie tragen die Verantwortung. Natürlich ist es nicht möglich, alle Risiken aus dem Weg zu räumen – manches muss man auf sich zukommen lassen. Aber eben nicht alles.

Auch wenn es sich lohnt, viele Dinge kritisch zu hinterfragen – dass Kinder mit ein paar Pieksern vor Infektionskrankheiten geschützt werden können und sich durch Sonnenschutz das Hautkrebsrisiko senken lässt, ist nicht billige Produktwerbung, sondern Fakt. Medizinisch gesicherte Tatsachen zu ignorieren, sei es aus Überzeugung oder Bequemlichkeit, ist riskant. Etwaige Folgen ausbaden müsste – Ihr Kind.

Nach der Geburt

Darum geht's Arzt und Hebamme untersuchen Ihr Baby auf Fehlbildungen, Gelbsucht und Schwellungen. Sie messen Körperlänge, Gewicht und Kopfumfang, bestimmen den Sauerstoffgehalt des Nabelschnurblutes und saugen verschlucktes Fruchtwasser ab. Da Vitamin-K-Mangel bei manchen Neugeborenen Blutungen auslösen kann, erhält Ihr Baby eine Extra-Dosis Vitamin K als Tropfen.

Gut zu wissen Teil der U 1 ist der „APGAR"-Test: Eine, fünf und zehn Minuten nach der Geburt bewertet der Arzt Atmung, Puls, Grundtonus, Hautfarbe und angeborene Reflexe. Für jede Funktion vergibt er 0 bis 2 Punkte. Mit 8 bis 10 Punkten gilt ein Baby als gesund.

U1

Tag 3 bis 10

Darum geht's Im Rahmen der ersten ausführlichen Untersuchung nimmt der Arzt Organe, Geschlechtsteile, Haut und Gelenke unter die Lupe. Er überprüft Reflexe, Augen sowie das Nervensystem. Ihr Kind erhält erneut Vitamin-K-Tropfen. An Tag 2 oder 3 wird Ihrem Baby aus Handrücken oder Ferse Blut abgenommen und auf Stoffwechselerkrankungen und Hormonstörungen getestet.

Gut zu wissen Sind Sie mit dem Baby noch in der Klinik, wird es dort untersucht. Ansonsten wird ein Termin beim Kinderarzt fällig. Vergessen Sie nicht, sich rechtzeitig anzumelden – nach dem 14. Tag müssen Sie die Untersuchung als IGel-Leistung selbst zahlen.

U2

Woche 4 bis 5

Darum geht's Der Kinderarzt kontrolliert, ob sich Ihr Baby altersgerecht entwickelt hat. Er überprüft Körperfunktionen, Hörvermögen, Augen (zum Beispiel auf eine Linsentrübung hin) und angeborene Reflexe und gibt letzmalig Vitamin-K-Tropfen. Mittels Ultraschall untersucht er zudem das Hüftgelenk Ihres Babys auf Entwicklungsstörungen oder Fehlbildungen.

Gut zu wissen Das ist der Termin, um Fragen loszuwerden, die Sie umtreiben: zu Plötzlichem Kindstod, Unfallverhütung, Umgang mit „Schreibabys" und vielem mehr. Haben Sie Probleme beim Trinken, bei der Verdauung oder beim Schlafen festgestellt, teilen Sie dies dem Arzt ebenfalls mit.

U3

Monat 3 bis 4

Darum geht's Neben Hör- und Sehvermögen Ihres Babys kontrolliert der Kinderarzt, ob die Knochenlücke (Fontanelle) am Kopf ausreichend groß ist, damit der Schädel problemlos wachsen kann. Außerdem interessiert den Arzt, wie Sie mit Ihrem Kind in Kontakt sind und wie es sich bewegt. Er prüft, ob es schon sein Köpfchen halten kann, wenn es an beiden Armen hochgezogen wird, und ob es Gegenständen und Personen mit den Augen folgt.

Gut zu wissen Spätestens jetzt wird Ihr Baby erstmals geimpft. Falls das schon geschehen ist, werden Wiederholungsimpfungen angeboten. Vereinbaren Sie falls nötig gleich Impftermine für die nächsten Wochen.

Monat 6 bis 7

Darum geht's Im Fokus stehen jetzt vor allem Beweglichkeit und Körperbeherrschung. So überprüft der Arzt, ob sich Ihr Kind in Bauchlage auf die Arme stützen kann und sich hochzieht, wenn er es an zwei Fingern festhält. Es sollte ferner gezielt nach Gegenständen greifen, im Sitzen sein Köpfchen halten, Dinge fixieren und sich aktiv Geräuschen zuwenden können. Mit Hilfe eines Augenspiegels stellt der Arzt fest, ob Ihr Kind schielt.

Gut zu wissen Manche Ärzte tasten und hören Ihr Baby nicht nur ab, sondern bieten einen Ultraschall an. Damit lässt sich zum Beispiel ein Urin-Rückstau feststellen und eine Entzündung der Harnwege verhindern.

Monat 10 bis 12

Darum geht's Bei der „Einjahresuntersuchung" beurteilt der Arzt die Gesamtentwicklung Ihres Kindes. Er widmet sich der Krankheitsgeschichte, seinem Verhalten sowie Ernährungs- und Schlafgewohnheiten. Außerdem führt er Messungen und spielerische Tests durch, bei denen etwa Feinmotorik, Sitzen, Krabbeln und Hochziehen im Fokus stehen. Außerdem werden Sprachvermögen und -verständnis bewertet.

Gut zu wissen Wie bei den vorigen Untersuchungen informiert Sie der Arzt über Unfallverhütung, Rachitis- und Kariesprophylaxe. Außerdem müssen Sie entscheiden, ob Sie die ärztlich empfohlenen Impfungen für Ihr Kind befürworten.

U4   U5   U6

MASERNPARTY?

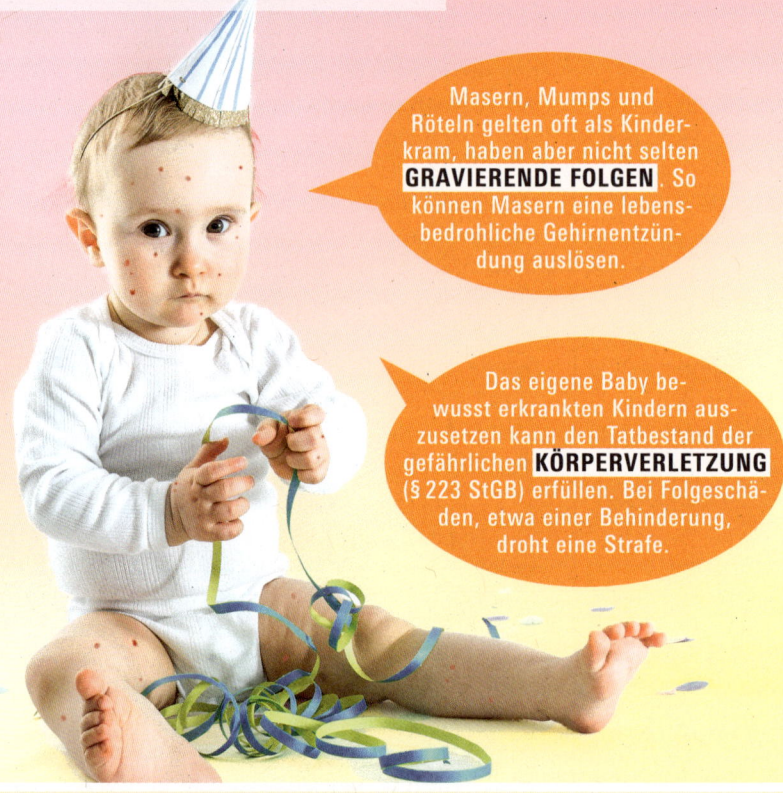

Masern, Mumps und Röteln gelten oft als Kinderkram, haben aber nicht selten **GRAVIERENDE FOLGEN**. So können Masern eine lebensbedrohliche Gehirnentzündung auslösen.

Das eigene Baby bewusst erkrankten Kindern auszusetzen kann den Tatbestand der gefährlichen **KÖRPERVERLETZUNG** (§ 223 StGB) erfüllen. Bei Folgeschäden, etwa einer Behinderung, droht eine Strafe.

NIEMAND ZWINGT SIE, Ihr Baby impfen zu lassen. Misstrauen Sie jedoch Verschwörungstheorien und Halbwissen – und halten Sie sich von Masernpartys fern. Dass hinter Impfempfehlungen das Kalkül der Pharmaindustrie steckt, ist ebenso ein Ammenmärchen wie die Behauptung, der Körper müsse Erreger auf natürlichem Weg bekämpfen. Übrigens: Ob ein Kind geimpft wird, darf bei getrennt lebenden Eltern trotz gemeinsamen Sorgerechts derjenige entscheiden, bei dem das Kind wohnt (AG Darmstadt, Az. 50 F 39 / 15 SO).

IMPFTERMIN!

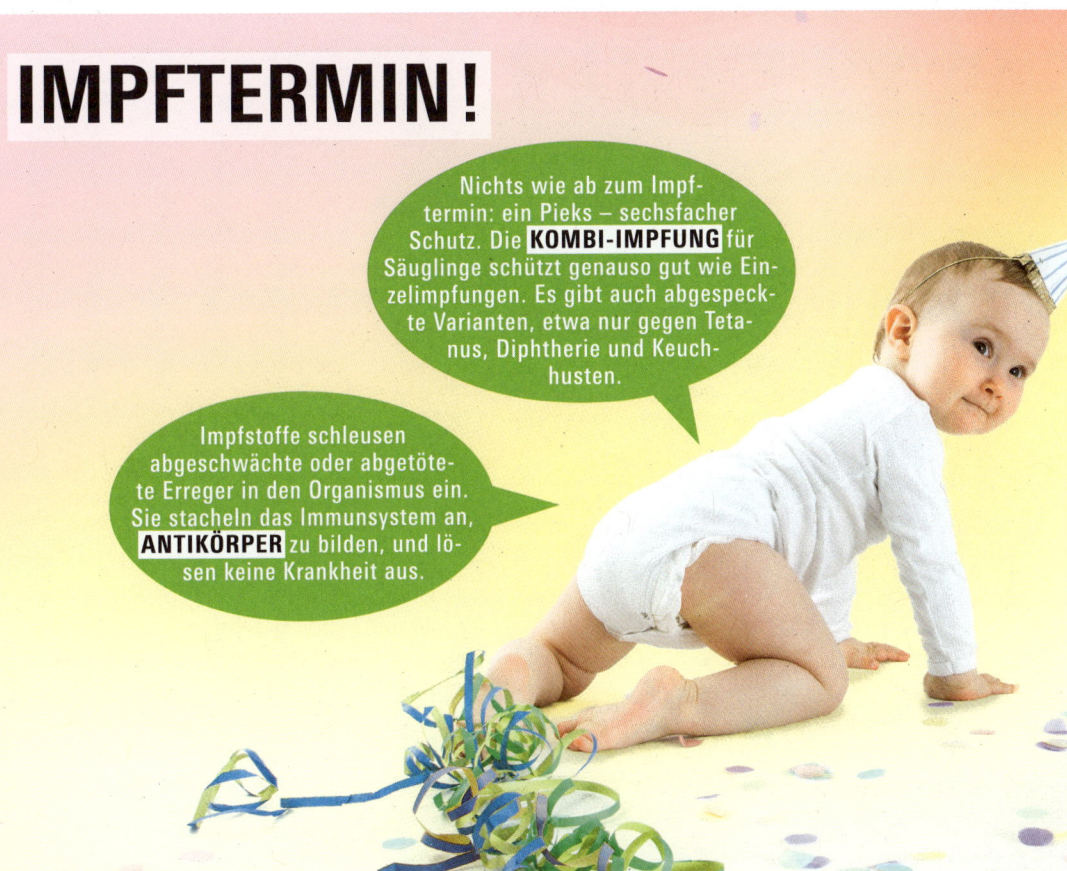

Nichts wie ab zum Impftermin: ein Pieks – sechsfacher Schutz. Die **KOMBI-IMPFUNG** für Säuglinge schützt genauso gut wie Einzelimpfungen. Es gibt auch abgespeckte Varianten, etwa nur gegen Tetanus, Diphtherie und Keuchhusten.

Impfstoffe schleusen abgeschwächte oder abgetötete Erreger in den Organismus ein. Sie stacheln das Immunsystem an, **ANTIKÖRPER** zu bilden, und lösen keine Krankheit aus.

TETANUS, DIPHTHERIE, POLIO – dass die meisten Menschen diese Krankheiten heute nur noch dem Namen nach kennen, ist vor allem ein paar kleinen Piekser zu verdanken. Vor ein paar Jahrzehnten sah das anders aus: Tausende Babys litten damals an Infektionskrankheiten – mit oft schlimmen Folgen. So kann etwa Diphtherie Atemnot und Keuchhusten Krampfanfälle auslösen. Auch wenn es emotional schwerfällt, sein Baby einer Mehrfachimpfung auszusetzen: Sie ersparen ihm unter Umständen viel Leid – und schützen ganz nebenbei auch Ihr Umfeld.

PLÄDOYER FÜR DEN PIEKS

Kinderkrankheit – das klingt harmlos. Wie etwas, das Kinder halt mal haben, aber schnell wieder loswerden. So argumentieren manche Leute auch: Es sei „natürlich", Infekte durchzumachen, da diese die Entwicklung des Immunsystems fördern.

Richtig ist: Infektionskrankheiten sind natürlichen Ursprungs – „natürlich" war es aber auch, dass vor 200 Jahren die Hälfte aller Kinder daran starb. Noch im Jahr 1995 fielen weltweit eine Million Kinder den Masern zum Opfer. Wären sie geimpft worden, könnten sie noch leben.

Trotz hochwirksamer Impfstoffe sind wir von einem flächendeckenden Schutz auch heute weit entfernt. Gründe sind unter anderem die Angst vor Nebenwirkungen und der Glaube, Impfungen würden Allergien und chronische Erkrankungen auslösen. Wer Vorbehalte hegt, sollte dennoch versuchen, auf Basis gesicherter Fakten das Für und Wider rational abzuwägen.

1. Krankheitsrisiken kennen

Beispiel Masern: Das Masernvirus könnte längst ausgerottet sein, doch Menschen, die sich und ihre Kinder nicht impfen lassen, verhindern das. Die Angst vor dem Impfstoff ist oft größer als die Angst vor der Krankheit – eine fatale Fehleinschätzung.

Die Impfverweigerung führt auch bei uns immer wieder zu Ausbrüchen. Zwar verläuft die Krankheit bei Kindern oft glimpflicher als bei Erwachsenen. Doch nisten sich die Viren erst einmal im Gehirn ein, drohen im schlimmsten Fall dauerhafte Schäden.

Auch andere Erreger sind keineswegs harmlos: Mag das für Windpocken bei Kindern noch zutreffen, können Tetanus, Diphtherie, Keuchhusten, Röteln und Mumps schwere Komplikationen nach sich ziehen. Gefühlte Sicherheit ist trügerisch: Nur weil viele Gefahrenquellen – dank der Impfstoffe – in Vergessenheit geraten sind, heißt das nicht, dass sie nicht existieren.

Extra-Tipp: Auch wenn es Eltern zu Recht vor allem um ihre eigenen Kinder geht – Impfen nützt auch der Gesellschaft. Wer geimpft ist, steckt niemanden an – und das hilft all jenen Menschen, die etwa aufgrund chronischer Krankheiten nicht geimpft werden dürfen.

2. Nebenwirkungen relativ selten

Impfstoffe dürfen in Deutschland erst auf den Markt kommen, wenn klinische Zulassungsstudien belegen, dass sie wirksam und sicher sind. Richtig ist aber auch: Wie Arzneimittel zeigen Impfstoffe nicht bei allen Geimpften die volle Wirkung. Außerdem lassen sich unerwünschte Effekte nicht ausschließen. So verschiebt eine Impfung die

Krankheit womöglich nur vom Kindes- ins Erwachsenenalter. Und: Impfstoffe können Nebenwirkungen haben – wenn auch in Maßen. Zur Orientierung: Bei der 2011 veröffentlichten Kiggs-Studie des Robert-Koch-Instituts traten bei lediglich 332 von 15 958 geimpften Kindern Nebenwirkungen auf. In rund einem Drittel der Fälle handelte es sich um Fieber, gefolgt von einer kurzfristigen „massiven Schwellung" an der Einstichstelle, „unstillbarem Schreien", „Hautausschlag" und einem „Krampfanfall/Fieberkrampf" – alles Signale dafür, dass das Immunsystem reagiert.

Extra-Tipp: Lebendimpfstoffe können ähnliche Symptome hervorrufen wie die Krankheiten, vor denen sie schützen sollen. So bekamen 10 Kinder der Kiggs-Studie „Impfmasern", andere schwer davon abgrenzbare Hautausschläge. Meist verlaufen Impfkrankheiten jedoch leicht, ohne Ansteckung und Komplikationen.

3. Auf Begleitstoffe achten

Impfgegner monieren, Impfstoffe enthielten schädliche Konservierungsmittel. Tatsächlich setzten Hersteller ihnen lange Zeit das quecksilberhaltige Thiomersal zu. Es ruft relativ oft Allergien hervor und geriet vor einigen Jahren in den – inzwischen widerlegten – Verdacht, Autismus auszulösen. Die Hersteller haben sicherheitshalber reagiert: Die empfohlenen Kinderimpfungen sind heute in aller Regel ohne Thiomersal möglich.

Manche Impfstoffe enthalten – möglichst niedrig konzentriert – Aluminiumverbindungen, so genannte Adjuvanzien. Diese sollen unter anderem die Bildung von Antikörpern anregen. Spritzt der Arzt den Impfstoff jedoch nicht tief genug ins Gewebe, kann er Hautverhärtungen auslösen.

Auch Reste von Antibiotika, Formaldehyd oder Hühnereiweiß können vorkommen. So steckt Hühnereiweiß in manchen Impfstoffen gegen Grippe sowie in denen gegen Masern, Mumps und Röteln.

Extra-Tipp: Grundsätzlich kann jeder Impfstoff eine allergische Reaktion auslösen – ein lebensbedrohlicher Schock trat in der Kiggs-Studie jedoch nur ein einziges Mal auf. Ist Ihr Kind gegen Hühnereiweiß allergisch, informieren Sie den Arzt. Meist kann er trotzdem impfen.

4. Symptome dem Arzt melden

Ob Impfungen chronische Krankheiten wie Allergien und Autoimmunkrankheiten – etwa Diabetes Typ-1 oder Multiple Sklerose – mit auslösen können, ist heftig umstritten – aber schwer nachzuweisen. Bisherige Studien sprechen eher dagegen. Dass die Masern-Mumps-Röteln-Impfung Darmschäden und Autismus hervorruft, gilt dagegen als widerlegt. Das Fachjournal „The Lancet" zog die zugrunde liegende Studie zurück.

Extra-Tipp: Bemerken Sie nach einer Impfung Symptome, die Sie als bedrohlich empfinden, informieren Sie sofort den Arzt. Er braucht die Informationen für etwaige Folgeimpfungen und muss bei Verdachtsfällen zudem das Gesundheitsamt verständigen. Diese werden beim Paul-Ehrlich-Institut gesammelt und geprüft, um langfristige Nebenwirkungen zu erkennen.

IMPFSCHUTZ MIT SYSTEM

Über die Nabelschnur hat Ihr Baby im Mutterleib eine Grundausstattung wichtiger Abwehrstoffe erhalten – den „Nestschutz". Antikörper hat es jedoch nur gegen Krankheiten, gegen die auch seine Mama immun ist – in der Regel Masern, Mumps und Röteln. Gegen Krankheiten wie Keuchhusten ist der Nestschutz wirkungslos. Da er nach ein paar Wochen ohnehin nachlässt, können – und sollten – Sie Ihr Baby schon ab dem 2. Lebensmonat impfen lassen.

1. Expertenrat bietet Orientierung

Höchste Instanz in Impffragen ist bei uns die Ständige Impfkommission (Stiko) – ein vom Bundesgesundheitsministerium eingesetztes Expertengremium. Die Stiko ist am Berliner Robert-Koch-Institut (RKI) angesiedelt. Regelmäßig veröffentlichen die Experten Empfehlungen – für das erste Lebensjahr raten sie derzeit zu Impfungen gegen insgesamt 13 Erreger (Stand: August 2016).

Die Stiftung Warentest schließt sich dieser Empfehlung an (siehe Grafik rechts). Nur von der Windpockenimpfung ab dem 11. Monat raten wir ab. Sie verschiebt die Erkrankung ins Erwachsenenalter, wo sie oftmals deutlich schwerer verläuft.

Extra-Tipp: Wollen Sie Ihr Kind dennoch gegen Windpocken (Varizellen) impfen lassen, sollte dies mit einem Einzelimpfstoff geschehen. Die Vierfachimpfung (Masern, Mumps, Röteln, Windpocken) birgt ein erhöhtes Risiko von Fieberkrämpfen.

2. Jede Impfung zählt

Die Grundimmunisierung Ihres Babys erfolgt – je nach Impfstoff – in ein bis vier Schritten. Dazwischen muss ein Mindestabstand von vier Wochen liegen. Sie können den Impftermin also nach hinten verschieben. Der Schutz ist jedoch erst nach der Grundimmunisierung vollständig. Falls Sie Termine nicht einhalten können, holen Sie versäumte Impfungen zügig nach.

Extra-Tipp: Besser ein Schutz von 80 Prozent als gar keiner. Eine einmal begonnene Grundimmunisierung lässt sich auch nach Jahren noch vervollständigen.

3. Termin nur notfalls verschieben

Hat Ihr Baby zum Impftermin einen banalen Infekt ohne Fieber, wird der Kinderarzt es in der Regel trotzdem impfen. Dasselbe gilt, wenn Ihr Kind auf eine vorangegangene Impfung mit Fieber reagiert hat. Dieses zeigt an, dass das Immunsystem auf den Impfstoff reagiert. Ein Infekt mit über 38,5 Grad Fieber ist dagegen ein guter Grund, den Impftermin zu verschieben.

Extra-Tipp: Häufig kränkelnde Kinder sollten möglichst früh geimpft werden, um sie nicht der Gefahr einer schweren Krankheit wie Keuchhusten auszusetzen.

		Alter in Monaten					Alter in Jahren	
		2	3	4	11 bis 14	15 bis 23	5 bis 6	9 bis 17
Kombi-Impfung möglich	Wundstarrkrampf (Tetanus)	✓	✓	✓	✓		A	A
	Diphtherie	✓	✓	✓	✓		A	A
	Keuchhusten (Pertussis)	✓	✓	✓	✓		A	A
	Haemophilus influenzae B (Hib)	✓	✓	✓	✓			
	Kinderlähmung (Polio)	✓	✓	✓	✓			A
	Hepatitis B	✓	✓	✓	✓			G
	Pneumokokken	✓		✓	✓			
	Rotaviren	✓	✓	✓[1]				
	Meningokokken					✓		✓
Kombi-Impfung möglich	Masern				✓	✓		
	Mumps				✓	✓		
	Röteln				✓	✓		
	Humane Papillomaviren (HPV) für Mädchen							✓[2]
	Windpocken (Varizellen)	Nicht generell für alle Kinder						

A = Auffrischimpfung. **G** = Grundimmunisierung für bisher nicht Geimpfte.
1) Je nach Impfstoff zwei oder drei Impfungen im Abstand von je vier Wochen. Erste Impfung am besten bereits ab einem Alter von sechs Wochen. **2)** Die Impfung kann mit zwei oder drei Dosen erfolgen (Herstellerangaben beachten). Stand: August 2016

4. Kombi-Impfungen schonender

Um die Zahl der Injektionen zu reduzieren, bieten sich Mehrfachimpfungen an. So raten wir zur Sechsfachimpfung gegen Tetanus, Diphtherie, Keuchhusten, Haemophilus influenzae Typ B (Hib), Kinderlähmung und Hepatitis B. Statt 24 bekommt Ihr Baby nur 4 Spritzen. Laut Zulassungsstudien sind die Impfstoffe auch in Kombination wirksam. Für Sie heißt das: weniger Termine. Zudem gibt es abgespeckte Varianten gegen Tetanus, Diphtherie und Keuchhusten oder eine Fünffachimpfung ohne Hepatitis B.

Wir empfehlen auch die Dreifachimpfung gegen Masern, Mumps und Röteln – bei der Vierfachimpfung mit Zusatzschutz gegen Windpocken halten wir dagegen Vorsicht für geboten (siehe Punkt 1).

Extra-Tipp: Eine Kombinationsimpfung belastet Ihr Kind weniger als Einzelimpfungen. Die Menge an zusätzlichen Substanzen – etwa Konservierungsstoffen – lässt sich auf diese Weise deutlich reduzieren.

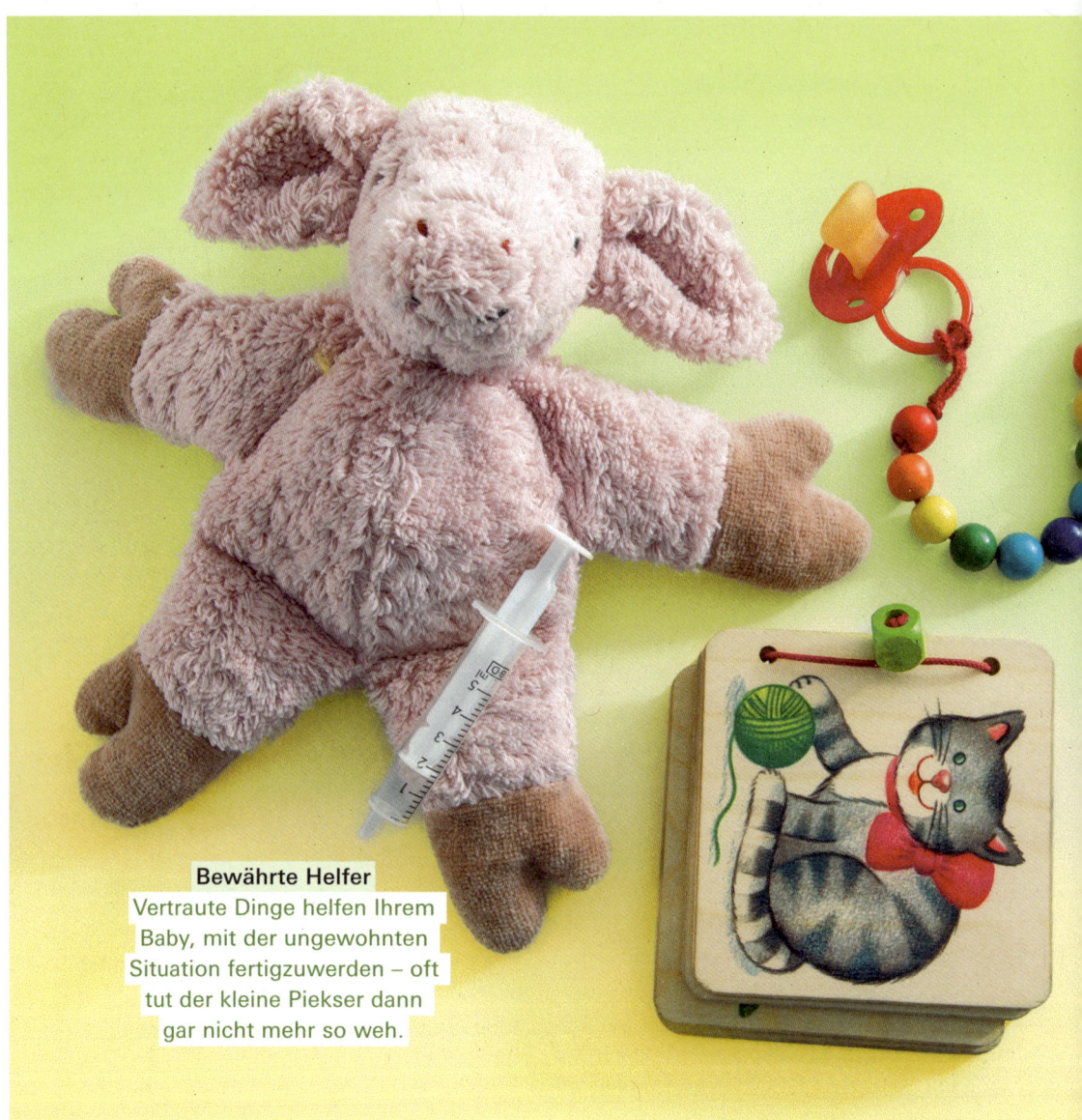

Bewährte Helfer
Vertraute Dinge helfen Ihrem
Baby, mit der ungewohnten
Situation fertigzuwerden – oft
tut der kleine Piekser dann
gar nicht mehr so weh.

IMPFSTRESS, LASS NACH!

Steht die erste Impfung an, werden viele Eltern nervös. Was können sie tun, um ihrem Kind unnötigen Schmerz zu ersparen? Wie verhält man sich beim Arzt richtig? Und was tun bei Nebenwirkungen? Die folgenden Tipps helfen Ihnen, etwas entspannter mit der neuen Situation umzugehen.

1 Termin planen Legen Sie Impftermine – vor allem die ersten – auf den Morgen oder Vormittag. So können Sie beobachten, ob Ihr Kind danach Reaktionen auf den Impfstoff zeigt. Bei einer eventuellen Überreaktion, etwa hohem Fieber oder Atemnot, haben Sie Gelegenheit, noch am selben Tag zum Arzt zu gehen.

2 Ablenken und trösten Nehmen Sie Ihr Baby zum Impfen auf den Schoß.

Halten Sie seine Arme fest, damit es nicht in die Spritze greift. Klemmen Sie das Bein, in das der Arzt impfen will, vorsichtig zwischen die Oberschenkel. Da der ungewohnte Schmerz Babys erschreckt, halten Sie Schnuller, Schmusetuch oder Kuscheltier bereit.

3 Schmerz lindern Stillen Sie Ihr Baby wenn möglich während und kurz nach dem Impfen. Der Hautkontakt, die süße Milch und das Saugen lindern den Schmerz, wie kanadische Forscher herausfanden. Flaschenbabys können vor der Spritze eine Zuckerlösung von zwei Esslöffeln Zucker auf 100 Milliliter Wasser trinken.

4 Sanft kühlen Schwillt die Impfstelle an, können Sie diese mit einer Kältekompresse kühlen. Legen Sie die Kompresse vorher jedoch nicht ins Gefrierfach, sondern in den Kühlschrank. Kühlen Sie die Stelle außerdem nicht länger als zehn Minuten und nie auf der nackten Haut.

5 Temperatur messen Neigt Ihr Kind zu Fieberkrämpfen, sollten Sie am Tag der Fünf- oder Sechsfachimpfung wiederholt Fieber messen. Nach Absprache mit dem Kinderarzt können Sie ihm ein fiebersenkendes Mittel geben. Experten raten davon ab, dieses vorbeugend zu verabreichen. Nach Impfungen gegen Masern, Mumps und Röteln ist das Überwachen der Körpertemperatur zwischen dem 7. und 12. Tag ratsam.

6 Impfpass führen Beim ersten Impftermin erhalten Sie für Ihr Baby einen gelben Impfpass. Bringen Sie diesen zu allen Folgeterminen mit. Nur mit Hilfe vollständiger Einträge können Sie den Impfschutz Ihres Kindes lückenlos dokumentieren – inklusive der verwendeten Impfstoffe.

VITAMINQUELLE?

Sonnenlicht regt im Körper von Babys die Bildung von Vitamin D an. Da deren Haut jedoch gegen **UV-STRAHLEN** kaum geschützt ist, würde das Risiko steigen, später an Hautkrebs zu erkranken.

Säuglinge sollten sich grundsätzlich im **SCHATTEN** aufhalten und auch im Sommer stets bekleidet sein. Ihr Bedarf an Vitamin D muss folglich anders gedeckt werden.

KAUM AUF DER WELT, zählt jedes Baby zu einer Risikogruppe: Ihm droht eine Unterversorgung mit Vitamin D. Weder Mutter- noch Fertigmilch enthalten die Menge, die Säuglinge für die Härtung ihrer Knochen benötigen. Im Extremfall droht eine Rachitis, in späteren Jahren Verformungen des Skeletts und Osteoporose. Die gute Nachricht: Der Körper kann selbst Vitamin D bilden. Die schlechte: Das tut er nur, wenn die Haut regelmäßig der UVB-Strahlung des Sonnenlichts ausgesetzt ist. Für Babys hat jedoch der Schutz vor der Sonne oberste Priorität.

VITAMINTROPFEN!

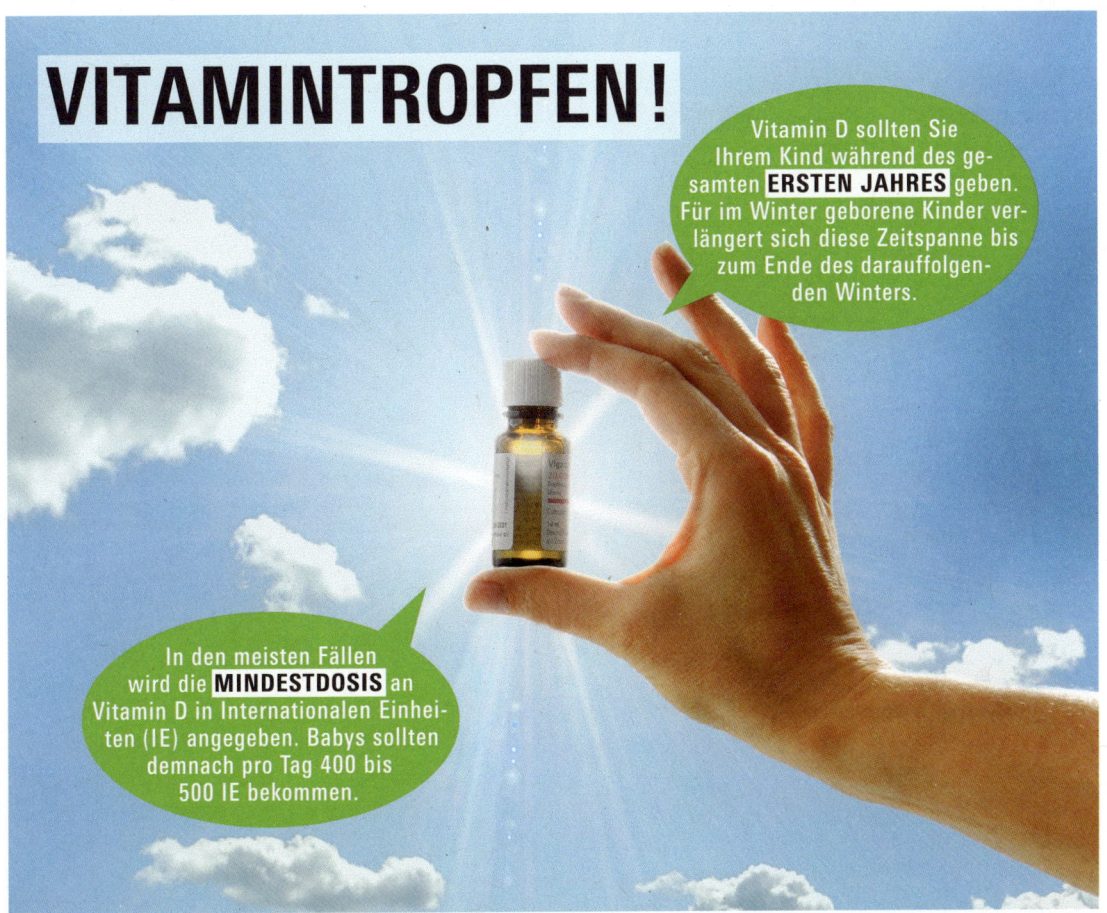

Vitamin D sollten Sie Ihrem Kind während des gesamten **ERSTEN JAHRES** geben. Für im Winter geborene Kinder verlängert sich diese Zeitspanne bis zum Ende des darauffolgenden Winters.

In den meisten Fällen wird die **MINDESTDOSIS** an Vitamin D in Internationalen Einheiten (IE) angegeben. Babys sollten demnach pro Tag 400 bis 500 IE bekommen.

10 MIKROGRAMM VITAMIN D sollen Babys am Tag aufnehmen, rät die Deutsche Gesellschaft für Ernährung (DGE). Doch nennenswerte Mengen liefert allenfalls fettreicher Seefisch wie Lachs und Makrele. Folglich müssen Babys Vitamin D separat aufnehmen – etwa in Form von Tropfen. Wer Angst hat, sich zu verzählen, lässt den Arzt besser Tabletten verschreiben: Ab der 2. Woche lösen Sie pro Tag eine davon mit abgekochtem Wasser oder Muttermilch auf einem Löffel auf und lassen die Flüssigkeit vorsichtig in den Mund Ihres Babys laufen.

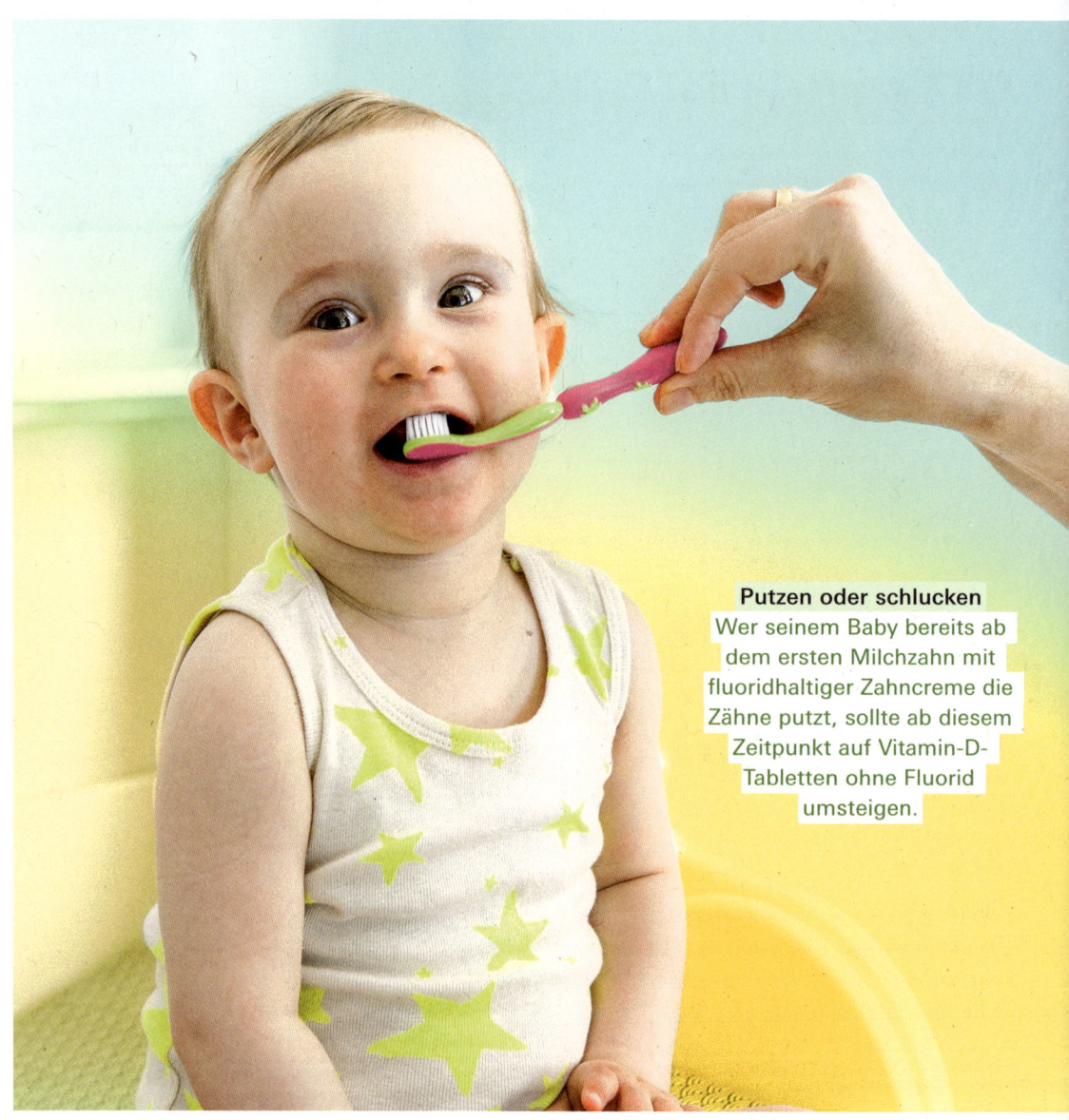

Putzen oder schlucken
Wer seinem Baby bereits ab dem ersten Milchzahn mit fluoridhaltiger Zahncreme die Zähne putzt, sollte ab diesem Zeitpunkt auf Vitamin-D-Tabletten ohne Fluorid umsteigen.

FLUORID: NICHT ZU VIEL GEBEN!

Fluorid beugt Karies vor – darin stimmen Experten weitgehend überein. Die meisten Babys bekommen auf Anraten des Kinderarztes Fluorid als Tabletten oder Tropfen – oft kombiniert mit Vitamin D. Dagegen halten Zahnärzte Fluoridgaben im ersten halben Jahr für überflüssig. Es genüge, die danach durchbrechenden Zähne einmal täglich mit fluoridhaltiger Kinderzahncreme zu putzen. Was nun?

Ärzte nicht einig Für die Tabletten-Variante („innere Anwendung") spricht laut Deutscher Gesellschaft für Kinder- und Jugendmedizin, dass Zahnpasta Stoffe enthält, die nicht zum Verzehr geeignet sind. Babys können Zahnpasta noch nicht ausspucken und verschlucken sie dann. Zudem sei die empfohlene Menge Zahncreme („erbsengroß", „dünner Film") nicht ausreichend, um vor Karies zu schützen. Dagegen halten die Fachgesellschaften der Zahnärzte die äußere Anwendung für wirksamer. Sie raten zu fluoridhaltiger Kinderzahncreme nach dem Durchbruch der ersten Zähnchen, sehen lediglich Produkte mit Frucht- und Bonbongeschmack kritisch, da diese das Verschlucken förderten. Zusätzlich raten Zahnärzte, im Haushalt fluoridhaltiges Speisesalz zu verwenden. Haken: Babynahrung sollte ohne Salz zubereitet werden. Im ersten Jahr scheidet Salz deshalb als zusätzlicher Fluorid-Lieferant für Babys aus.

Dosis entscheidet Für beide Methoden gibt es Argumente. Entscheiden müssen Sie als Eltern. Falls Sie täglich eine Tablette geben wollen: Diese sollte im ersten Jahr 0,25 Milligramm Fluorid enthalten. Lassen Sie sie weg, wenn Sie Fertigmilch füttern und das Leitungs- oder Mineralwasser mehr als 0,3 Milligramm Fluorid pro Liter enthält. Den geringen Fluorid-Gehalt von Muttermilch können Sie vernachlässigen. Falls Sie lieber auf Zahncreme setzen, sollte diese nicht mehr als 500 ppm („parts per million") Fluorid enthalten. Denken Sie dann jedoch daran, auf Vitamin-D-Tabletten ohne Fluorid umzusteigen!

Nicht beides geben Eine Überdosierung kann sich später in weißen Streifen oder Flecken an bleibenden Zähnen zeigen („Fluorose"). Diese mindern die Abwehrkraft der Zähne. Um sich an Fluorid zu vergiften, müsste ein Kind dagegen schon eine Tube Zahnpasta oder eine Handvoll Tabletten verschlucken. Extra-Tipp: Achten Sie darauf, dass Kinderzahncreme kein Zink enthält: Kinder nehmen die empfohlene Tagesmenge über die Nahrung auf.

LIEBE SONNE?

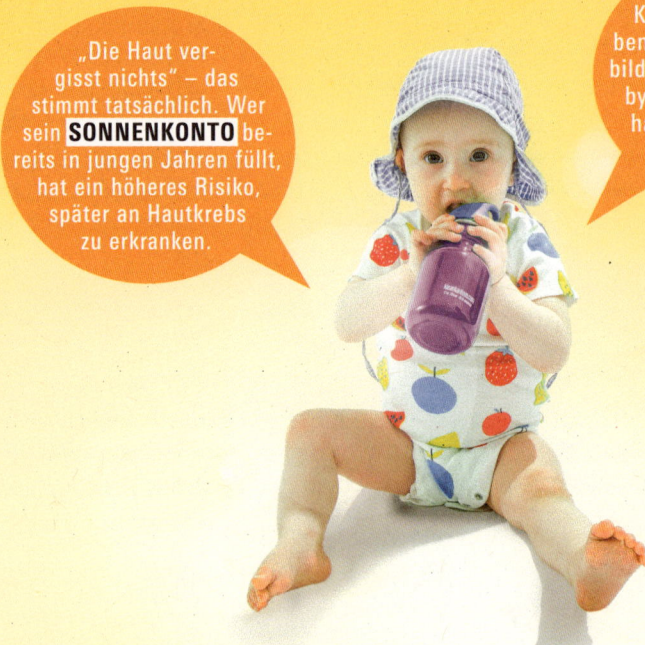

„Die Haut vergisst nichts" – das stimmt tatsächlich. Wer sein **SONNENKONTO** bereits in jungen Jahren füllt, hat ein höheres Risiko, später an Hautkrebs zu erkranken.

Auch wenn der Körper in der Sonne lebenswichtiges **VITAMIN D** bildet (siehe S. 78) – für Babys im ersten Lebensjahr hat der Schutz der Haut noch eindeutig Vorrang.

UV-STRAHLEN FÖRDERN VITALITÄT und seelisches Wohlbefinden, sind jedoch schädlich für die Haut. Während UVA-Strahlen sie vorzeitig altern lassen, lösen UVB-Strahlen Sonnenbrand aus. Beide begünstigen das Entstehen von Hautkrebs. Schon jede Rötung kann die Zellstruktur der Babyhaut verändern. Bis diese robuster geworden ist, sollte pralle Sonne tabu sein. So schützen Sie Ihr Kind auch vor Überhitzung und Sonnenstich. Helle Flächen wie Wasser, Sand und Schnee reflektieren Sonnenstrahlen – seien Sie hier besonders vorsichtig.

LIEBER SCHATTEN!

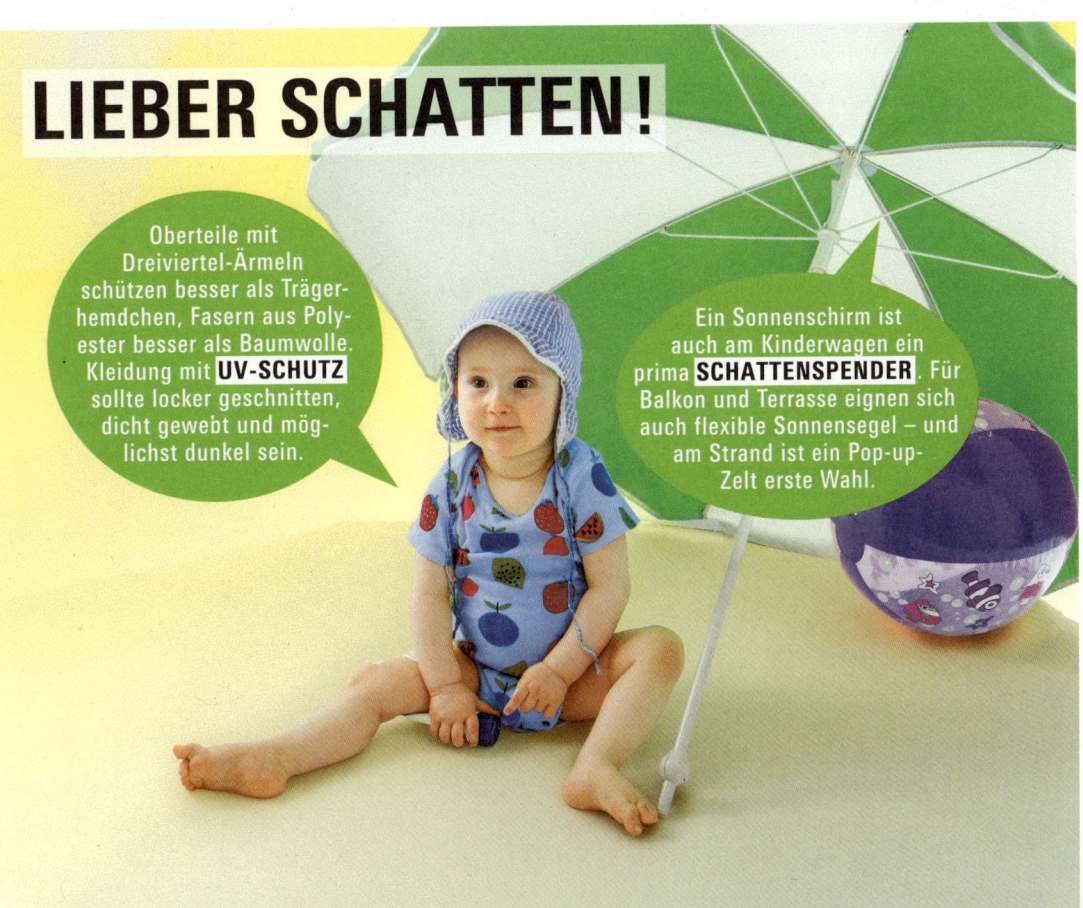

Oberteile mit Dreiviertel-Ärmeln schützen besser als Trägerhemdchen, Fasern aus Polyester besser als Baumwolle. Kleidung mit **UV-SCHUTZ** sollte locker geschnitten, dicht gewebt und möglichst dunkel sein.

Ein Sonnenschirm ist auch am Kinderwagen ein prima **SCHATTENSPENDER**. Für Balkon und Terrasse eignen sich auch flexible Sonnensegel – und am Strand ist ein Pop-up-Zelt erste Wahl.

AB IN DEN SCHATTEN – die Temperatur ist niedriger, das Licht nicht so gleißend. Für Kinder bis zu einem Jahr ist ein schattiges Plätzchen die Komfortzone schlechthin: Sie sollten diese deshalb nicht verlassen. Was nicht heißt, dass im Schatten alle Hüllen fallen dürfen. Auch hier wirkt die UV-Strahlung der Sonne, ebenso wie bei wolkigem Himmel. Deshalb sind Kopfbedeckung (inklusive Ohren und Nacken) und Bekleidung Pflicht – am besten mit einem UV-Protektions-Filter (UPF) von mindestens 30 und dem Anhängeretikett „UV-Standard 801".

EINE FÜR ALLE?

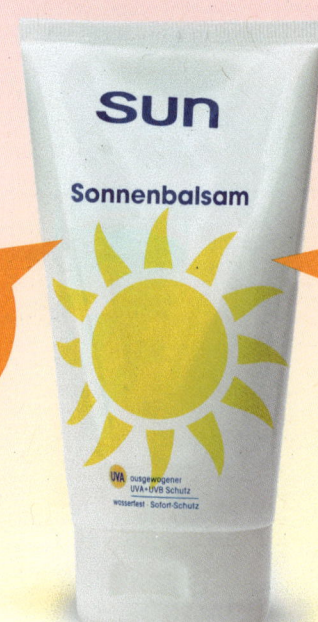

Wer sein Baby mit Sonnenschutz für Erwachsene eincremt, schützt es mit hoher Wahrscheinlichkeit zu wenig. Ein niedriger Lichtschutzfaktor blockt die **UV-STRAHLUNG** nur für kurze Zeit ab.

Je höher der **LICHTSCHUTZFAKTOR**, desto länger der Schutz. Bei Kindern errechnen Sie die maximale Schutzdauer in Minuten, indem Sie den Lichtschutzfaktor mit 5 multiplizieren.

SELBST DER BESTE SONNENSCHUTZ wirkt nur für begrenzte Zeit. Danach steigt das Risiko für Sonnenbrand und Hautkrebs an. Rötet sich ungeschützte Kinderhaut bereits nach fünf Minuten, verlängert ein Sonnenschutz mit Faktor 15 die „sichere" Zeitspanne auf lediglich 75 Minuten. Hautärzte raten zudem, maximal zwei Drittel davon auszureizen. Umso riskanter fürs Baby ist ein zu geringer Lichtschutzfaktor – zumal viele Eltern den Sonnenschutz deutlich zu sparsam auftragen und auch das Nachcremen alle zwei Stunden eher entspannt angehen!

EINE FÜR JEDEN!

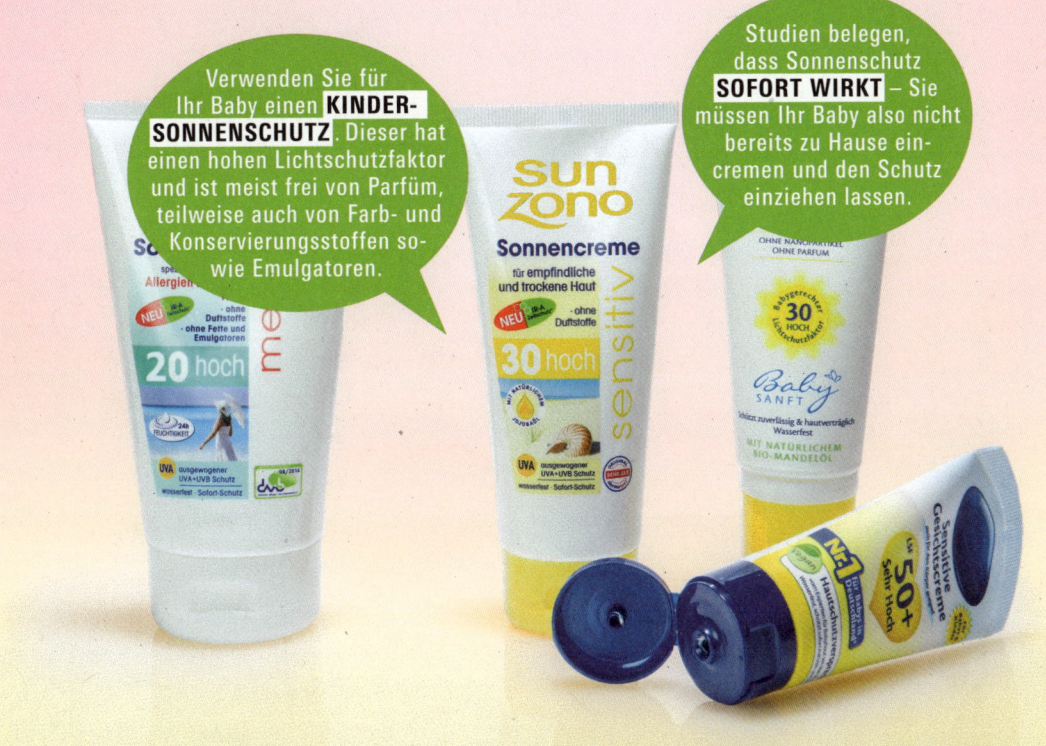

Verwenden Sie für Ihr Baby einen **KINDER-SONNENSCHUTZ**. Dieser hat einen hohen Lichtschutzfaktor und ist meist frei von Parfüm, teilweise auch von Farb- und Konservierungsstoffen sowie Emulgatoren.

Studien belegen, dass Sonnenschutz **SOFORT WIRKT** – Sie müssen Ihr Baby also nicht bereits zu Hause eincremen und den Schutz einziehen lassen.

BABYHAUT IST EMPFINDLICH, sie besitzt noch keinen eigenen Schutz gegen UV-Strahlen: Sie hat weder die Fähigkeit zu bräunen noch ist die oberste Hautschicht verdickt. Deshalb benötigt sie besonders viel Schutz vor Sonnenstrahlen – nicht nur im Urlaub am Meer, sondern auch im Alltag auf dem Balkon, im Garten und auf dem Spielplatz. Dazu gehören: Höschen und Hemd, Hütchen und Sonnenbrille und ein Sonnenschutz mit Lichtschutzfaktor 30 oder 50 – auch im Schatten. Für Kinder mit extrem heller Haut empfiehlt sich ein Mittel mit Faktor 50+.

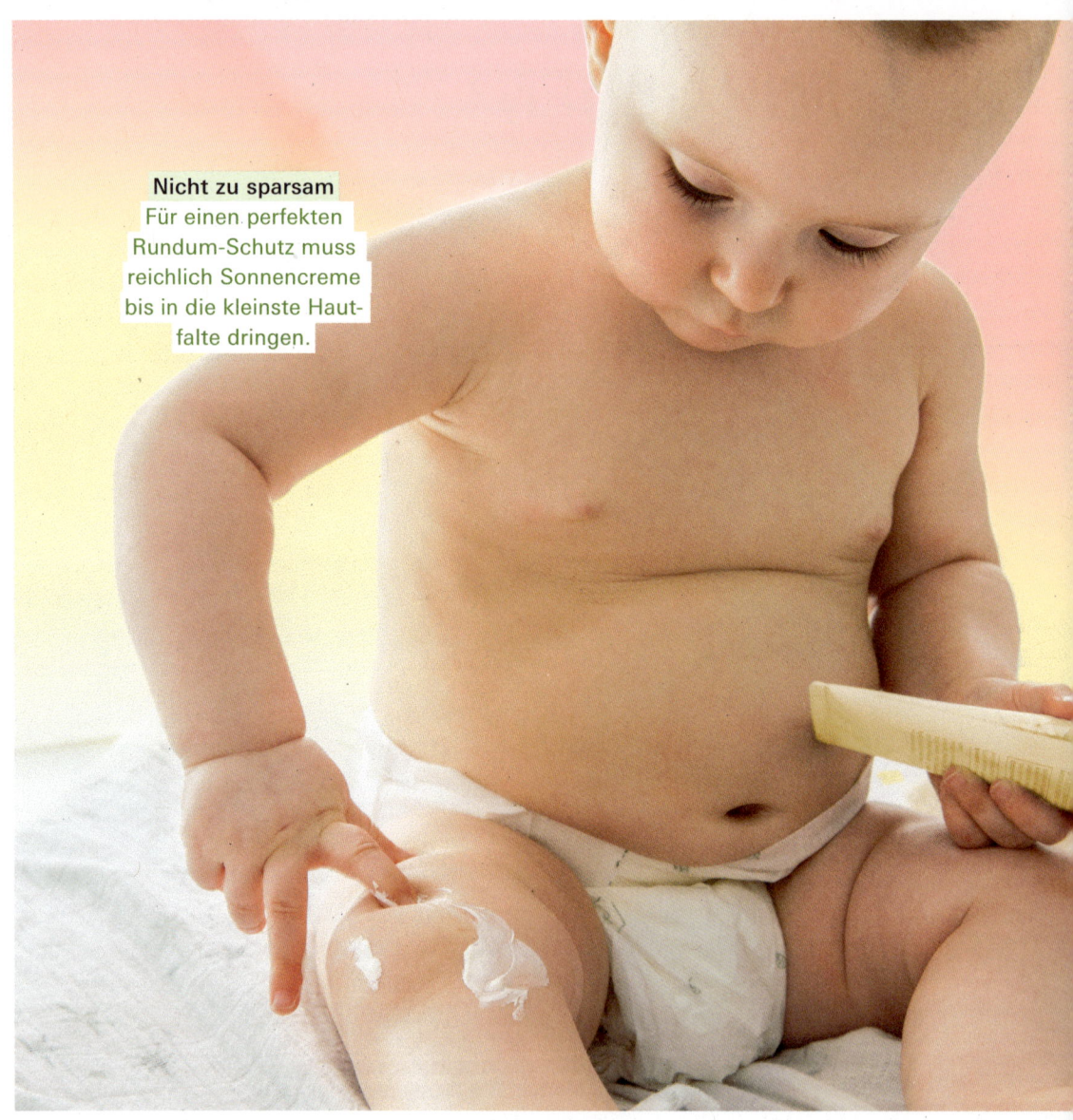

Nicht zu sparsam
Für einen perfekten Rundum-Schutz muss reichlich Sonnencreme bis in die kleinste Hautfalte dringen.

LÖFFELWEISE SONNENCREME

Viel hilft viel – beim Sonnenschutz stimmt das ausnahmsweise. Babyhaut braucht auch im Schatten viel Schutz. Ein bis eineinhalb Esslöffel Creme oder Lotion dürfen es schon sein. Spray tragen Sie am besten zweimal nacheinander auf. Bitte beachten: Häufiges Nachcremen stabilisiert den Schutz, verlängert aber nicht die erlaubte Zeit.

1 **Produkt wählen** Setzen Sie auf ein speziell für Babys und Kleinkinder geeignetes Produkt mit einem Lichtschutzfaktor von mindestens 30. Es enthält verschiedene UV-Filter, die schädliche Bestandteile des Lichtes abwehren, darunter meist Titandioxid, einen anorganischen Filter – von Herstellern auch als „mineralischer" Filter bezeichnet. Titandioxid entfaltet seine Schutzwirkung nur in Form von Nanopartikeln. Laut Bundesinstitut für Risikobewertung (BfR) geht von Nanopartikeln nach derzeitigem Wissensstand keine gesundheitliche Gefahr aus, sofern sie auf gesunde oder sonnenverbrannte Haut aufgetragen werden. Für wunde und verletzte Haut liegen dagegen keine gesicherten Erkenntnisse vor.

2 **Lückenlos auftragen** Auch wenn Ihr Baby quengelt und zappelt – lassen Sie sich nicht erweichen. Achten Sie darauf, dass Sie alle Körperpartien erwischen, auch Ohren, Hände, Füße, Stirn und Nacken. Machen Sie aus der „Tortur" ein Spiel, indem Sie Gesichter, Blumen oder Straßen auf die Haut tupfen und dann alles verreiben.

3 **Öfter nachcremen** Toben, schwitzen, baden – je nach Aktivität kann der Schutz schnell nachlassen. Cremen Sie regelmäßig nach, in jedem Fall aber nach jedem Baden und dem anschließenden Abtrocknen. Das gilt selbst dann, wenn der Sonnenschutz laut Verpackung „wasserfest" oder „extra wasserfest" ist. Zum einen gilt auch dann der Schutz keinesfalls unbegrenzt, zum anderen versprechen manche Produkte in diesem Punkt mehr, als sie halten.

4 **Haut beruhigen** Nach der Rückkehr vom Strand oder Picknick beruhigen Sie die Haut mit Feuchtigkeitscreme.

5 **Sonnenbrand kühlen** Vermeiden Sie unbedingt, dass sich Ihr Baby längere Zeit in der Sonne aufhält. Zeigen sich doch Rötungen am Körper, geben Sie ihm viel zu trinken und kühlen Sie die Stellen mit feuchten Umschlägen. Auch Lotionen aus der Apotheke helfen. In schwereren Fällen suchen Sie einen Arzt auf.

EINNEBELN?

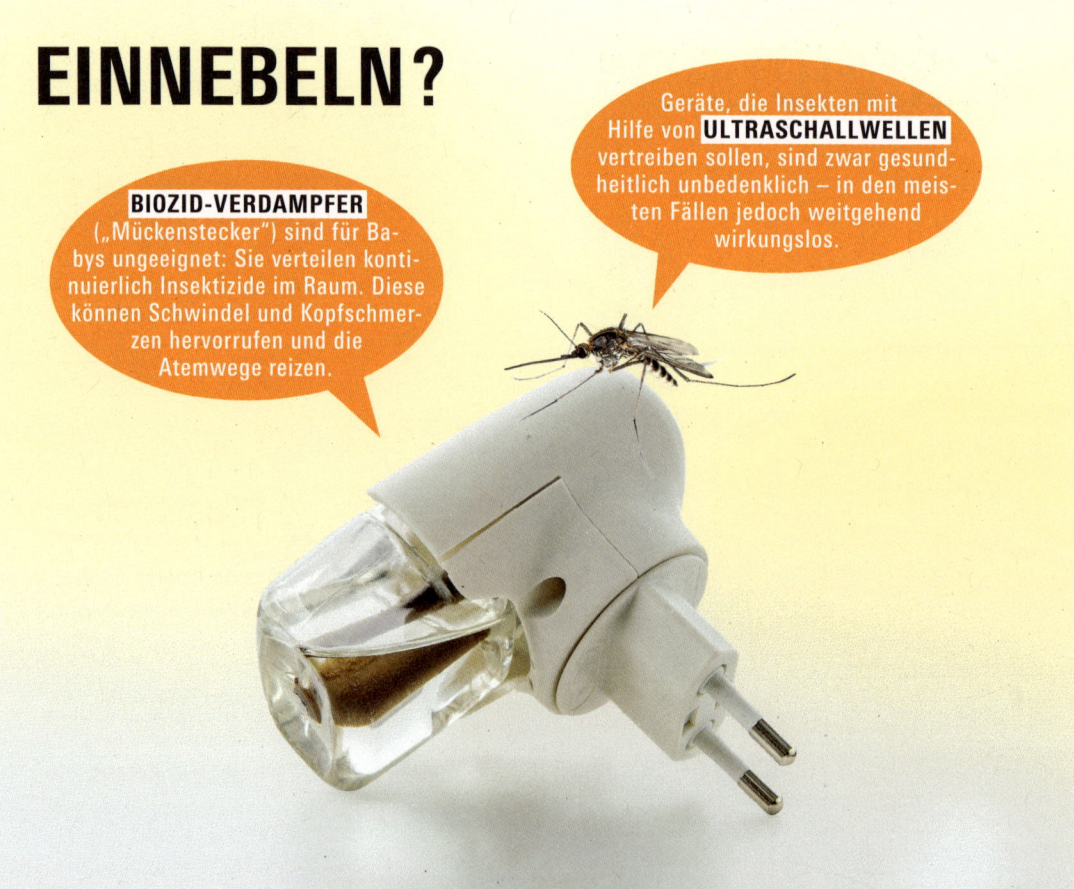

BIOZID-VERDAMPFER („Mückenstecker") sind für Babys ungeeignet: Sie verteilen kontinuierlich Insektizide im Raum. Diese können Schwindel und Kopfschmerzen hervorrufen und die Atemwege reizen.

Geräte, die Insekten mit Hilfe von **ULTRASCHALLWELLEN** vertreiben sollen, sind zwar gesundheitlich unbedenklich – in den meisten Fällen jedoch weitgehend wirkungslos.

GEFÄHRLICH SIND MÜCKENSTICHE in unseren Breiten nicht – trotzdem will niemand, dass sein Baby im Schlaf Besuch von lästigen Blutsaugern bekommt. Die meisten Eltern schrecken vor Mückenschutzmitteln zum Einreiben („Repellents") zurück – völlig zu Recht: Deren Wirkstoffe könnten Schleimhäute und Augen reizen sowie allergische Reaktionen hervorrufen. Außerdem könnte das Baby sie von Händen und Füßen ablecken. Dagegen sind Hausmittel wie Essigwasser oder Tomatenpflanzen zwar unbedenklich, aber auch wirkungslos.

AUSSPERREN!

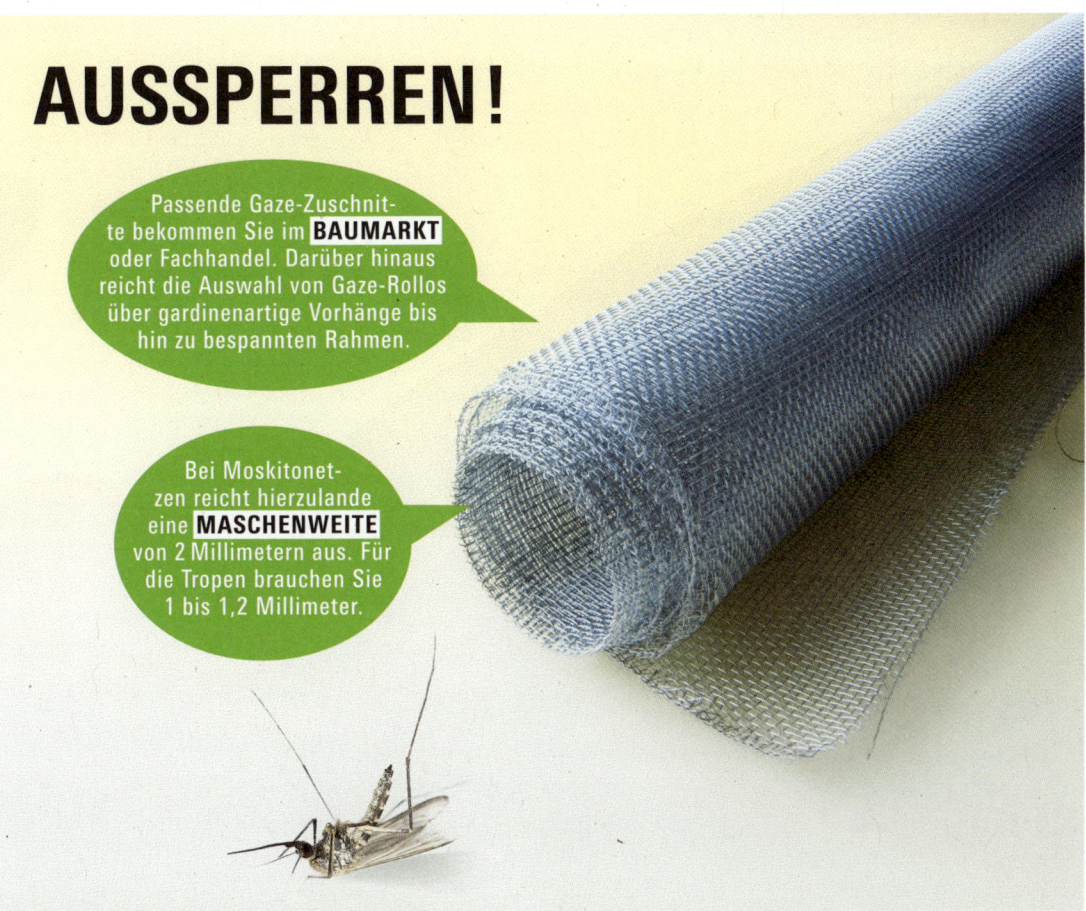

Passende Gaze-Zuschnitte bekommen Sie im **BAUMARKT** oder Fachhandel. Darüber hinaus reicht die Auswahl von Gaze-Rollos über gardinenartige Vorhänge bis hin zu bespannten Rahmen.

Bei Moskitonetzen reicht hierzulande eine **MASCHENWEITE** von 2 Millimetern aus. Für die Tropen brauchen Sie 1 bis 1,2 Millimeter.

AM HARMLOSESTEN SIND DIE MÜCKEN, die man gar nicht erst hereinlässt. Fliegengitter an Fenstern und Balkontüren sperren Insekten aus und erlauben es, den Raum gefahrlos zu lüften. Eine gute Alternative ist ein Moskitonetz über dem Babybett – bei vielen Betten lässt es sich im Austausch für den Betthimmel anbringen. Das Netz sollte jedoch nicht imprägniert sein, falls Ihr Baby daran leckt. Insektenschutzgitter gibt es auch für Reisebetten, Kinderwagen, Babyschalen – und sogar als freistehende Zelte. So sperren Sie Mücken auch unterwegs aus.

GESTOCHEN & GEBISSEN

Ganz ohne Insektenstiche kommt kaum ein Baby über den Sommer. Hinterlassen Mücken lediglich kleine juckende Quaddeln, ist der Stich einer Bremse, Wespe oder Biene meist ziemlich schmerzhaft.

Besondere Aufmerksamkeit ist geboten, solange Sie noch nicht wissen, ob Ihr Baby allergisch auf Insektengift reagiert. Darauf können kalt-feuchte Haut, Fieber oder Schüttelfrost, eine stark geschwollene Einstichstelle sowie Atemnot hindeuten. Rufen Sie dann sofort den Notarzt!

Mückenstich

So sieht's aus Der Stich ist an der geröteten Einstichstelle erkennbar. Meist bemerkt man ihn erst, wenn die Haut juckt und die Einstichstelle angeschwollen ist („Quaddel"). Innerhalb von 24 Stunden bildet sich ein Knötchen („Papel"), das nach einigen Tagen abheilt.

Das hilft Nichtallergiker können auf Hausmittel setzen. Am besten ist Kühlen – mit einem Eiswürfel, einem umwickelten Kühl-Akku oder einer kalten Flasche. Auch Quark, Gurkenscheiben oder eine halbe Zwiebel helfen – ist nichts davon zur Hand, auch Speichel.

Extra-Tipp: Kühlen lindert auch den Juckreiz. Kratzt Ihr Baby die Einstichstelle auf, droht eine Infektion.

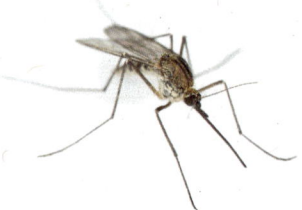

Wespenstich

So sieht's aus Ein Wespenstich erzeugt einen stechenden Schmerz. Durch das Gift rötet sich die Einstichstelle, schwillt an und juckt.

Das hilft Versuchen Sie vorsichtig, das Gift aus der Wunde zu drücken. Nicht saugen, sonst nehmen Sie es über die Schleimhäute selbst auf. Kühlen Sie die Stelle mit Wasser, Eis oder einem Kühlgel. Außer Speichel helfen auch Zwiebelsaft, Salzlösung sowie Umschläge mit Tonerde.

Extra-Tipp: Eine allergische Reaktion tritt meist erst ab dem zweiten Stich voll in Erscheinung. Handeln Sie dann sofort: Rufen Sie den Notarzt und setzen Sie das Allergie-Notfallset ein, falls Sie bereits eines besitzen.

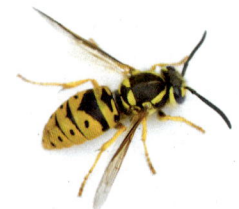

Bremsenstich

So sieht's aus Den Stich spürt Ihr Baby sofort. Der Einstich kann einige Zeit bluten. Die gerötete Hautstelle ist größer als bei anderen Stichen, schmerzt, juckt und heilt nur langsam.

Das hilft Kühlen Sie die betroffene Stelle wenn möglich unter fließendem Wasser oder mit einem in ein Tuch gewickelten Kühl-Akku oder Cool-Pad. Sind Sie gerade unterwegs, tupfen Sie Speichel auf die Stelle, um den Juckreiz zu lindern.

Extra-Tipp: Betupfen Sie den Stich mit einem in Salmiakgeist getränkten Tuch. Sie können auch eine Zitronenscheibe oder eine halbe Zwiebel auf die betroffene Stelle legen und mit einer Mullbinde fixieren.

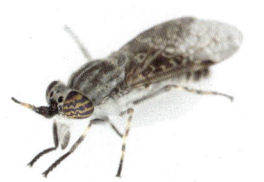

Bienenstich

So sieht's aus Anders als bei Wespenstichen bleibt der Stachel in der Haut.

Das hilft Packen Sie den Stachel nicht mit den Fingern. Sie würden die Giftblase an seinem Ende zerquetschen und das Gift in die Wunde drücken. Entfernen Sie ihn am besten mit einer Zeckenkarte oder schnippen Sie ihn mit dem Finger weg. Anschließend gilt auch hier: Kühlen oder ein Hausmittel verwenden.

Extra-Tipp: Für Nichtallergiker ist das Gift eines einzelnen Bienenstiches keine Gefahr. Stellen Sie dagegen eine allergische Reaktion fest, rufen Sie umgehend den Notarzt! Das gilt generell auch bei Stichen im Mund- und Rachenraum.

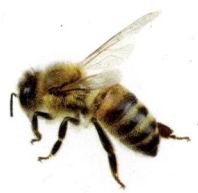

Flohbiss

So sieht's aus Von Hund oder Katze eingeschleppte Flöhe hinterlassen auf der Haut ganze Straßen von roten Punkten. Die Bisse beginnen oft erst nach 12 bis 24 Stunden zu jucken und können sich dann in Bläschen oder eitrige Pusteln verwandeln.

Das hilft Schwellungen lassen sich mit einem Cool-Pad oder einer kalten Flasche lindern. Eventuell hilft auch ein kühlendes und schmerzstillendes Gel.

Extra-Tipp: Lassen Sie Ihr Haustier gegen Flöhe behandeln. Waschen Sie Kleidung und Bettwäsche bei 60 oder 90 Grad. Reinigen Sie Böden, Vorhänge und Polstermöbel. Entsorgen Sie den Staubsaugerbeutel.

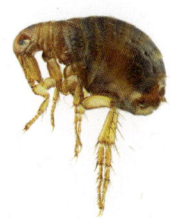

WAS TUN GEGEN ZECKEN?

Beim Picknick im Garten, Wandern im Wald oder Spielen im Park – einen Zeckenstich hat man sich schnell eingefangen. Meist ist er harmlos, doch Zecken können vor allem in Risikogebieten Infektionskrankheiten übertragen. Die gefährlichsten sind Lyme-Borreliose (siehe Abb. unten rechts) und Frühsommer-Meningo-Enzephalitis (FSME) (siehe Abb. ganz rechts). FSME-Erreger überträgt eine Zecke sofort nach dem Biss, Borrelien erst nach einigen Stunden. Während es gegen Lyme-Borreliose keine Impfung gibt, existiert ein Impfstoff gegen FSME. Dieser ist für Kinder jedoch erst nach dem ersten Geburtstag zugelassen.

TIPP 1: Riskante Orte meiden

Im hohen Gras, im Gestrüp, im Laub und im Unterholz – Zecken fühlen sich da wohl, wo es dunkel, feucht und warm ist. Wählen Sie deshalb für Ihr Picknick keine wilde Wiese und lassen Sie Ihr Kind nicht im Unterholz krabbeln. Am Körper bevorzugen Zecken Stellen mit zarter Haut: Achselhöhlen, Kniekehlen, Haaransatz.

Extra-Tipp: Zecken lauern mit Vorliebe auf Kniehöhe, bis ein potenzieller Wirt sie abstreift. Dann landen sie in Sekundenbruchteilen auf der Haut und können darauf herumlaufen. Dass sie sich von Bäumen auf ihre Opfer fallen lassen, ist dagegen ein Märchen.

TIPP 2: Lange Kleidung schützt

Setzen Sie Ihrem Baby im Grünen eine Kopfbedeckung auf. Ziehen Sie ihm ein langärmliges Oberteil und einen Strampler mit Füßchen an, damit keine Zecke am Bein hinaufkrabbelt. Offene Hosenbeine stecken Sie in die Söckchen. Für den Kinderwagen verwenden Sie ein Moskitonetz.

Extra-Tipp: Zeckenschutzmittel gehören nicht auf Babyhaut. Die meisten sind für Babys nicht zugelassen.

Lyme-Borreliose
Behandelte Borreliose-Fälle pro 100 000 Einwohner im Quartal.

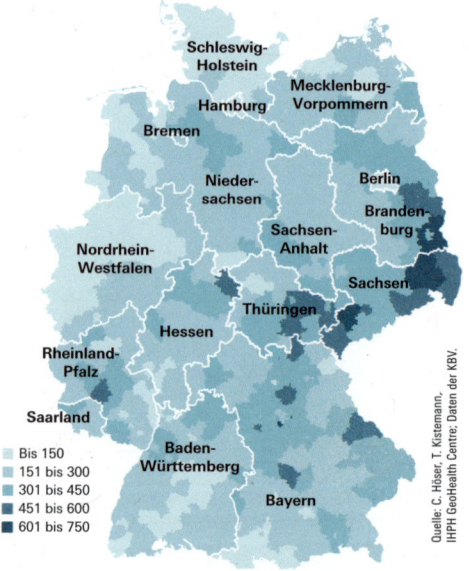

- Bis 150
- 151 bis 300
- 301 bis 450
- 451 bis 600
- 601 bis 750

Quelle: C. Höser, T. Kistemann, IHPH GeoHealth Centre, Daten der KBV.

TIPP 3: Kopf und Körper absuchen

Kommen Sie vom Spaziergang oder Picknick im Grünen oder aus dem Garten, sollte die ganze Familie nach Zecken fahnden. Diese laufen oft auf Körper und Kleidern umher, um eine geeignete Stelle für ihre Blutmahlzeit zu finden. Schütteln Sie gründlich alle Kleidungsstücke aus. Tiere, die sich bereits festgesaugt haben, lassen sich nur durch eine systematische Hautkontrolle aufspüren. Kontrollieren Sie vor allem Achselhöhlen, Kniekehlen, Genitalbereich und Bauchnabel, aber auch Haaransatz und Nacken sowie die Areale hinter den Ohren.

Extra-Tipp: Schauen Sie genau hin! Zecken, die sich noch nicht vollgesaugt haben, sind sehr klein und leicht mit Schmutzkrümeln zu verwechseln.

TIPP 4: Zecke korrekt entfernen

Entdecken Sie eine Zecke, entfernen Sie sie rasch, indem Sie das Tier mit einer gebogenen Stahlpinzette oder den Fingernägeln dicht über der Haut greifen und es gerade herausziehen. Drehen führt dazu, dass der Rüssel steckenbleibt. Ebenso wenig sollten Sie das Tier quetschen. Dadurch sondert es nur noch mehr Krankheitserreger ab! Eine Zeckenkarte schieben Sie mit Druck auf die Haut an die Zecke heran und diese damit heraus. Desinfizieren Sie die Einstichstelle. Verwenden Sie weder Öl noch Klebstoff!

Extra-Tipp: Bleibt der Stechrüssel in der Haut zurück, birgt dies in der Regel keinerlei Gefahr. Sie können ihn später vom Arzt entfernen lassen.

FSME

Erkrankungen pro 100 000 Einwohner innerhalb von fünf Jahren

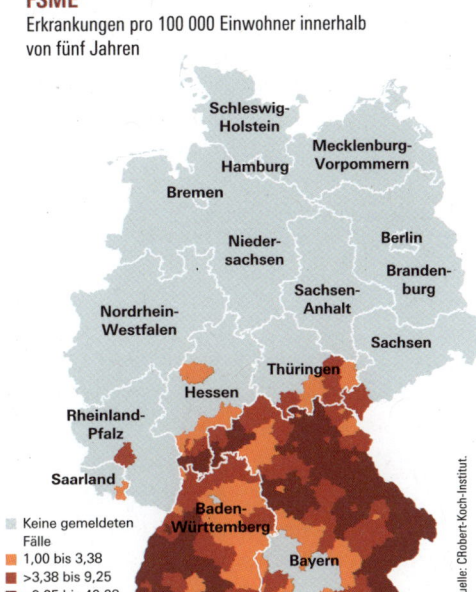

Schleswig-Holstein
Mecklenburg-Vorpommern
Hamburg
Bremen
Niedersachsen
Berlin
Brandenburg
Nordrhein-Westfalen
Sachsen-Anhalt
Sachsen
Thüringen
Hessen
Rheinland-Pfalz
Saarland
Baden-Württemberg
Bayern

- Keine gemeldeten Fälle
- 1,00 bis 3,38
- >3,38 bis 9,25
- >9,25 bis 40,28

Quelle: CRobert-Koch-Institut.

TIPP 5: Warnzeichen beachten

„Ab zum Arzt!", lautet die Devise, wenn sich die Einstichstelle entzündet oder sich eine kreisrunde Rötung ausbreitet („Wanderröte"). Sie kann auf Borreliose hindeuten – und sich Tage oder Wochen nach einem Zeckenstich zeigen. Auch grippeähnliche Symptome können darauf zurückgehen.

Extra-Tipp: Ratsam ist dann eine Blutuntersuchung auf Antikörper gegen Borreliose und eventuell eine Antibiotika-Therapie. FSME verläuft bei Kindern meist milder als bei Erwachsenen. Zudem haben Babys einen Nestschutz, wenn die Mutter gegen FSME geimpft ist.

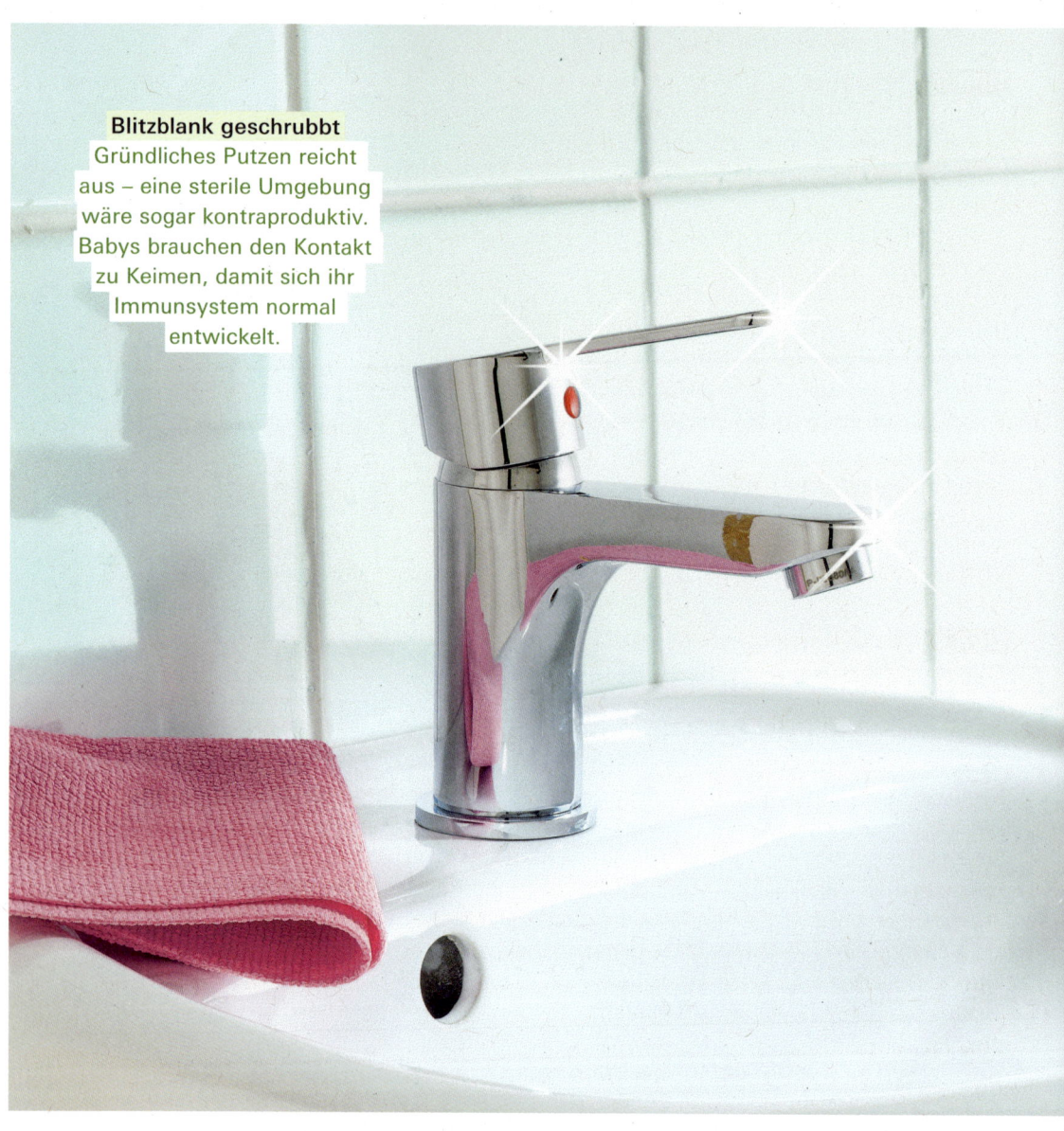

Blitzblank geschrubbt
Gründliches Putzen reicht
aus – eine sterile Umgebung
wäre sogar kontraproduktiv.
Babys brauchen den Kontakt
zu Keimen, damit sich ihr
Immunsystem normal
entwickelt.

SAUBER STATT KEIMFREI

Viele Eltern machen sich Sorgen, ihr Baby könnte krank werden, sobald es mit Schmutz in Berührung kommt. Je mobiler das Kind, desto größer die Angst. „Fass dies nicht an, heb das nicht auf" – schnell wird die Liste der Verbote immer länger. Was viele nicht wissen: Die größten Gefahren lauern nicht in der Toilette oder auf dem Fußboden, sondern – in der Küche.

Keime in der Küche Krankheitskeime können vor allem in rohen Eiern, Fisch und Fleisch stecken (siehe S. 96). Damit sie beim Breikochen nicht auf Obst, Gemüse & Co. gelangen, gelten in der Küche strenge Hygieneregeln. Spuren von Eiern, Fleischsaft und Abtauflüssigkeit beseitigen Sie mit Küchenkrepp und entsorgen dieses im Biomüll.

Reinigen Sie nach dem Kochen die Arbeitsfläche mit heißem Wasser und Spülmittel. Putzen Sie einmal monatlich mit Essigwasser den Kühlschrank von innen.. Spüllappen sowie Geschirr- und Handtücher wechseln Sie am besten alle zwei bis drei Tage und waschen sie bei 60 Grad.

Keime im Bad Vor allem WC-Brillen sind als Brutstätten von Krankheitserregern verschrien. Deutlich mehr davon finden sich jedoch an Türklinken und Schwenkarmaturen. Reinigen Sie diese beim Badputz regelmäßig und waschen Sie sich nach jedem Gang zur Toilette gründlich mit Seife die Hände! Sonst landen Ihre Darmkeime bald im Essen Ihres Babys.

Keine Reinsträume Verzichten Sie auf antibakterielle Reiniger – egal was die Werbung verspricht. Ihre Wohnung zu einem keimfreien Reinstraum zu machen, kann nicht das Ziel sein: Die 99,9-Prozent-aller-Bakterien-Killer nehmen dem Immunsystem Ihres Kindes die Chance, auszureifen. Sie gelten als ein Hauptgrund für den drastischen Anstieg an Allergien. Hinzu kommt, dass manche dieser Mittel noch nicht einmal richtig wirken, geschweige denn besser als herkömmliche Reiniger. Desinfektion sollte für Sie nur dann ein Thema sein, wenn in Ihrem Haushalt Allergiker, chronisch Kranke oder Pflegebedürftige leben.

Saubere Wohnung Saugen und wischen Sie Ihre Räume einmal pro Woche gründlich durch – Krümel, Breikleckse und Ähnliches beseitigen Sie bei Bedarf. Niemand muss bei Ihnen vom Boden essen können. Nimmt Ihr Baby mal ein Spielzeug, ein Buch oder eine CD in den Mund, ist das kein Grund zur Sorge. Tabu sein sollten Katzenklo, Mülleimer und Geldbeutel.

BAKTERIEN, DIE KRANK MACHEN

Rund 200 000 Deutsche bekommen jedes Jahr eine Lebensmittelvergiftung. Neben älteren Menschen sind kleine Kinder besonders gefährdet. Ihr Immunsystem ist noch nicht ausgereift und anfällig für Krankheitskeime.

Im Sommer und Herbst treten die meisten Fälle auf. Bei höheren Temperaturen vermehren sich viele Erreger stark – und je höher ihre Zahl, desto eher knacken sie die Immunabwehr.

Hygieneregeln helfen, das Infektionsrisiko zu senken. Zeigt Ihr Baby trotzdem Symptome, stellen Sie es dem Kinderarzt vor!

Campylobacter

Daher kommen sie In Rindern, Schweinen, Hühnern und Enten ist Campylobacter häufig. Infektionsquellen sind rohes und nicht durchgegartes Fleisch sowie nicht pasteurisierte Milch. Auch Haustiere und infizierte Menschen können die Keime über ihren Kot bzw. Stuhl weitergeben.

Das lösen sie aus Zwei bis fünf Tage nach Infektion wässriger Durchfall, Kopf- und Gliederschmerzen, Fieber. Meist schmerzt und krampft der Unterbauch.

Schutz Garen Sie tierische Lebensmittel stets durch. Achten Sie beim Verarbeiten auf Hygiene. Waschen Sie sich vor und nach dem Kochen und nach jedem Toilettengang die Hände.

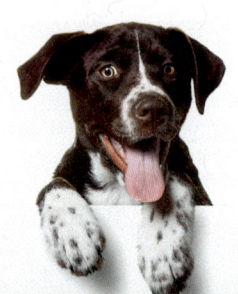

Salmonellen

Daher kommen sie Außer in rohem Fleisch und Rohmilch leben Salmonellen in Eiern, also auch in Torten, Mayonnaise und Eis. Durch Verunreinigung können sie auf andere Lebensmittel übergehen. Einfrieren macht ihnen nichts aus. Infizierte Personen sind ansteckend.

Das lösen sie aus Sechs Stunden bis drei Tage nach der Infektion kommt es zu Erbrechen und wässrigem Durchfall – in schwereren Fällen zu Kopfschmerzen, Schüttelfrost, hohem Fieber.

Schutz Waschen Sie sich oft und gründlich die Hände. Lassen Sie Ihr Baby weder Softeis noch Cremetorte kosten. Garen Sie Fleisch gut durch und verzichten Sie auf Rohmilch.

Listerien

Daher kommen sie Listerien leben in Tieren, auf Pflanzen und im Erdreich. Wer Tiere streichelt oder mit den Händen im Boden gräbt, riskiert eine Infektion, wenn er danach Lebensmittel zubereitet. Die meisten Menschen infizieren sich, indem sie belastete Lebensmittel essen, etwa rohes Fleisch oder vorgeschnittenen Salat.

Das lösen sie aus Infizierte bekommen Fieber und Muskelschmerzen. Senioren und Babys droht im Extremfall eine Hirnhautentzündung oder eine Blutvergiftung.

Schutz Hat Ihr Baby Tiere berührt oder mit Erde gespielt, waschen Sie ihm die Hände. Geben Sie ihm keine Rohmilchprodukte, etwa Camembert, zu essen.

Cronobacter sakazii

Daher kommen sie Die Bakterien können in Fertigmilchpulver vorkommen und widerstehen Hitze und Trockenheit. Sie verursachen in seltenen Fällen Infektionen – meist bei Frühchen und Babys mit Immunschwäche.

Das lösen sie aus Infizierten Babys drohen schwere gesundheitliche Schäden – etwa Hirnhautentzündung, Blutvergiftung oder nekrotisierende Enterokolitis.

Schutz In unserem Test von 2016 waren alle 15 Milchpulver mikrobiologisch einwandfrei. Generell gilt: Verwenden Sie saubere Sauger und Fläschchen. Rühren Sie Fertigmilch frisch an – in den ersten Monaten mit abgekochtem Wasser. Entsorgen Sie Milchreste.

Escherichia coli (EHEC)

Daher kommen sie EHEC-Bakterien übertragen vor allem Tiere. In den menschlichen Körper gelangen sie über rohes oder nicht durchgegartes Fleisch. Auch Rohmilch, Obst und Gemüse, die mit Tierdung in Berührung waren, können Bakterien enthalten.

Das lösen sie aus EHEC kann schwere Magen-Darm-Erkrankungen und sogar Nierenversagen hervorrufen.

Schutz Garen Sie Fleisch gut durch. Waschen Sie Obst, Salat und Sprossen gründlich. Erhitzen Sie Gemüse für zwei Minuten auf über 70 Grad. Geben Sie Ihrem Baby keine Rohmilch und kein Mett. Waschen Sie ihm nach Tier- und Bodenkontakt die Hände.

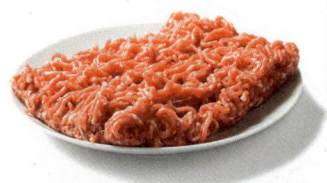
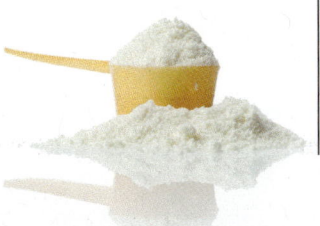
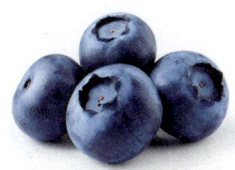

NICHT JEDE HAUTRÖTUNG IST EIN ALARMSIGNAL

Kleine Pickel, braune Flecken, gelbliche Schuppen auf dem Kopf – obwohl sie gemeinhin als rein und rosig gilt, ist Babyhaut nur selten wirklich makellos. Während manche Hautveränderungen jedoch harmlos sind und von selbst wieder verschwinden, ist bei anderen erhöhte Aufmerksamkeit geboten – oder sogar ein Arztbesuch nötig.

TIPP 1: Pustelchen meist harmlos
Veränderungen in den ersten Lebenswochen bedürfen häufig keiner Behandlung. Sie sind Zeichen dafür, dass sich die Babyhaut noch anpasst. Beispiele sind gelblich-weiße Mitesser auf der Nase sowie Babyakne – kleine rote Pusteln mit gelben Knötchen in der Mitte, die nach wenigen Wochen wieder verschwinden. Ursache ist das Fehlen mütterlicher Hormone, denen das Baby während der Schwangerschaft ausgesetzt war. Die Pustelchen deuten weder auf falsche Ernährung noch mangelnde Pflege hin und hinterlassen auch keine Narben. Übrigens: Auch Kopfgneis – harmlose gelbliche Schuppen auf der Kopfhaut infolge einer Überproduktion von Hautfett – wird durch Hormone ausgelöst.

Extra-Tipp: Ungefährlich sind auch hellrote, scharf umgrenzte Feuermale in der Nacken- oder Stirnmitte („Storchenbisse") sowie bräunliche, gleichmäßig pigmentierte Verfärbungen („Milchkaffee-Flecken") – es sei denn, sie sind zahlreich oder lassen sich tasten.

TIPP 2: Auffälligkeiten beobachten
Vom Hautarzt untersuchen lassen sollten Sie dagegen tastbare Hautveränderungen wie Muttermale. Der Arzt klärt, ob es sich dabei um Pigmentierungsstörungen oder Zellvermehrungen handelt. Bei Letzteren muss in der Folge beobachtet werden, ob sie von selbst abheilen, unverändert bleiben oder größer werden. Eventuell muss das Muttermal auch entfernt werden.

Hat Ihr Baby ein Blutschwämmchen, eine blutgefüllte, in der Regel harmlose Geschwulst, sollten Sie ebenfalls zum Arzt gehen. Dieser berät Sie über eine eventuelle Behandlung. Blutschwämmchen können wachsen, aber auch schrumpfen. 80 Prozent bilden sich von allein wieder zurück.

Extra-Tipp: Im ersten Lebensjahr wird der Arzt nur zur Entfernung eines Blutschwämmchens raten, wenn das Kind unter der Geschwulst leidet und etwa nicht mehr richtig sehen, hören oder atmen kann.

TIPP 3: Mit Ausschlag zum Arzt

Rötliche Flecken auf der Haut können an einer einzigen, an mehreren Stellen oder auf der gesamten Körperoberfläche auftreten. Meist steckt dahinter eine Kinderkrankheit wie Röteln, Masern, Scharlach oder Windpocken. Achten Sie deshalb auf begleitende Symptome wie Müdigkeit, Hals- oder Kopfschmerzen, geschwollene Lymphknoten, Fieber sowie Bläschen am Gaumen und im Mund. Vermuten Sie eine Kinderkrankheit, sollten Sie den Kinderarzt konsultieren. Dasselbe gilt, wenn Ihr Kind erst kürzlich geimpft wurde. Manche Kinder reagieren darauf mit Hautausschlag.

Extra-Tipp: Ausschlag kann darüber hinaus auf eine Hautkrankheit, eine oberflächliche Hautinfektion oder eine Allergie hindeuten. In allen diesen Fällen kann nur der Hautarzt eine verlässliche Diagnose stellen.

TIPP 4: Nesselsucht oft Vorbote

Rote, geschwollene Flecken oder Beulen („Quaddeln"), die sehr stark jucken, deuten auf eine Nesselsucht hin – einen nicht ansteckenden Hautauschlag, der zwischen ein paar Stunden und einigen Tagen dauert und meist von selbst abklingt. Auslöser bei Babys ist oft eine Virusinfektion, etwa eine Erkältung. Zeigen sich die Symptome häufiger, ist es wichtig, der Ursache auf den Grund zu gehen. Nesselsucht kann ein Hinweis auf eine sich entwickelnde Allergie sein, etwa aufgrund von Allergenen in Nahrung oder Umwelt sowie Insektenstichen.

Extra-Tipp: Lassen Sie einen Kinderarzt die Ursache abklären. Lindern Sie Juckreiz mit kühlen Umschlägen oder lauwarmen Bädern. Dagegen helfen als Salben oder Gels verabreichte Antihistaminika oft nicht.

TIPP 5: Neurodermitis abklären

Gerötete, entzündete, nässende oder verkrustete Hautareale im Gesicht, am Hals oder hinter den Ohren können auf eine beginnende Neurodermitis („atopisches Ekzem") hindeuten – ebenso juckender „Milchschorf" auf der Kopfhaut. Die Veranlagung zu Neurodermitis wird in vielen Fällen vererbt. Spezielle Pflege und frühzeitige Behandlung können den Verlauf der Krankheit positiv beeinflussen – dazu muss diese jedoch zunächst von einem Arzt diagnostiziert werden. Einen speziellen Test oder Laborwert dafür gibt es leider nicht. Hinweise sind Juckreiz, ein chronischer Verlauf und entzündliche Hautveränderungen an Ellenbogen, Kniekehlen und im Gesicht Ihres Babys. Vorhersagen zum weiteren Verlauf der Neurodermitis lassen sich nur schwer treffen. Etwa die Hälfte der betroffenen Kinder entwickelt im Verlauf eine allergische Erkrankung der Atemwege. Diese lässt sich jedoch meist gut behandeln.

Extra-Tipp: Babys, deren Eltern an Neurodermitis leiden, sollten vorbeugend 4 bis 6 Monate voll gestillt werden. Alternativ können Sie hyperallergene HA-Fertignahrung füttern – möglichst mit dem Zusatz „in der GINI-Studie geprüft". Füttern Sie im ersten Lebensjahr weder Ei, Fisch noch Nüsse, rauchen Sie nicht und baden Sie Ihr Baby nicht zu oft und nicht zu heiß.

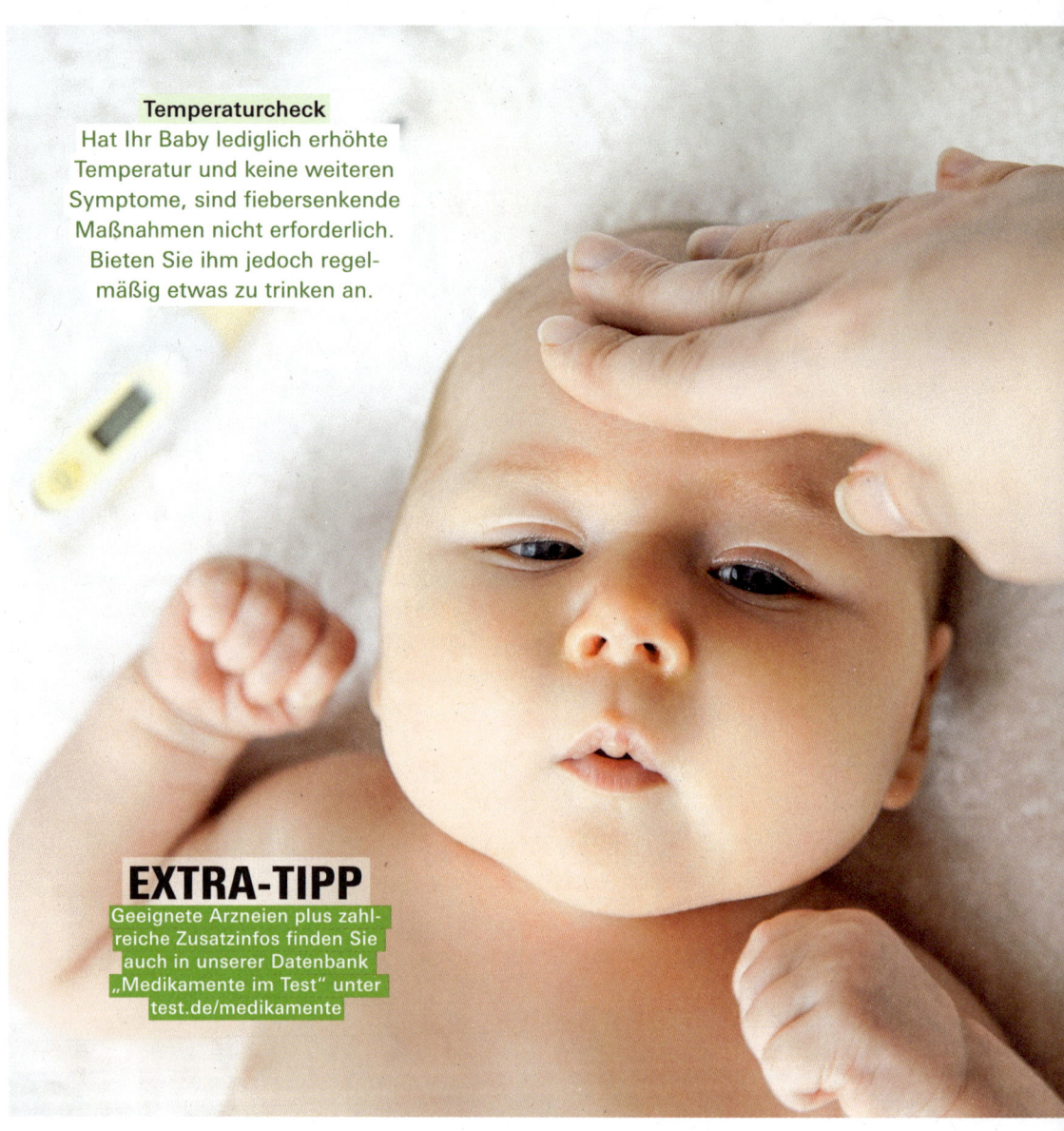

Temperaturcheck
Hat Ihr Baby lediglich erhöhte Temperatur und keine weiteren Symptome, sind fiebersenkende Maßnahmen nicht erforderlich. Bieten Sie ihm jedoch regelmäßig etwas zu trinken an.

EXTRA-TIPP
Geeignete Arzneien plus zahlreiche Zusatzinfos finden Sie auch in unserer Datenbank „Medikamente im Test" unter test.de/medikamente

FIEBER – WAS SOLL ICH TUN?

Keine Panik: Fieber ist im ersten Jahr bei vielen Babys eher die Regel. Der Anstieg der Körpertemperatur regt die Durchblutung, den Stoffwechsel und das Immunsystem an und hilft dem Kind, schneller mit Krankheitserregern fertigzuwerden. Selbst hohes Fieber ist nichts Ungewöhnliches – aber strengt Babys natürlich sehr an. Wer nicht gleich zu Medikamenten greifen will, kann sein Kind mit Hausmitteln unterstützen.

Was ist Fieber? Bei Babys gilt eine Körpertemperatur zwischen 36,5 und 37,5 Grad als normal. Zwischen 37,6 und 38,4 Grad spricht man von erhöhter Temperatur – darüber von Fieber. Bei Säuglingen bis zu drei Monaten wird die Fiebergrenze bereits bei 38 Grad gezogen.

Wie erkenne ich Fieber? Hat Ihr Baby keinen Hunger, ist es ungewöhnlich unruhig oder schläfrig, messen Sie die Körpertemperatur. Auch rote Wangen, ein heißes Gesicht und glänzende Augen sind klare Anzeichen.

Muss mein Baby zum Arzt? In den ersten drei Monaten sollten Sie bei Fieber generell den Arzt aufsuchen. Bei größeren Babys beziehen Sie den Allgemeinzustand ein: Ist das Kind quengelig oder apathisch? Zeigt es weitere Symptome, etwa Ausschlag oder Durchfall? Wenn ja – ab zum Arzt.

Soll ich das Fieber senken? Da hohes Fieber zu Fieberkrämpfen führen kann, sollten Sie ab 38,5 Grad versuchen, das Fieber zu senken.

Was kann ich konkret tun? Legen Sie Ihrem Kind ein kühles, feuchtes Tuch oder einen Waschlappen auf die Stirn, während es ruht. Reiben Sie seine Unterarme mit einem feuchten Waschlappen sanft ab. Lassen Sie die Feuchtigkeit verdunsten – das kühlt zusätzlich. Wiederholen Sie das Abreiben bei Bedarf alle 30 Minuten. Auch Pulswickel helfen oft: Befeuchten Sie zwei Stoffstreifen zur Hälfte mit lauwarmem Wasser, wickeln Sie diese – jeweils mit der feuchten Hälfte zuerst – um den Unterarm Ihres Kindes. Ziehen Sie Babysöckchen darüber, deren Fußteile Sie abgeschnitten haben. Nach zehn Minuten wiederholen Sie das Prozedere.

Was ist mit Medikamenten? Schlagen Hausmittel nicht an, geben Sie Ihrem Kind ein Zäpfchen oder Saft ohne ASS. Lassen Sie sich dazu in der Apotheke beraten.

Und sonst? Wichtig ist, dass Ihr Kind viel schläft sowie regelmäßig trinkt und isst. Hat es keinen Hunger, dann nötigen Sie es nicht zum Essen, bieten ihm aber immer wieder etwas an.

MANCHMAL KANN NUR DER KINDERARZT HELFEN

Fieber, Schnupfen, eitrige Augen – manche Eltern haben das Gefühl, die meiste Zeit beim Kinderarzt zu verbringen. Kein Wunder: Säuglinge wehren Krankheitserreger noch nicht so effektiv ab wie Erwachsene. Was tun? Einerseits will man nicht mit jedem Wehwehchen im Wartezimmer sitzen und sich seine Extradosis Bazillen abholen. Andererseits könnte es ja etwas Schlimmes sein. Faustregel: Gehen Sie lieber einmal zu viel zum Arzt als einmal zu wenig. Je besser Sie Ihr Kind kennenlernen, desto leichter wird Ihnen die Entscheidung fallen.

TIPP 1: Am Anfang immer zum Arzt
Für Babys, die noch keine drei Monate alt sind, ist die Sache recht einfach: Zeigt das Kind Beschwerden wie Husten, Schnupfen oder Durchfall, sollten Sie es grundsätzlich dem Kinderarzt vorstellen. Dasselbe gilt ab einer Körpertemperatur von 38 Grad, ab dem vierten Monat dann erst ab 38,5 Grad.

Extra-Tipp: Die Temperatur messen Sie am besten rektal, also im Po. Größere Babys mögen es lieber, wenn im Ohr gemessen wird. Allerdings sollten Sie dann 0,5 Grad hinzurechnen. Messungen in der Achselhöhle oder mit einem Stirn-Thermometer können deutlich abweichen. Übrigens: Gesunde Babys haben eine Körpertemperatur zwischen 36,5 und 37,5 Grad.

TIPP 2: Fieber richtig deuten
Spielt Ihr Kind fröhlich, obwohl es Fieber hat und etwas hustet, ist eine schwere Erkrankung eher unwahrscheinlich. Zügig zum Kinderarzt sollten Sie gehen, wenn es fiebert und dabei länger oder anders weint als sonst oder vor sich hin wimmert.

Klammert sich Ihr Baby übertrieben stark an Sie oder lässt es sich kaum beruhigen, ist das ebenfalls ein Warnsignal – genauso wie Fieber, das nach 24 Stunden nicht sinkt. Zeigt Ihr Baby zudem Symptome wie Bauchschmerzen, Erbrechen oder Hautausschlag, sollte Sie zügig zum Arzt gehen – genau wie bei anhaltendem Fieber trotz Antibiotika-Therapie. Zuckt Ihr Kind am ganzen Körper und ist bewusstlos („Fieberkrampf"), schützen Sie es vor Ecken und Kanten und rufen Sie den Notarzt.

Extra-Tipp: Häufige Ursachen für Fieber sind Virusinfektionen sowie Infekte der oberen Luftwege und des Magen-Darm-Traktes. Neben Zahnbeschwerden oder Mittelohrentzündung kann auch Überhitzung wegen zu dicker Kleidung oder Flüssigkeitsmangel Auslöser sein.

TIPP 3: Bei Atemnot sofort reagieren

Keuchender oder rasselnder sowie flacher und hechelnder Atem sind eindeutig Fälle für den Kinderarzt. Bläuliche Haut und Lippen deuten auf Sauerstoffmangel hin. Verständigen Sie dann sofort den Notarzt.

Für Erschrecken bei Eltern sorgen „Pseudokrupp"-Anfälle, die meist abends oder nachts auftreten. Dabei schwillt die Schleimhaut im Bereich von Kehlkopf und Stimmbändern an. Dies löst einen anfallartigen, bellenden Husten aus, kann aber auch zu akuter Erstickungsgefahr führen.

In leichteren Fällen reicht es, sich mit Kind auf dem Arm vors offene Fenster oder den geöffneten Kühlschrank zu stellen. Kühle Luft verstärkt die Sauerstoffaufnahme. Suchen Sie nach Abklingen des Anfalls einen Kinderarzt auf. Bei akuter Atemnot rufen Sie den Notarzt.

Extra-Tipp: Ursache für Pseudokrupp ist eine Infektion oder allergische Reaktion. Riskant ist auch eine hohe Schadstoffbelastung, etwa durch Tabakrauch. Rauchen Sie deshalb auf keinen Fall in der Wohnung!

TIPP 4: Durchfall gar nicht harmlos

Durchfall von über zwölf und Erbrechen von mehr als sechs Stunden sind ebenfalls keine Lappalien – insbesondere dann nicht, wenn beides gemeinsam auftritt. Ihr Kind verliert dadurch sehr viel Flüssigkeit und läuft Gefahr auszutrocknen. Schnell handeln sollten Sie, wenn Sie blutige Schlieren im Erbrochenen oder Windelinhalt sehen. Dahinter kann

– muss aber nicht zwingend – eine schwerwiegende Erkrankung stecken. Lassen Sie die Symptome so schnell wie möglich vom Kinderarzt begutachten.

Extra-Tipp: Das „Spucken" von Milch nach dem Füttern ist nicht dasselbe wie Erbrechen und in kleineren Mengen normal und harmlos. Erbrochenes ist dagegen im Normalfall klar oder gelb bis bräunlich gefärbt.

TIPP 5: Nicht zu lange abwarten

Bei einigen unspezifischen Symptomen können Sie zunächst beobachten, wie sich der Zustand Ihres Kindes entwickelt. Ist es etwa einfach nur launisch oder mürrisch, müssen Sie nicht sofort zum Arzt gehen.

Hat Ihr Baby verklebte Augen, handelt es sich eventuell um eine ansteckende Infektion. Vereinbaren Sie einen Termin für den nächsten Tag oder melden Sie sich direkt in der Sprechstunde Ihres Kinderarztes.

Stellen Sie ungewöhnlich gefärbten oder unangenehm riechenden Auswurf aus Mund und Nase oder einen Ausfluss aus Ohren, Augen oder Nabel fest, sollten Sie ebenfalls sehr aufmerksam sein und Ihr Baby zügig dem Arzt vorstellen.

Verweigert Ihr Kind mal eine Mahlzeit, ist das noch nicht besorgniserregend. Ab dem zweiten Mal in Folge sollten Sie der Sache jedoch auf den Grund gehen.

Extra-Tipp: Wenden Sie sich am Wochenende an den Notdienst. Warten Sie nicht bis zur Sprechstunde des Arztes am Montag. Auch wenn es „blinder Alarm" ist – ausgelacht oder weggeschickt wird niemand.

ERSTE HILFE BEI VERLETZUNGEN

Das Entdeckeralter beginnt zwar erst später – trotzdem greifen schon Babys neugierig nach allem, was sie in die Finger – und in den Mund – bekommen.

Nach einem Unfall bewahren Sie die Ruhe. Stellen Sie die Erstversorgung sicher. Bei einer schweren Verletzung rufen Sie sofort den Notarzt (Tel. 112).

Kurse zur Ersten Hilfe bei Babys und Kleinkindern bieten unter anderem DRK, Johanniter und Malteser an. Hier lernen Sie, Vitalfunktionen zu überprüfen, und üben Techniken wie stabile Seitenlage, Beatmung und Herzmassage.

Verbrennung

Erstversorgung Leichte Verbrennungen mit geröteter Haut, die nicht mehr als die Oberfläche eines Fingers betreffen, kühlen Sie mit Leitungswasser. Decken Sie die Verbrennung mit einer sterilen Kompresse aus dem Verbandskasten locker ab. Ist die Haut verletzt oder bildet sie Blasen, decken Sie die Wunde ab und gehen Sie zum Arzt. Sind mehr als 10 Prozent betroffen, rufen Sie den Notarzt. Fahren Sie nicht selbst, meist kennt der Arzt eine spezialisierte Klinik. Sagen Sie ihm, ob Ihr Kind Rauch eingeatmet hat.

Vorsicht Kühlen Sie nicht zu lange und nicht mit Eis. Öffnen Sie Brandblasen auf keinen Fall. Verwenden Sie keine Hausmittel wie Butter, Mehl oder Quark.

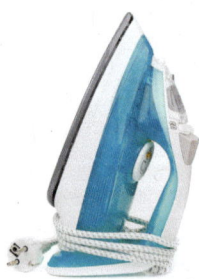

Verbrühung

Erstversorgung Symptome und Erste Hilfe sind bei einer Verletzungen durch heiße Flüssigkeit dieselben wie bei einer Verbrennung. Versorgen Sie selbst nur leichte Verbrühungen, indem Sie die betroffene Stelle kühlen. Danach bedecken Sie die Wunde locker mit einer sterilen Kompresse. Entfernen Sie wenn möglich die Kleidung – besser mit einer Schere aufschneiden als über den Kopf ziehen – und halten Sie Ihr Baby mit einer leichten Decke warm.

Vorsicht Baden Sie Ihr Kind nie, ohne zuvor die Wassertemperatur zu prüfen (max. 37 Grad). Nehmen Sie es nicht auf den Schoß, wenn Sie etwas Heißes trinken. Stellen Sie die Tasse nicht in seine Reichweite.

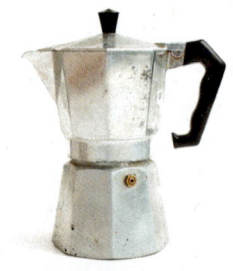

Verschlucken

Erstversorgung Atmet Ihr Kind rasselnd oder pfeifend, legen Sie es sich im Sitzen bäuchlings auf den Oberschenkel, stützen seinen Kopf und klopfen ihm bis zu fünfmal kräftig zwischen die Schulterblätter. Hilft das nicht, rufen Sie den Notarzt und wenden die Oberbauchkompression an: Sie umfassen den Oberkörper von hinten, verschränken die Hände über dem Brustbein und ziehen fünfmal ruckartig. Atmet Ihr Kind nicht mehr, machen Sie im Wechsel 30 Herzdruckmassagen und 2 Atemspenden, bis der Notarzt eintrifft.

Vorsicht Lassen Sie Münzen, Knöpfe, Erdnüsse etc. nicht herumliegen und Ihr Kind nicht im Laufen oder beim Spielen essen.

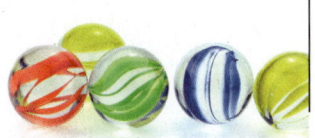

Vergiftung

Erstversorgung Verständigen Sie bei Verdacht auf eine Vergiftung sofort den Rettungsdienst. Rufen Sie in der Zwischenzeit den Giftnotruf an (Telefonnummer siehe S. 219). Dieser gibt Ihnen weitere Anweisungen. Stellen Sie – falls vorhanden – Reste der giftigen Substanz und die Verpackung sicher. Hat Ihr Baby erbrochen, heben Sie eine kleine Menge auf und übergeben sie dem Notarzt. Oft lässt sich so auf die Ursache schließen. Ist Ihr Kind bewusstlos, bringen Sie es in stabile Seitenlage. Bei Herzstillstand leiten Sie Schritte zur Wiederbelebung ein.

Vorsicht Lassen Sie Ihr Kind dann weder Milch noch Wasser trinken. Lösen Sie kein Erbrechen aus.

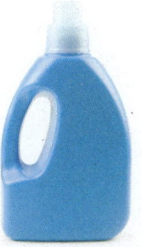

Kopfverletzung

Erstversorgung Beulen kühlen Sie mit einem Cool-Pack oder kalten Waschlappen. Ist die Schwellung groß, gehen Sie zum Arzt. Bei einer Platzwunde drücken Sie eine sterile Kompresse drei bis fünf Minuten auf die Wunde. Ist die Blutung gestoppt, verbinden Sie die Wunde mit Kompresse und Mullbinde. Erbricht sich das Kind, ist es müde oder bewusstlos, ist das Gehirn betroffen. Rufen Sie den Notarzt. Nur er kann die Verletzung diagnostizieren. Ist Ihr Kind ansprechbar, legen Sie es mit erhöhtem Kopf hin. Lassen Sie es nicht allein.

Vorsicht Wiegen Sie sich nicht in trügerischer Sicherheit: Beschwerden können bis zu 24 Stunden nach einem Sturz auftreten.

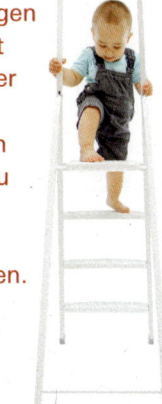

105

Ausziehen, baden, abtrocknen, wickeln, anziehen – bald schon haben Sie alle Handgriffe drauf. Sie wissen, wo Sie Windeln, Babyöl und neue Strampler bekommen – und müssen nicht mehr ewig suchen. Die gewonnene Zeit nutzen Sie am besten, indem Sie sich bei der Körperpflege voll und ganz Ihrem Baby widmen.

GEPFLEGT UND ANGEZOGEN

BABYPFLEGE IST IMMER AUCH KUSCHELZEIT

Kurz nach der Geburt ist ein Baby noch kein rosiger Wonneproppen. Es sieht ein wenig zerknautscht aus – kein Wunder nach der Anstrengung. Und dann ist da noch dieser seltsame gelbliche Belag, dessen Reste auf der Haut der meisten Neugeborenen zu sehen sind. Vernix caseosa heißt die Schicht im Fachjargon. Besser bekannt ist sie als Käseschmiere. Sie besteht aus Wasser, Lipiden, Hautzellen und Flaumhaaren.

Anders als ihr Name vermuten lässt, ist die Käseschmiere sehr nützlich. Sie sorgt im Mutterleib dafür, dass das Fruchtwasser die Babyhaut nicht aufweicht, und wirkt bei der Geburt als Gleitmittel. Zudem enthält sie antibakterielle Stoffe, die das Kind vor Infektionen schützen. Wundern Sie sich also nicht, wenn die Hebamme die Käseschmiere nicht entfernt, sondern sanft einmassiert – sie ist reine „Naturkosmetik".

1. Pflegeprodukte: Weniger ist mehr

Darüber hinaus benötigt Ihr Baby keine Unmengen an Pflegeprodukten – auch wenn die auf manchen Entbindungsstationen noch immer gern verschenkten „Startersets" von Kosmetikherstellern etwas anderes suggerieren. Beim Waschen und Baden setzen Sie am besten auf klares Wasser. Eine Pflegelotion verwenden Sie, wenn Ihr Baby eine sehr trockene Haut hat. Der Po sollte nur dann mit Creme in Berührung kommen, wenn er rot oder wund ist.

2. Zärtlich sein und zupacken

Babypflege heißt nicht nur, dass Sie Ihr Kind baden, wickeln und warm anziehen. Bei allem, was Sie tun, geht es auch darum, ihm Liebe und Zuneigung zu geben und dadurch die gegenseitige Bindung zu stärken. Wie das geht? Nehmen Sie sich Zeit und finden Sie es heraus. Zärtliche Streicheleinheiten und sanfte Massagen sind Wohltaten für Ihr Baby. Andererseits ist es keineswegs so zerbrechlich, wie es scheint. Trauen Sie sich deshalb ruhig, es beherzt anzufassen – etwa um es umzudrehen oder ihm einen Pullover über den Kopf zu ziehen.

3. Der Stoff, aus dem Windeln sind

Bis Ihr kleiner Schatz aufs Töpfchen geht, vergehen im Schnitt zweieinhalb Jahre. Bis dahin verbrauchen Sie 5 000 bis 6 000 Windeln – über eine halbe Tonne. Kein Wunder, dass viele Eltern angesichts dieses Müllbergs und der hohen Kosten mit Stoffwindeln sympathisieren. Moderne Stoffmodelle lassen sich per Baukastensystem aus verschiedenen Elementen zusammenstellen, werden in coolen Farben und Mustern angeboten, sitzen dank Höschenform oder Klettband sicher – und halten schön dicht. Und sie schonen das Budget.

Dass Stoffwindeln besser für die Umwelt wären, steht dagegen nicht fest. Denken Sie an die Menge Wasser, Energie und Waschmittel, die nötig ist, um sie wieder in einen brauchbaren Zustand zu versetzen. Außerdem macht das Waschen und Trocknen mehr Arbeit und kostet Zeit. Wenn Sie die jedoch haben, dazu eine sparsame Waschmaschine und ausreichend Platz für eine Wäscheleine – warum nicht?

4. Kein Stuhlgang – kein Drama

Wieder nichts in der Windel – da stimmt doch was nicht. Die Sorge um den vermeintlich zu trägen Stoffwechsel ihres Babys ist ein Klassiker unter frischgebackenen Eltern. In den ersten Tagen nach der Geburt öffnen sie Windel um Windel und sehen – nichts. Des Rätsels Lösung: Der Darm vieler voll gestillter Babys kann Muttermilch optimal – das heißt: nahezu vollständig – verwerten, sodass nichts mehr übrig bleibt.

Wie immer gilt: Ruhe bewahren. Deutet nichts darauf hin, dass Ihr Baby Bauchkrämpfe hat, und sind die Windeln nass und schwer vom Pipi, ist alles im Lot. Sie können dann bis zu zehn Tage lang abwarten. Meist zeigen sich vor deren Ablauf die gewünschten Ergebnisse. Kinder, die Fläschchennahrung bekommen, sollten dagegen nach Ansicht vieler Hebammen mindestens einmal in 24 Stunden Stuhlgang haben.

5. Stück für Stück ausziehen

Das An- und Ausziehen empfindet fast jedes Baby als unangenehm. Ist ja auch eine Zumutung: Da hantiert jemand an einem herum – und kalt wird es auch. Mit einer Wärmelampe über dem Wickeltisch lösen Sie das Problem. Ziehen Sie Ihr Baby trotzdem nicht ganz aus, sondern wechseln Sie Kleider möglichst Stück für Stück.

Geschrei gibt es auch, wenn Ihr Kind beim Anziehen mit Kopf, Händen oder Füßen stecken bleibt. Weiten Sie deshalb den Halsausschnitt mit den Händen und streifen Sie dann das Oberteil behutsam, aber zügig über das Köpfchen. Durch Ärmel und Hosenbeine fassen Sie hindurch und befördern Hand oder Fuß sanft durch die Öffnung.

Um sein Outfit schnell und einfach der Temperatur anpassen zu können, sind mehrere Lagen praktisch. Als erste Lage eignet sich ein Body oder Unterhemd und Schlüpfer. Darüber ziehen Sie eine Strumpfhose und ein T-Shirt – und falls nötig Hose, Jäckchen und Strümpfe. Auf diese Weise lassen sich auch bekleckerte Sachen einzeln austauschen.

ÜBERSCHÄUMEND?

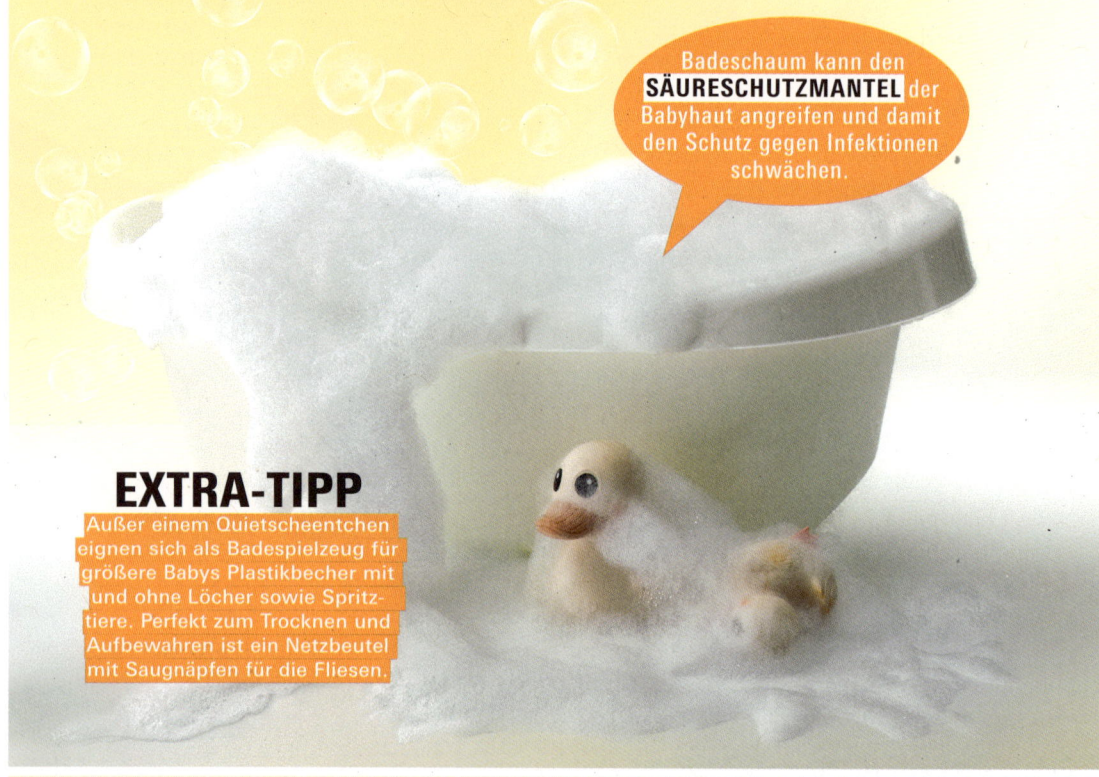

Badeschaum kann den **SÄURESCHUTZMANTEL** der Babyhaut angreifen und damit den Schutz gegen Infektionen schwächen.

EXTRA-TIPP

Außer einem Quietscheentchen eignen sich als Badespielzeug für größere Babys Plastikbecher mit und ohne Löcher sowie Spritztiere. Perfekt zum Trocknen und Aufbewahren ist ein Netzbeutel mit Saugnäpfen für die Fliesen.

EIN BERG AUS SCHAUM – da würde jeder Zweijährige mit Begeisterung planschen. Säuglingen ist das bestenfalls egal. Sie haben vollauf damit zu tun, sich ans Wasser zu gewöhnen. Zudem raten Hautärzte von Schaumbädern und anderen Badezusätzen ab: Diese könnten die natürliche Hautbarriere gegen Keime stark angreifen. Anders als bei älteren Kindern, bei denen sich der Schutzfilm nach ein paar Stunden wieder regeneriert, schafft das die deutlich dünnere Babyhaut noch nicht. Parfümierte Produkte können außerdem zu Allergien führen.

GLASKLAR!

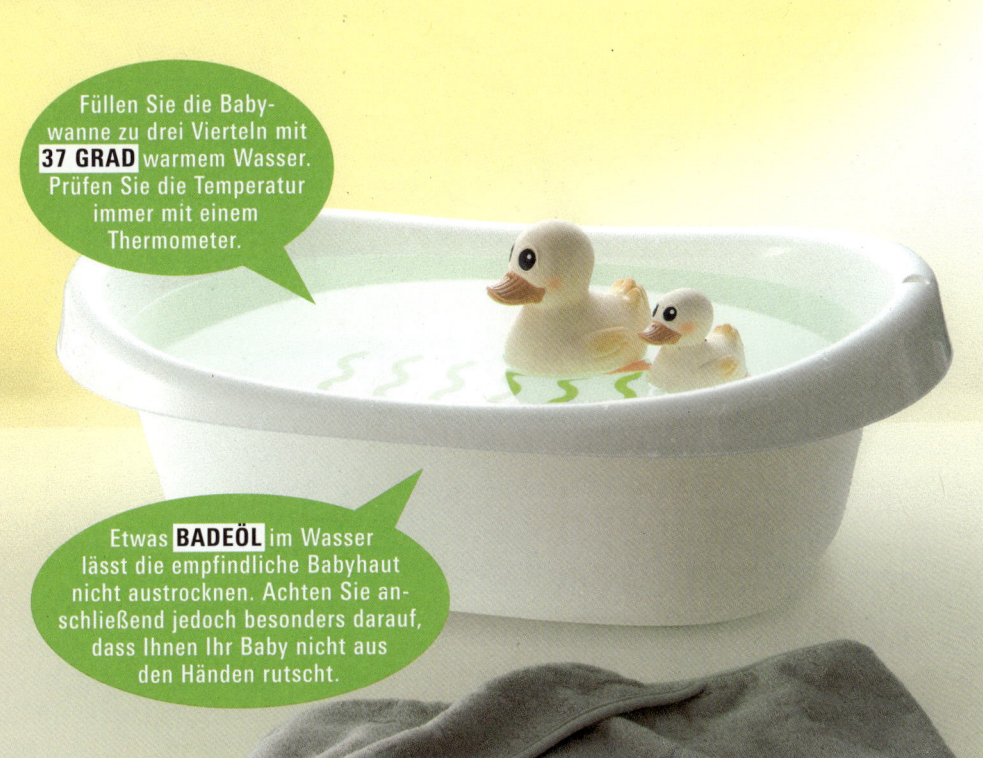

Füllen Sie die Babywanne zu drei Vierteln mit **37 GRAD** warmem Wasser. Prüfen Sie die Temperatur immer mit einem Thermometer.

Etwas **BADEÖL** im Wasser lässt die empfindliche Babyhaut nicht austrocknen. Achten Sie anschließend jedoch besonders darauf, dass Ihnen Ihr Baby nicht aus den Händen rutscht.

ES REICHT, WENN IHR BABY zweimal pro Woche in klarem Wasser badet. Damit es nicht erschrickt, lassen Sie es sanft ins Wasser gleiten, sprechen dabei mit ihm oder singen ihm etwas vor. Halten Sie Ihr Baby in der Armbeuge und reiben Sie es mit einem Waschlappen ab. Das Bad sollte maximal zehn Minuten dauern, damit Ihr Baby nicht auskühlt. Trocknen Sie es danach gründlich ab. Praktisch, aber gefährlich ist Trockenföhnen: Warme Luft lässt viele Babys Pipi machen. Trifft der Strahl aber das glühende Innere des Föhns, droht ein Stromschlag!

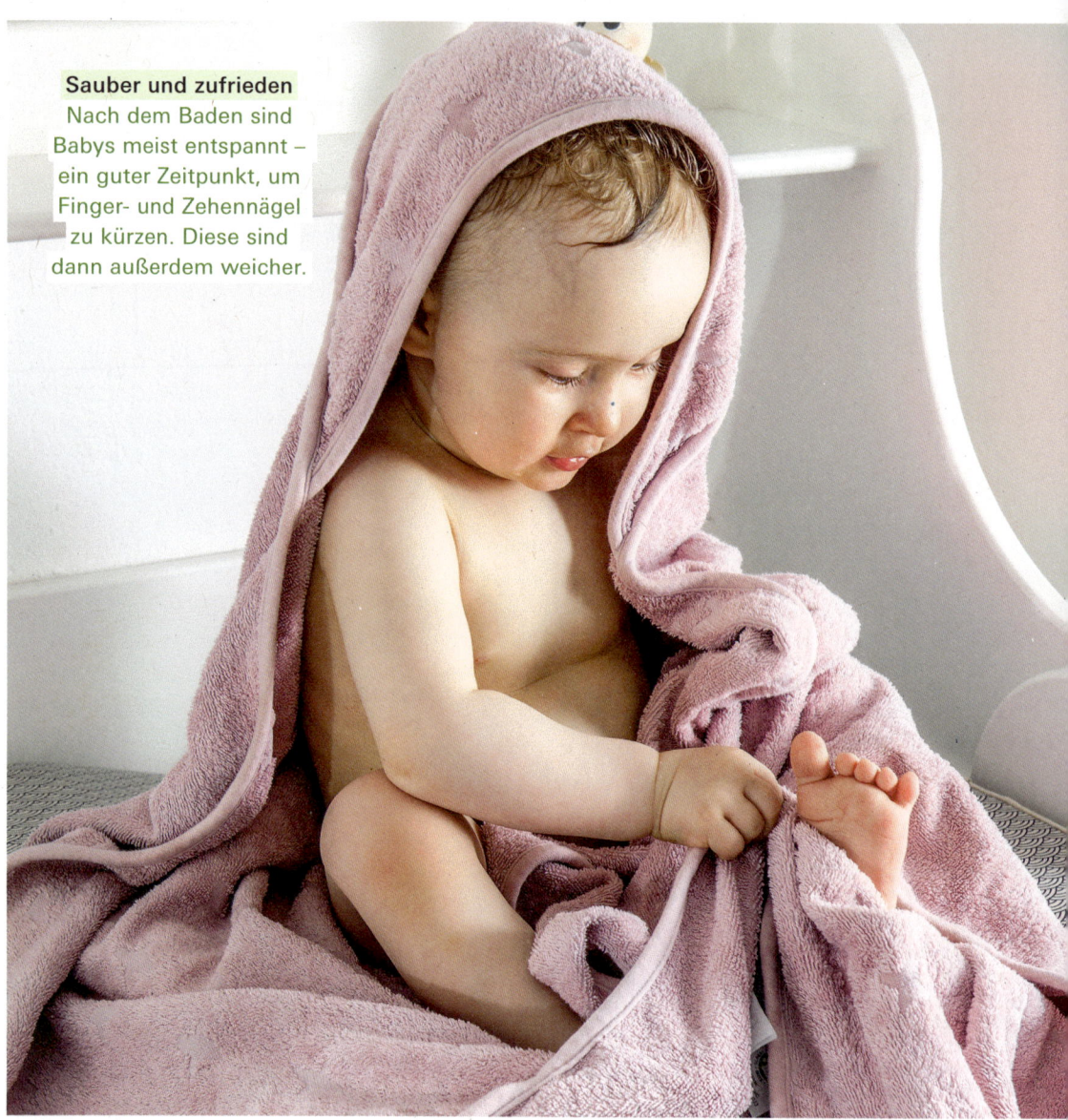

Sauber und zufrieden
Nach dem Baden sind
Babys meist entspannt –
ein guter Zeitpunkt, um
Finger- und Zehennägel
zu kürzen. Diese sind
dann außerdem weicher.

GEPFLEGT VON KOPF BIS FUSS

Damit Ihr Baby sich rundum wohlfühlt, kommt es weniger darauf an, dass Sie dieses oder jenes Pflegeprodukt kaufen. Viel wichtiger ist es, dass Sie sich Zeit für die Kopfpflege, zum Kürzen der Nägel und zum Reinigen von Augen, Nase und Ohren nehmen. Nicht vergessen: Pflegezeit ist immer auch Kuschelzeit!

Kopfhaut & Haare Oft wird der Wuschelkopf nach der Geburt wieder kahl. Bis die Haare wachsen, kann es ein Jahr und länger dauern. Für den zarten Flaum brauchen Sie kein Shampoo – es reicht, angetrockneten Schweiß alle paar Tage mit einem feuchten Waschlappen von der Kopfhaut zu wischen und diese danach mit einer weichen Bürste zu massieren. Das beugt auch ein wenig dem Kopfgneis

vor, zu dem viele Babys neigen – schuppigen, gelblichen, aber ungefährlichen Flecken aufgrund hoher Fettproduktion. Um die Schuppen aufzuweichen, massieren Sie behutsam die Kopfhaut – nicht die Fontanellen – mit den Fingerspitzen und Babyöl.

Finger- & Zehennägel Auch wenn die winzigen Nägel kratzen können, sind sie noch weich. Deshalb ist es besser, sie vorsichtig abzufeilen. Nach 4 bis 6 Wochen können Sie sie mit einer Baby-Nagelschere mit abgerundeten Spitzen behutsam kürzen – am besten in mehreren kleinen Abschnitten, nicht zu nahe am Nagelbett. Fußnägel schneiden Sie möglichst gerade, sonst wachsen sie ein. Einen Baby-Nagelknipser sollte nur verwenden, wer Erfahrung damit hat. Achten Sie auf ausreichend Licht und versuchen Sie Ihr Glück in einer entspannten Situation, etwa nach dem Baden,

beim Trinken oder im Schlaf. Extra-Tipp: Kleine Fäustlinge oder Söckchen verhindern, dass Ihr Baby sich zerkratzt.

Ohren & Nase Wattestäbchen gefährden das Trommelfell und schieben Ohrenschmalz zu Pfropfen zusammen. Ohren reinigen sich selbst: Ohrenschmalz transportiert Schmutz nach außen. Die Ohrmuscheln und die Flächen hinter den Ohren lassen sich mit einem feuchten Waschlappen reinigen. Mühe macht oft die Nase: Babys können noch nicht schneuzen. Verflüssigen Sie das Sekret mit Kochsalznasentropfen – oft hilft auch Muttermilch. Mit einem Nasensauger mit Ballon saugen Sie Schleim ab.

Augen Säubern müssen Sie nur verklebte Augen. Eingetrocknetes Sekret weichen Sie mit einem feuchten Mulltupfer ein und wischen es dann ab – und zwar von außen in Richtung Nase!

WISCH UND WEG?

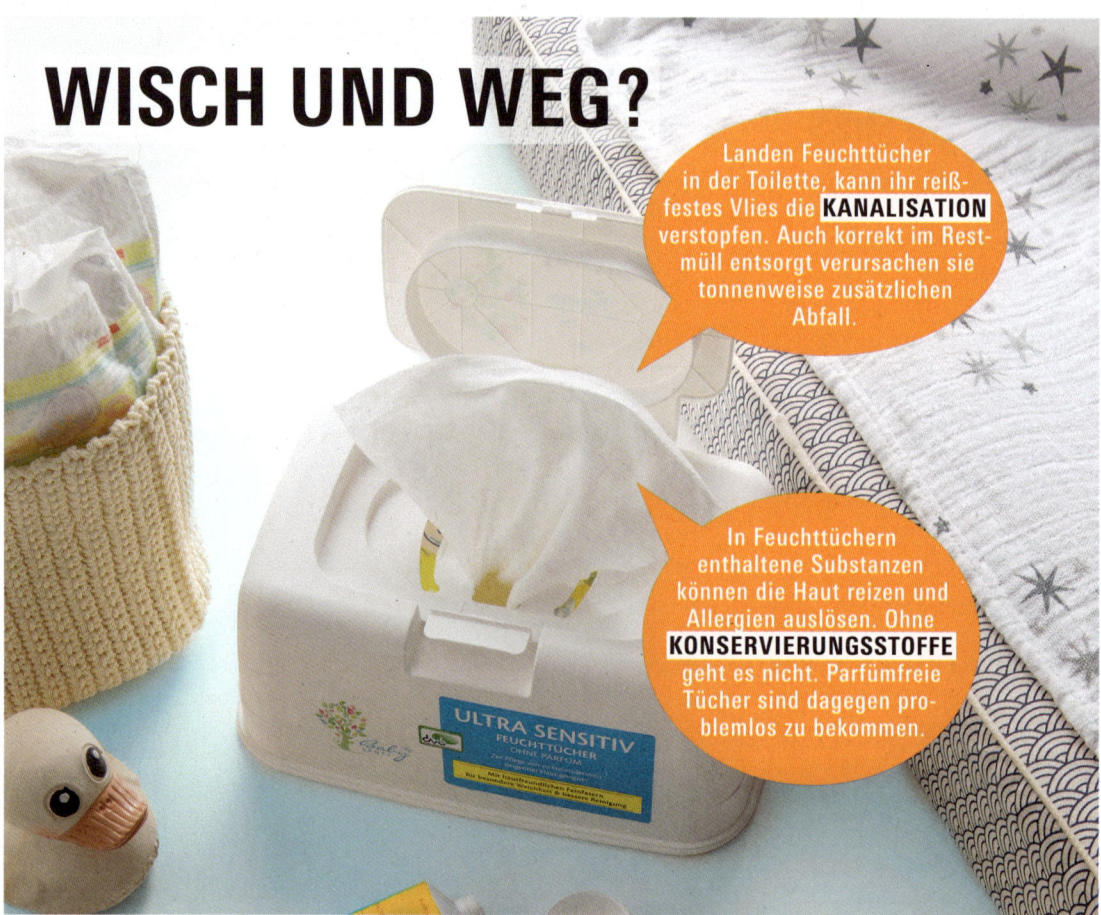

Landen Feuchttücher in der Toilette, kann ihr reißfestes Vlies die **KANALISATION** verstopfen. Auch korrekt im Restmüll entsorgt verursachen sie tonnenweise zusätzlichen Abfall.

In Feuchttüchern enthaltene Substanzen können die Haut reizen und Allergien auslösen. Ohne **KONSERVIERUNGSSTOFFE** geht es nicht. Parfümfreie Tücher sind dagegen problemlos zu bekommen.

EIN ZUPFER MIT DAUMEN UND ZEIGEFINGER – schon hat man das Feuchttuch aus der Verpackung genestelt. Wenn eins nicht reicht: noch eins. Und noch eins. Keine Frage, die in Reinigungslotion getränkten Vliestücher sind praktisch: Flux ist der Babypopo abgewischt, auch Mund und Finger lassen sich leicht säubern. Zum Problem können sie werden, wenn sie danach in der Toilette landen. Anders als Toilettenpapier sind Feuchttücher reißfest – und legen als dicke, oft meterlange Stränge ganze Pumpwerke lahm. Also: Ab damit in den Müll.

WISCH UND WASCH!

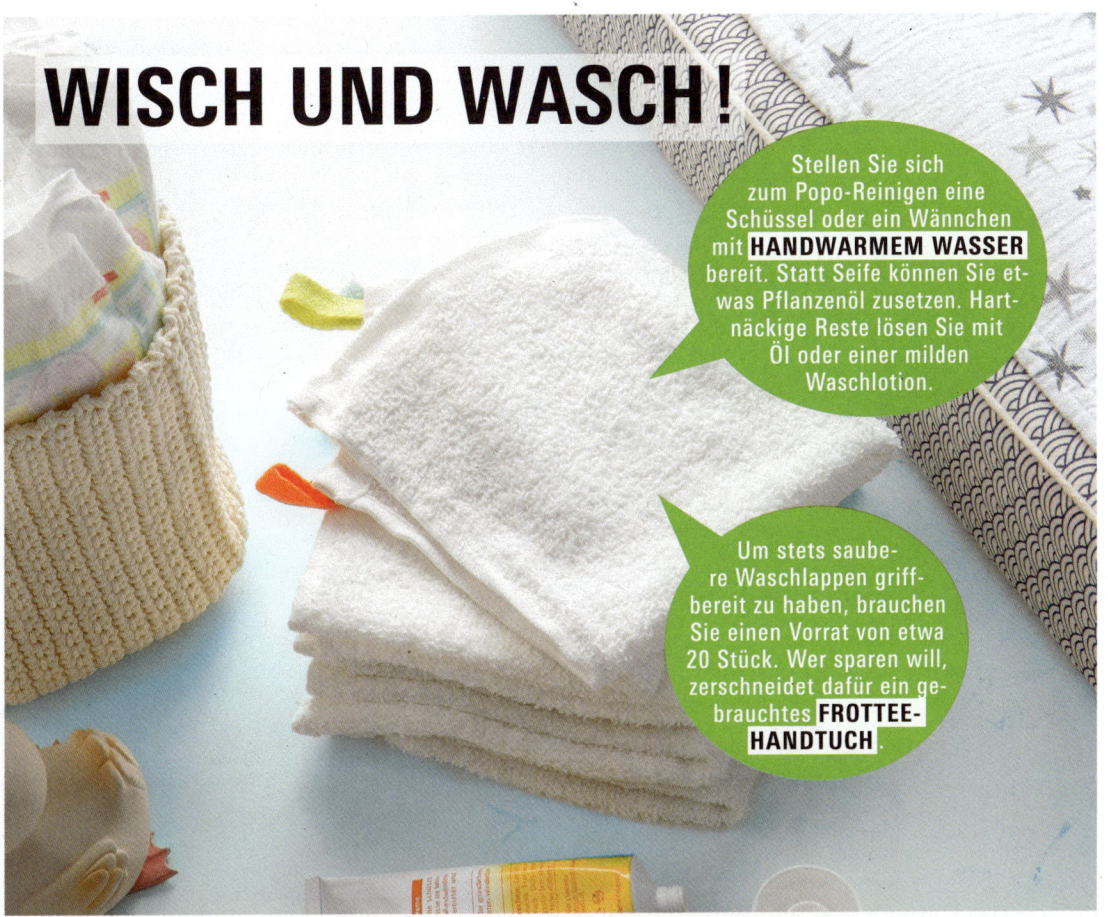

Stellen Sie sich zum Popo-Reinigen eine Schüssel oder ein Wännchen mit **HANDWARMEM WASSER** bereit. Statt Seife können Sie etwas Pflanzenöl zusetzen. Hartnäckige Reste lösen Sie mit Öl oder einer milden Waschlotion.

Um stets saubere Waschlappen griffbereit zu haben, brauchen Sie einen Vorrat von etwa 20 Stück. Wer sparen will, zerschneidet dafür ein gebrauchtes **FROTTEE-HANDTUCH**.

DEN GUTEN, ALTEN WASCHLAPPEN zu benutzen ist zweifellos aufwendiger: Er muss per Hand angefeuchtet und nach Gebrauch ausgespült und gleich gründlich gewaschen werden. Doch bei der „Old-school"-Methode gelangen wenigstens keine unerwünschten Substanzen an die zarte Babyhaut – und billiger ist sie allemal. Klar: Niemand packt für unterwegs einen Waschlappen in die Wickeltasche, und warmes Wasser ist erst recht nicht überall zur Hand. Ein Vorschlag zur Güte: zu Hause Waschlappen, unterwegs Feuchttücher. Deal?

SCHRITT FÜR SCHRITT DIE WINDEL WECHSELN

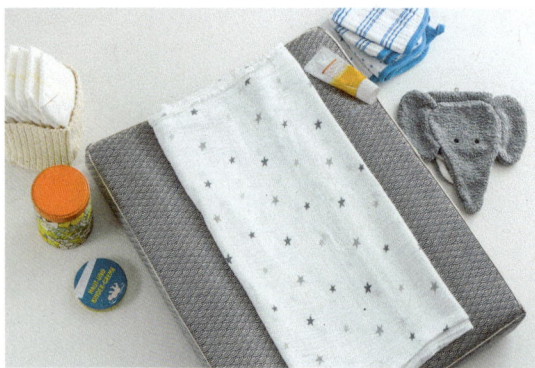

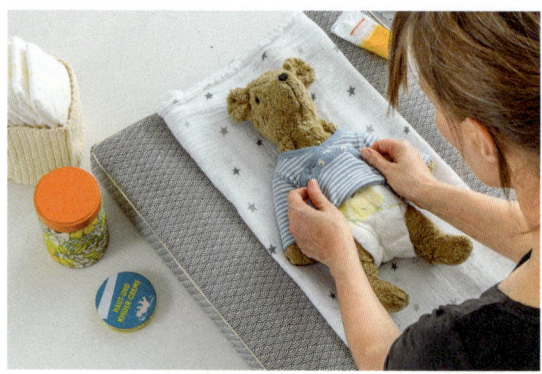

1. Utensilien bereitlegen Dazu gehören Windel, Wundcreme, Waschlappen und Handtuch. Wenn Sie eine Wickelkommode haben, legen Sie Ihr Baby erst darauf, wenn alles in Reichweite ist.

2. Windel öffnen Öffnen Sie die „Wickelklappe" von Strampler oder Body, schieben Sie diesen nach oben und öffnen Sie dann die Klebestreifen der Windel auf dem Bauch des Babys.

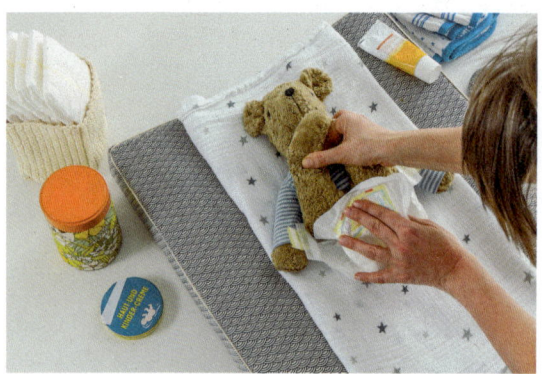

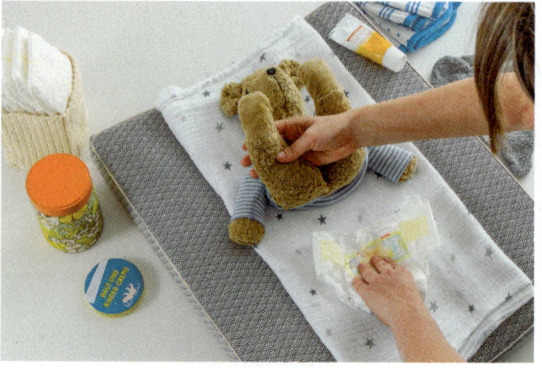

3. Popo abwischen Fassen Sie den mittleren Teil der Windel am oberen Rand und wischen Sie damit von vorn (Scheide/Penis) nach hinten (Popo) den Windelbereich des Babys sauber.

4. Windel hervorziehen Greifen Sie mit Ihrer linken Hand unter dem rechten Bein hindurch an den linken Oberschenkel. Heben Sie Ihr Baby kurz hoch und ziehen Sie die Windel nach vorn.

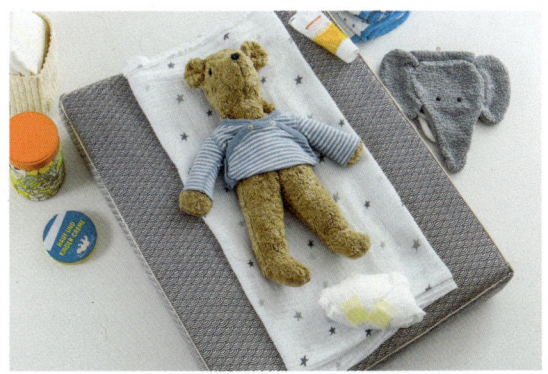

5. **Paket packen** Klappen Sie erst den Mittelteil nach hinten, dann die Seitenflügel nach oben. Kleben Sie diese stramm auf dem Mittelteil fest, sodass ein kompaktes, dichtes Paket entsteht.

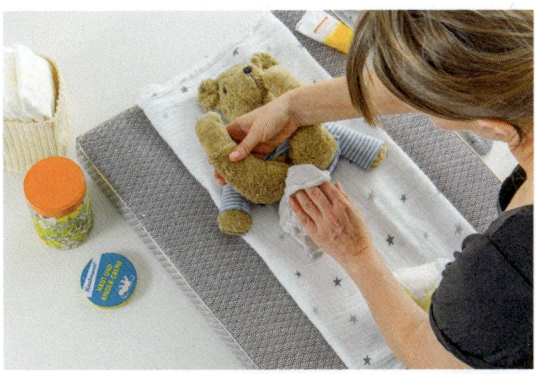

6. **Genitalbereich säubern** Säubern Sie Genitalbereich und Po mit einem Waschlappen oder Feuchttuch. Danach trocknen Sie alles inklusive Hautfalten ab und cremen wunde Stellen ein.

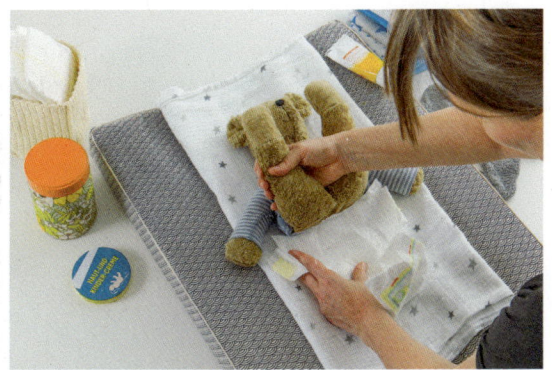

7. **Windel hinlegen** Anschließend ziehen Sie Ihr Baby erneut kurz nach oben (siehe Schritt 4) und schieben ihm mit der anderen Hand eine frische, aufgeklappte Windel bis unter die Hüfte.

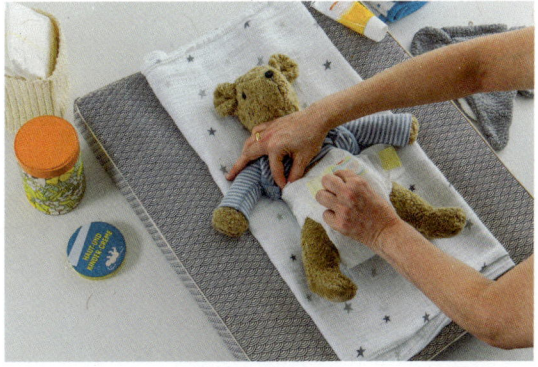

8. **Windel fixieren** Klappen Sie erst den Mittelteil der Windel auf den Bauch des Babys, dann die Seitenflügel. Fixieren Sie die Flügel mit den Klebestreifen nicht zu locker auf dem Mittelteil.

PFLEGE FÜR DIE BABYHAUT

Alles an Ihrem Sonnenschein ist am Anfang noch ganz klein und zart – und für Sie völlig neu. Doch damit sich Ihr Baby wohlfühlt, müssen Sie es nicht nur ernähren und vor Gefahren schützen, sondern sich auch jeden Tag um seinen Körper kümmern.

Das Wichtigste dabei sind nicht die Unmengen an Produkten, unter denen sich die Regale im Drogeriemarkt biegen und vor denen viele Eltern am liebsten kapitulieren würden. Das Wichtigste sind Sie. Mit einer Handvoll Hilfsmittel können Sie Ihrem Baby das geben, was es braucht. Wie Sie das am besten anstellen, werden Sie schnell herausfinden – was Ihr Baby mag, auch.

Wie immer gilt: Fangen Sie an, machen Sie sich nicht verrückt – und lassen Sie sich helfen. Spannen Sie beim Wickeln und Baden von Beginn an Ihren Partner ein. So verhindern Sie, dass Sie mit diesen Pflichten in den nächsten Jahren allein dastehen.

TIPP 1: Nabel trocken halten

Eine heikle Stelle ist am Anfang der Nabel. Bis zu 10 Tage nach der Geburt kann es dauern, bis der Rest der Nabelschnur abfällt. So lange sollten Sie möglichst die Finger davon lassen. Muss der Bereich gesäubert werden, überlassen Sie das anfangs am besten der betreuenden Hebamme.

Damit kein Urin an den Nabel gelangt, klappen Sie die Windel beim Wickeln so ein, dass sie nicht bis zum Nabel reicht. Sollte dieser nässen, bluten oder riechen, wenden Sie sich an Arzt oder Hebamme.

Extra-Tipp: Halten Sie den Nabel trocken. Benutzen Sie weder Puder, noch Cremes oder Öle. Lassen Sie viel Luft an den Nabel. Ist der Rest der Nabelschnur abgefallen, kann noch etwas Wundsekret austreten („Schmiernabel"). Das ist jedoch meist harmlos.

TIPP 2: Nicht täglich baden

In den ersten Wochen reicht eine Katzenwäsche. Ihr Baby macht sich ja noch nicht wirklich schmutzig, sondern schwitzt nur ein wenig. Waschen Sie es mit einem weichen, feuchten Waschlappen und lauwarmem Wasser. Bei 23 bis 25 Grad Raumtemperatur fühlen sich kleine Nackedeis am wohlsten. Ab der 4. Woche können Sie Ihr Baby gern baden. Es wird das warme Wasser genießen. Neuesten Erkenntnissen zufolge reichen jedoch ein- bis zweimal pro Woche aus, denn jedes Bad entzieht der Babyhaut Fett und Feuchtigkeit.

Extra-Tipp: Studien deuten darauf hin, dass allzu häufiges Waschen und Baden ungünstig für die Babyhaut sind. Das früher empfohlene tägliche Bad ist längst kein Muss mehr. Waschen Sie nur die Körperteile, die es wirklich nötig haben: Po, Gesicht, Ohren, Hände.

TIPP 3: **Richtige Windeln wählen**

Neugeborene sollten in regelmäßigen Abständen eine frische Windel bekommen, um die Haut am Po trocken zu halten. Auch wenn das Wickeln selbst nach ein paar Wochen wie im Schlaf klappt – wichtig ist auch die richtige Größe. Ist die Windel zu klein, engt sie Ihr Kind ein. Ist sie zu groß, läuft sie unter Umständen aus.

Bei der Größenauswahl helfen Ihnen vor allem die Gewichtsangaben auf der Verpackung der Windeln. Lassen Sie sich nicht verwirren, wenn sich die Kiloangaben überschneiden. Ziehen Sie neben dem Gewicht auch den Körperbau Ihres Babys und seine Aktivität in Betracht.

Extra-Tipp: Wichtig ist auch, ob Ihr Kind die Windel am Tag oder in der Nacht trägt. Schläft Ihr Baby nachts bereits längere Perioden am Stück, benötigen Sie Windeln mit deutlich höherer Saugkraft. Dann kann eine Windelgröße mehr eine sehr gute Idee sein.

TIPP 4: **Intimbereich säubern**

Unter der Windel befindet sich der Körperbereich, der Ihre besondere Aufmerksamkeit verdient. Fünf- bis siebenmal am Tag und auf jeden Fall nach jedem Stuhlgang heißt es: Windel wechseln und Stinkbombe entschärfen! Mit Waschlappen, warmem Wasser und bei Bedarf etwas Babyöl sorgen Sie für einen sauberen Po.

Wer ein Mädchen hat, wischt erst die äußeren Schamlippen, dann die gesamte Scheidenöffnung vorsichtig ab – von vorn nach hinten, damit keine Darmkeime in die Scheide gelangen. Bei einem Jungen reinigen Sie Penis und Hodensäckchen. Vergessen Sie nicht die Falten in der Leistengegend und den Bereich unter den Hoden.

Extra-Tipp: Bei kleinen Jungen ist die Vorhaut in den ersten Lebensjahren noch mit der Eichel verklebt. Ziehen Sie sie deshalb beim Waschen auf keinen Fall zurück. Das kann zu Rissen und Entzündungen führen.

TIPP 5: **Rote Popos brauchen Luft**

Das spezielle Klima in der Windel ist beliebter Anlaufpunkt für Keime aller Art: Wärme, Feuchtigkeit sowie Stuhl und Urin sind weitgehend luftdicht verschnürt und werden gegen die Haut gepresst. Kein Wunder, dass die aggressive Mixtur zu einem wunden Po führen kann. Schuld daran können aber auch bestimmte Lebensmittel sein.

Wird aus einer harmlosen Rötung eine ausgewachsene Entzündung durch Bakterien oder Pilze, sind vor allem Luft und Liebe gefragt. Lassen Sie Ihr Baby möglichst oft ohne Windel strampeln. Geht das nicht, wechseln Sie diese konsequent alle zwei Stunden – aber vorsichtig! Reinigen Sie den Po, indem Sie ihn mit lauwarmem Wasser vorsichtig betupfen und mit Papiertüchern oder Wattepads trocknen. Cremen Sie ihn danach dünn ein (siehe S. 120).

Extra-Tipp: Eventuell kritische Lebensmittel streichen Sie nacheinander vom Speiseplan. Kandidaten sind Zitrusfrüchte, Tomaten und Paprika. Zuckerhaltige Lebensmittel begünstigen oft Pilzinfektionen.

CREME, ÖL & CO.

Nur gepflegte Babyhaut kann auf Dauer Wind, Kälte, Sonne und Krankheitserreger standhalten. Zu Beginn ist sie jedoch bis zu fünfmal dünner als die Haut Erwachsener. Hornschicht und Säuremantel sind noch nicht voll ausgebildet. Dadurch trocknet Babyhaut schneller aus und ist anfälliger gegenüber Keimen und Schadstoffen.

In den ersten Wochen geht es vor allem darum, die Barrierefunktion der Haut zu unterstützen. Für Sauberkeit sorgen Sie am besten mit klarem Wasser – inklusive gründlichem Trocknen. Für die Pflege genügt eine Grundausstattung an Cremes – und Babyöl.

Baby-/Pflanzenöl

So geht's Babyöl leistet gute Dienste als Badezusatz, weil es verhindert, dass die Haut austrocknet. Zum Reinigen des Windelbereiches geben Sie es pur auf einen Wattepad oder ein Mulltuch.

Extra-Tipp Manche Eltern ölen den gesamten Körper ihrer Kinder ein – in vielen Fällen statt mit Baby- mit Pflanzenöl. Während jedoch Dermatologen etwa von Olivenöl abraten, schwören viele Hebammen darauf. Da hilft nur: Ausprobieren.

Fazit Sein Kind regelmäßig von oben bis unten einzuölen ist bei gesunder Haut überflüssig. Doch die meisten Babys genießen eine gelegentliche Ölmassage wegen des Hautkontaktes.

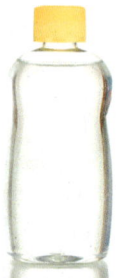

Heil-/Wundcreme

So geht's Solange Ihr Baby eine Windel trägt, steht bei der Hautpflege die unter der Windel „verpackte" Region im Fokus. Lassen Sie beim Wickeln ausgiebig Luft an den Po. Ist er gerötet oder wund, können Sie zum Beispiel eine dünne Schicht weiche Zinkpaste auftragen. Diese enthält Zinkoxid, Lanolin und Vaseline.

Extra-Tipp Verzichten Sie am besten auf Babypuder. Es ist oft Ursache für Husten- und Erstickungsunfälle. Außerdem verklumpt es mit dem Urin und reizt so die Haut zusätzlich.

Fazit Cremen Sie den Po Ihres Babys nur ein, wenn er wund ist. Ist alles in Ordnung, kann die Haut ohne Creme besser abtrocknen.

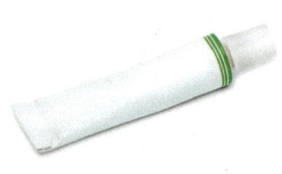

Babycreme/-lotion

So geht's Säuglinge mit intakter Haut benötigen nicht unbedingt eine Creme. Ist die Haut dagegen sehr trocken, leistet eine Pflegelotion oder -milch gute Dienste. Gegen Wind und Kälte sollte eine Fettcreme schützen. Sie wird auf das Gesicht aufgetragen, bevor es nach draußen geht, und abgewischt, wenn das Baby zurück im Warmen ist.

Extra-Tipp Babycremes sollten rückfettend sein, aber keine Farb- und Duftstoffe enthalten. Jeder Zusatz erhöht das Allergierisiko. Naturkosmetik ist zudem frei von Mineralölbestandteilen.

Fazit Eincremen nach dem Baden ist okay, aber kein Muss – Schutz gegen Wind und Kälte dagegen schon.

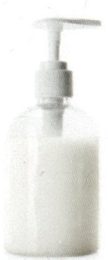

Waschlappen/Mulltücher

So geht's Zum Waschen eignen sich weiche Waschlappen am besten. Zum Abtrocknen nach dem Baden verwenden Sie ein großes, weiches Handtuch – gern mit Kapuze –, in das Sie Ihr Baby einwickeln. Hautfalten tupfen Sie mit Mulltüchern oder Wattepads trocken.

Extra-Tipp Trocknen Sie Ihr Baby zügig ab, aber rubbeln Sie nicht. Behutsames Tupfen schont den Schutzmantel der Haut. Auch Trockenföhnen vermeidet Reizungen. Wer den Föhn zu heiß einstellt oder zu nah heranhält, riskiert jedoch Verbrennungen (siehe auch S. 111)!

Fazit Verwenden Sie weiche Lappen und Tücher, um die empfindliche Haut nicht zusätzlich zu reizen.

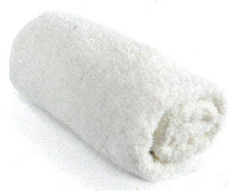

Warme Hände

So geht's Wichtigstes Utensil bei der Hautpflege Ihres Babys sind Ihre Hände. Ob beim Waschen oder Eincremen – prüfen Sie vorher, ob Ihre Hände warm und weich sind. Zum Erwärmen reicht es oft schon, die Handflächen kräftig aneinander zu reiben. Vor dem Eincremen verteilen Sie etwas Creme in Ihren Händen.

Extra-Tipp Cremen Sie Ihr Baby ein, wenn es zufrieden und Sie selbst entspannt sind. Nehmen Sie sich Zeit und konzentrieren Sie sich ganz auf Ihr Kind. So kann es sich gut auf die Streicheleinheiten einlassen.

Fazit Hautpflege sollte für Ihr Kind entspannend sein. Dazu gehört, dass Sie sich ihm ganz bewusst widmen.

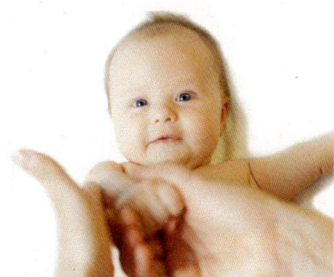

BERNSTEIN?

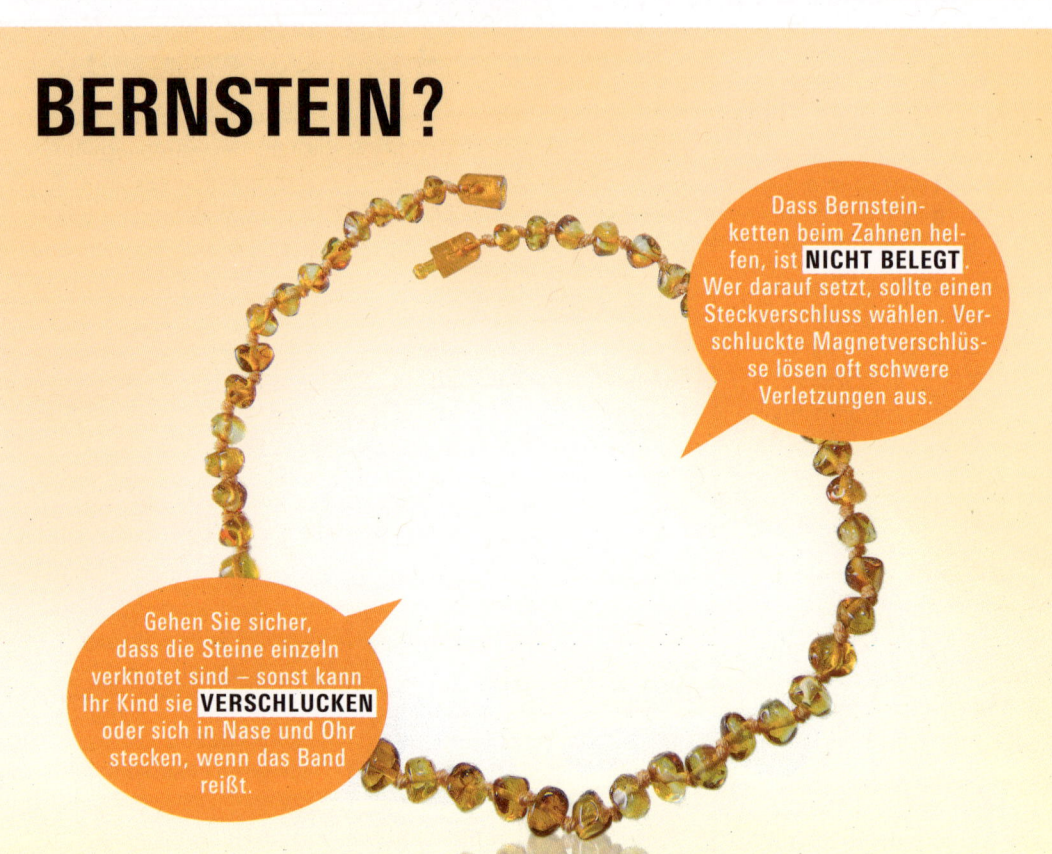

Dass Bernstein-ketten beim Zahnen helfen, ist **NICHT BELEGT**. Wer darauf setzt, sollte einen Steckverschluss wählen. Verschluckte Magnetverschlüsse lösen oft schwere Verletzungen aus.

Gehen Sie sicher, dass die Steine einzeln verknotet sind – sonst kann Ihr Kind sie **VERSCHLUCKEN** oder sich in Nase und Ohr stecken, wenn das Band reißt.

GESCHWOLLENES ZAHNFLEISCH, rote Bäckchen und Sabbern signalisieren: Ein Zahn bahnt sich seinen Weg. Das ist für viele Babys eine Plage. Um die Schmerzen zu lindern, schwören manche Eltern auf Bernstein: Als Kette um den Hals getragen sendet er angeblich heilsame Strahlen aus oder soll ätherische Öle absondern. Doch wissenschaftlich belegt ist das Ganze nicht. Hinzu kommt: Reißt die Kette, könnte das Baby Steine verschlucken. Deshalb: Muss es partout Bernstein sein, kaufen Sie ein Armband. Damit kann sich zumindest niemand erdrosseln.

BEISSRING!

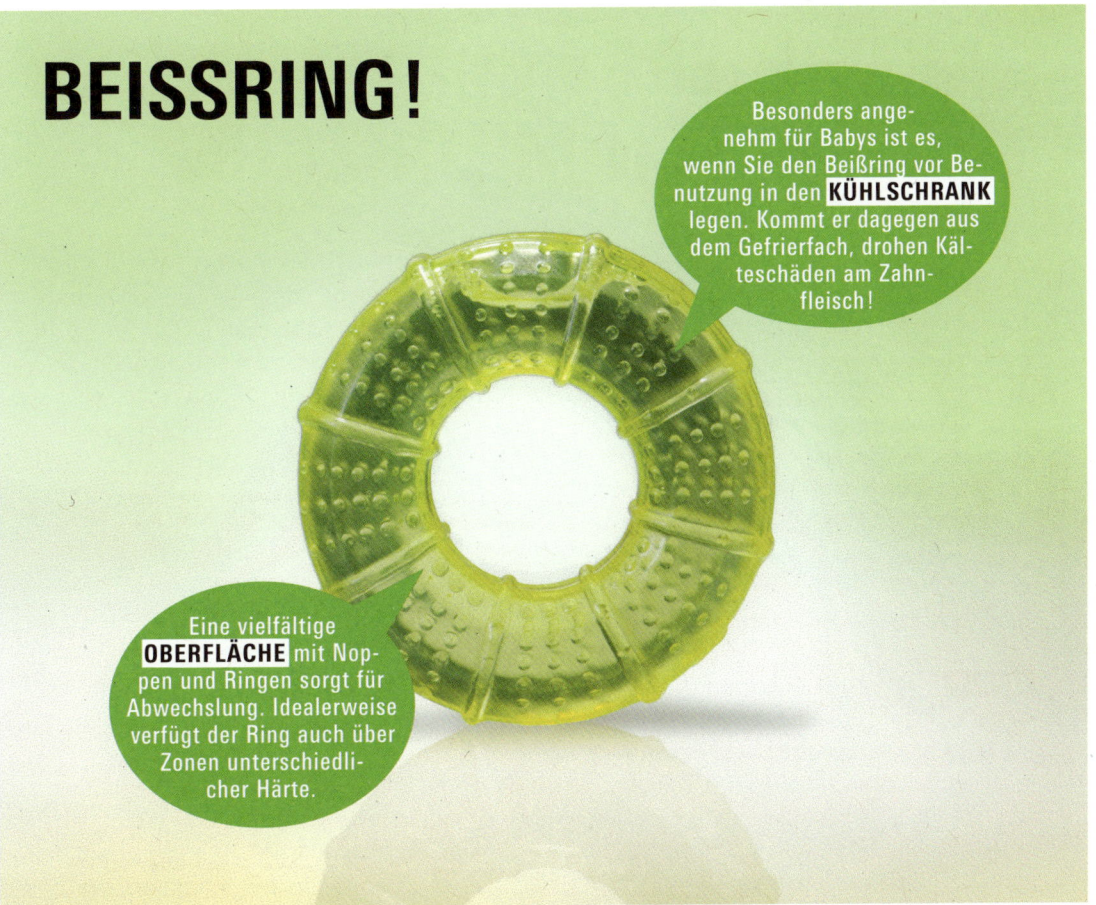

Besonders angenehm für Babys ist es, wenn Sie den Beißring vor Benutzung in den **KÜHLSCHRANK** legen. Kommt er dagegen aus dem Gefrierfach, drohen Kälteschäden am Zahnfleisch!

Eine vielfältige **OBERFLÄCHE** mit Noppen und Ringen sorgt für Abwechslung. Idealerweise verfügt der Ring auch über Zonen unterschiedlicher Härte.

DRUCK UND SCHMERZ BEIM ZAHNEN lassen sich mit einiger Sicherheit lindern, wenn Sie Ihrem Baby einen harten Gegenstand geben, auf dem es herumkauen kann, ohne sich zu verletzen. Sollen nicht immer Ihre Finger herhalten, leistet ein Beißring gute Dienste. Er massiert das Zahnfleisch und unterstützt so das Durchbrechen der Zahnkronen. Achten Sie darauf, dass der Ring weder PVC noch Weichmacher enthält. Gute Alternativen zu Beißringen aus Plastik sind Holzringe ohne Lack und Färbemittel sowie Modelle aus Naturkautschuk.

ZAHNPFLEGE BEGINNT MIT DEM ERSTEN MILCHZAHN

Mit einem knappen halben Jahr fangen die meisten Babys an zu zahnen. Zuerst kündigen sich die beiden unteren Schneidezähne an, dann die oberen. Weiter geht es mit den Frontzähnen, bevor auch die Backenzähne kommen. Schon die ersten weißen Spitzen brauchen Pflege und Schutz gegen Kariesbakterien. Ist das nicht ein lohnendes Ziel: nicht wegen Zahnschmerzen mit dem Kind das erste Mal zum Zahnarzt zu gehen, sondern mit zwei Jahren zur ersten Kontrolle?

TIPP 1: Putzritual einüben

Schon vor dem ersten Zahn können Eltern den Kieferkamm ihres Babys regelmäßig massieren. Das unterstützt das Zahnen und gewöhnt das Baby an das spätere Putzritual. Als Hilfen eignen sich ein Fingerhütchen mit Gummiborsten oder ein Waschlappen-Fingerling aus dem Drogeriemarkt.

Blitzt dann der erste Milchzahn durch, beginnt das Projekt Zähneputzen. Da der Zahnschmelz zu Anfang noch dünn ist, besteht erhöhte Kariesgefahr. Sie müssen deshalb jedoch nicht auf dem ersten Zähnchen herumschrubben – ein paar Sekunden sanftes Putzen mit einer Babyzahnbürste reichen aus. Verwenden Sie dazu bis zum Ende des ersten Lebensjahres einmal am Tag eine altersgerecht dosierte fluoridhaltige Zahncreme (500 ppm) – am besten nach der letzten Mahlzeit, wenn Sie Ihr Baby auf dem Wickeltisch liegen haben.

Extra-Tipp: Ist ein Zahn bereits zu sehen, aber noch nicht richtig durchgebrochen, können Sie seine Spitze vorsichtig mit einem weichen Tuch oder einem angefeuchteten Wattestäbchen reinigen.

TIPP 2: Putzdauer anpassen

Je mehr Zähnchen durchbrechen, desto mehr verlängert sich automatisch die Putzzeit. In diesem Alter benötigen Sie für Ihr Baby noch keine Mindestputzdauer – die wird erst dann wichtig, wenn es selbst die Zahnbürste schwingt. Allerdings haben die ersten ernsthaften Versuche mindestens bis zum ersten Geburtstag Zeit.

Extra-Tipp: Putzen Sie Ihrem Baby auch dann die Zähne, wenn Sie es ausschließlich stillen. Auch Muttermilch enthält Zucker, der Karies verursachen kann.

TIPP 3: Gemeinsam geht's leichter

Um Ihrem Baby jedoch das Zähneputzen als Selbstverständlichkeit nahezubringen, können Sie es gern zuschauen lassen, wenn Sie sich selbst die Zähne putzen. Nichts spricht außerdem dagegen, dass es seine Zahnbürste selbst hält und spielerisch damit übt – je früher und öfter, desto besser. Vielleicht putzen Sie sich ja sogar gemeinsam vor dem Spiegel die Zähne? Das macht Spaß – und Ihr Kind lernt den Bewegungsablauf kennen, indem es Sie nachahmt.

Extra-Tipp: Loben Sie Ihr Kind für seine ersten Versuche. So fördern Sie seinen Ehrgeiz. Auf diese Weise lernt es, dass Zähneputzen nichts Schlimmes ist – sondern etwas, was Kinder schon lernen können.

TIPP 4: Es geht auch ohne Lernset

Viele Hersteller bieten für Babys ab 5 Monaten spezielle Zahnputz-Lernsets an, damit diese sich an den Fremdkörper in ihrem Mund gewöhnen können. Die Sets bestehen – neben einer Babyzahnbürste – aus einem oder mehreren „Griffeln", die verschiedene Aufsätze aus Weichkunststoff besitzen. So soll zum Beispiel das Herumkauen auf einem Massageaufsatz beim Zahnen helfen, während die Lamellen des Putzaufsatzes die ersten Zähne reinigen sollen.

Lernsets sind zwar praktisch und unterstützen Kinder beim Lernen. Allerdings können insbesondere die Aufsätze schädliche Weichmacher und Polyzyklische Aromatische Kohlenwasserstoffe (PAK) enthalten.

Extra-Tipp: Achten Sie bei Zahnbürsten darauf, dass deren Kopf nicht zu groß ist. Die Borsten sollten abgerundet sein, damit sie das Zahnfleisch nicht verletzen.

TIPP 5: Putzen soll Spaß machen

Wichtig ist, dass Sie konsequent jeden Tag putzen, selbst wenn Ihr Kind mal keine Lust haben sollte. Geben Sie nach, wird es bald immer öfter Ausnahmen geben. Versüßen Sie Ihrem Baby das Zähneputzen doch einfach mit ein wenig Entertainment, zum Beispiel mit ein paar Reimen, einer kleinen Geschichte – etwa der von den berühmten Schurken Karius und Baktus – oder einem lustigen Lied.

Extra-Tipp: Ihnen fallen keine passenden Lieder, Reime oder Geschichtchen ein? Kein Problem: In Büchern mit Kinderreimen und -liedern finden Sie Inspiration. Auch im Internet gibt es auf Videoplattformen wie YouTube jede Menge Anregungen.

TIPP 6: Dauernuckeln vermeiden

Obwohl die Kariesprophylaxe immer besser wird, ist „Nuckelflaschenkaries" auf dem Vormarsch. Mittlerweile hat etwa jedes 7. Kind unter 3 Jahren Schäden an den Milchzähnen. Als Ursache Nummer eins für die „frühkindliche Karies" nennen Zahnärzte zuckerhaltige Getränke in der Nuckelflasche. Vor allem die oberen Frontzähne würden durch ständiges Nuckeln dauernd mit Zucker umspült. Da die schützende Wirkung des Speichels fehle, könne sich der Zahnschmelz nicht mehr regenerieren.

Extra-Tipp: Kinder mit kariösem Milchgebiss haben ein höheres Kariesrisiko für die bleibenden Zähne. Achten Sie deshalb darauf, dass Ihr Kind vor allem Wasser trinkt und nicht ständig an der Flasche nuckelt.

STARTER-SET: SOMMERBABY

1 Babydecke

Eine weiche, fusselfreie Decke brauchen Sie, um Ihr Baby unterwegs oder beim Stillen einzuwickeln. Nehmen Sie die Decke einige Zeit vor der Entbindung mit ins Bett, damit sie Ihren Geruch annimmt.

1 Babyschlafsack

Der Schlafsack sollte zur Körpergröße Ihres Babys passen, sich nicht über den Kopf ziehen lassen und so dünn sein, dass keine Überhitzung droht (siehe S. 193).

4 einteilige Schlafanzüge

Achten Sie darauf, dass sich der untere Teil aufknöpfen lässt („Wickelklappe"), damit Sie nachts zügig die Windel wechseln können. Achten Sie auf geschlossene Füße und leicht waschbares Material.

6 Bodys

Für den Anfang genügen 4 Kurz- und 2 Langarmbodys – je 3 in Größe 56 und 62. Wird Ihr Baby voraussichtlich sehr klein, nehmen Sie Größe 50 und 56. Praktisch sind Wickelbodys zum seitlichen Binden oder Knöpfen.

2 Mützchen + 1 Sonnenhut

Dünne Baumwollmützen sollten nicht zu klein sein und keine Naht am Hinterkopf haben. Der Sonnenhut braucht Schild und UV-Schutz – später im Sitzen auch einen Nackenschutz.

1 Sommerjäckchen

Auch bei Wärme empfiehlt sich ein leichtes Baumwolljäckchen, um die empfindliche Haut Ihres Babys vor Sonne und Wind zu schützen.

6 Paar Söckchen + 1 Paar Schuhe

Bei den Söckchen in Größe 11–13 oder 13–15 können Sie 3 dünnere und 3 etwas dickere kaufen. Die Schuhe können gestrickt oder gehäkelt sein.

4 Strampler

Kaufen Sie am besten 3 dünne und einen dickeren Strampler mit „Wickelklappe" in Größe 50/56 oder 56/62. Zusätzlich können Sie 2 bis 3 Strumpfhosen oder lange Höschen mit Fuß kaufen.

8 Oberteile

Als Oberteile (je 4 in Größe 56 und 62) eignen sich im Sommer Langarmshirts und leichte Pullis. Einfacher zum Anziehen sind dünne Jäckchen.

STARTER-SET: WINTERBABY

1 Babyoverall + 1 Winterjacke

Sobald Sie das Haus verlassen, braucht Ihr Baby einen wärmenden Schutz. Viele Schneeanzüge sind mit wärmendem Fleece gefüttert, für weniger kalte Tage reicht eine Jacke.

8 Oberteile

Auch im Winter sind Langarmshirts und Pullis erste Wahl (je 4 in Größe 56 und 62). Da sich jedoch viele Babys nichts über den Kopf ziehen lassen, können Strickjäckchen praktischer sein.

4 Strampler

Kaufen Sie 3 dickere und einen etwas dünneren Strampler mit Wickelklappe – meist passt Größe 56. Zusätzlich brauchen Sie 2 bis 3 dickere Strumpfhosen oder Babyhöschen mit Fuß.

Babyschlafsack

Für den Winter empfiehlt sich ein wärmeres Modell, das Ihr Baby in der Nacht schön warm hält und Geborgenheit spendet.

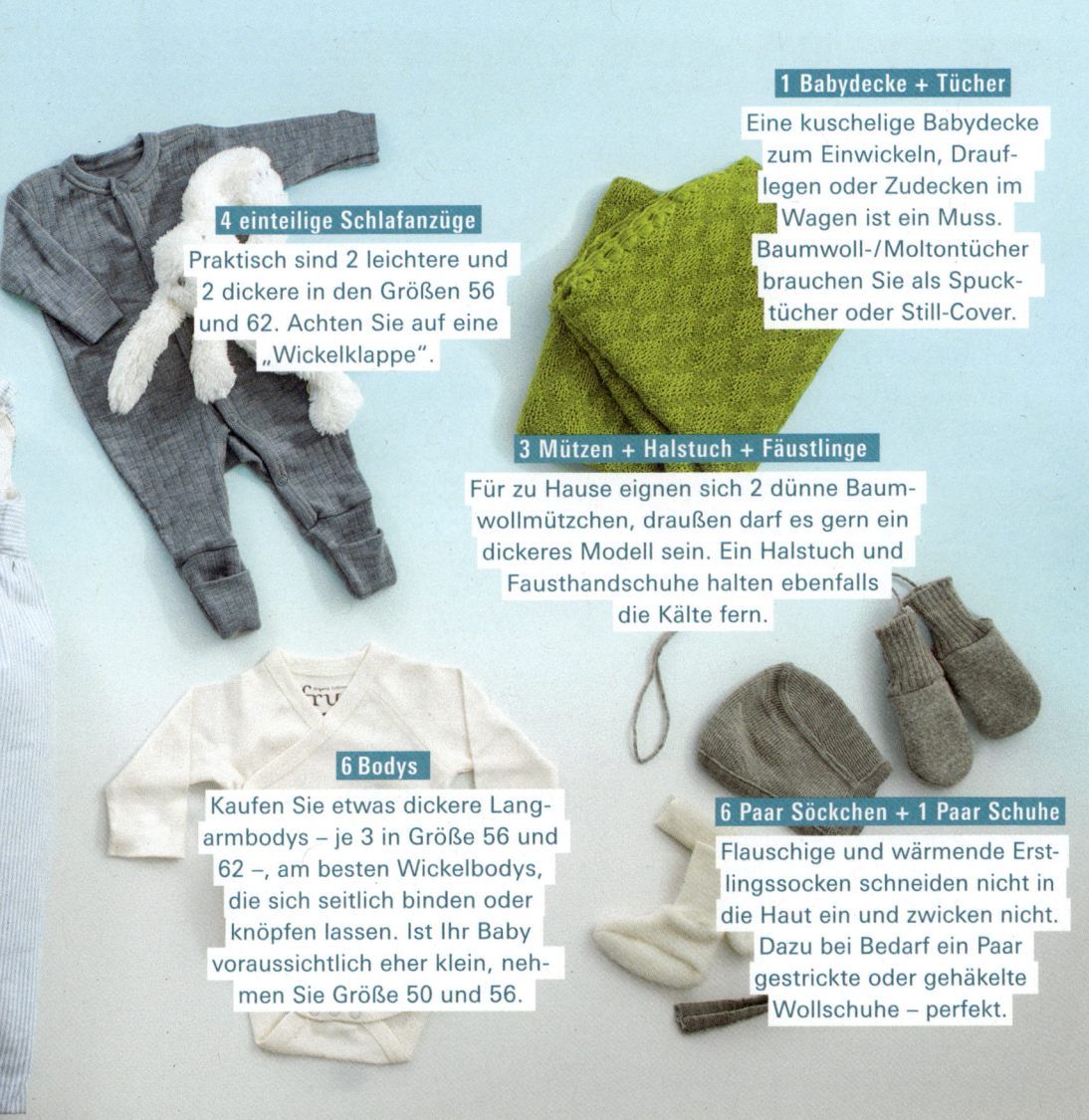

4 einteilige Schlafanzüge
Praktisch sind 2 leichtere und 2 dickere in den Größen 56 und 62. Achten Sie auf eine „Wickelklappe".

1 Babydecke + Tücher
Eine kuschelige Babydecke zum Einwickeln, Drauflegen oder Zudecken im Wagen ist ein Muss. Baumwoll-/Moltontücher brauchen Sie als Spucktücher oder Still-Cover.

3 Mützen + Halstuch + Fäustlinge
Für zu Hause eignen sich 2 dünne Baumwollmützchen, draußen darf es gern ein dickeres Modell sein. Ein Halstuch und Fausthandschuhe halten ebenfalls die Kälte fern.

6 Bodys
Kaufen Sie etwas dickere Langarmbodys – je 3 in Größe 56 und 62 –, am besten Wickelbodys, die sich seitlich binden oder knöpfen lassen. Ist Ihr Baby voraussichtlich eher klein, nehmen Sie Größe 50 und 56.

6 Paar Söckchen + 1 Paar Schuhe
Flauschige und wärmende Erstlingssocken schneiden nicht in die Haut ein und zwicken nicht. Dazu bei Bedarf ein Paar gestrickte oder gehäkelte Wollschuhe – perfekt.

FIRST CLASS?

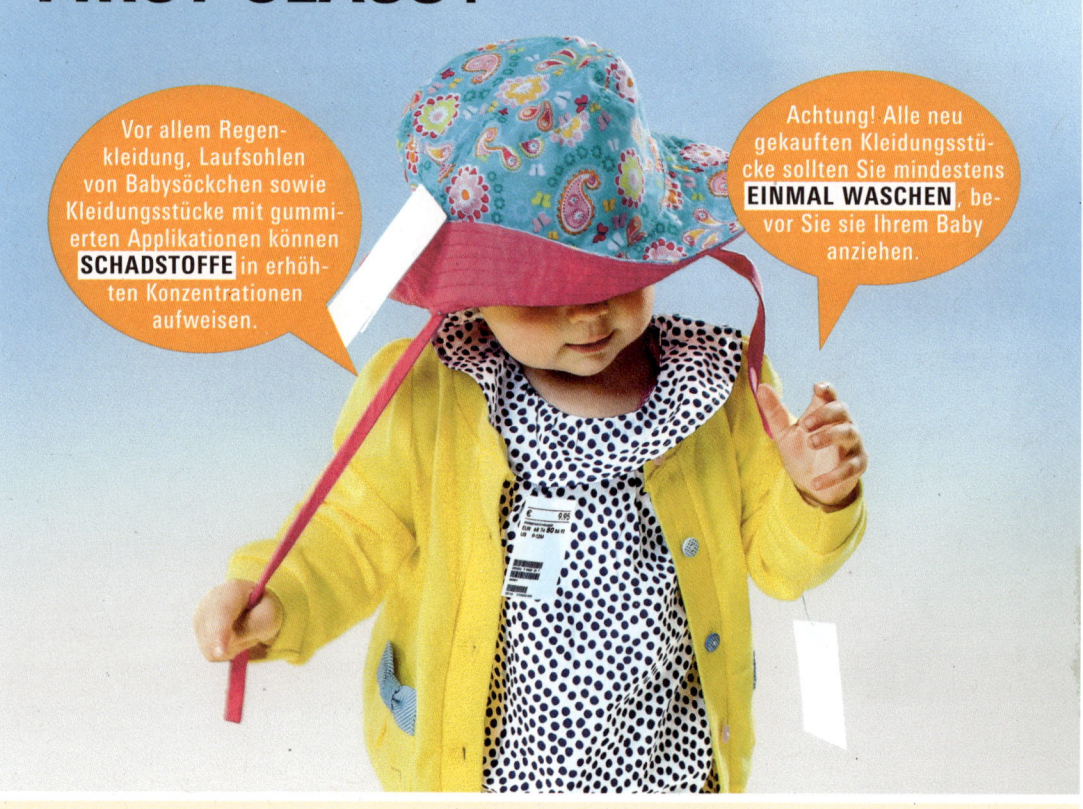

Vor allem Regenkleidung, Laufsohlen von Babysöckchen sowie Kleidungsstücke mit gummierten Applikationen können **SCHADSTOFFE** in erhöhten Konzentrationen aufweisen.

Achtung! Alle neu gekauften Kleidungsstücke sollten Sie mindestens **EINMAL WASCHEN**, bevor Sie sie Ihrem Baby anziehen.

IN MANCHEN BABYKLEIDERN STECKT ein Cocktail aus Schadstoffen und Umweltgiften: Farbstoffe, Weichmacher, Fluorchemikalien. Ein Teil steht im Verdacht, Krebs auszulösen, andere können die Fortpflanzungsfähigkeit schädigen. Betroffen ist auch Markenware. Für Babys ist das besonders schlimm, denn ihre Haut ist weich und durchlässig. Kaufen Sie deshalb bevorzugt Kleidung aus Bio-Baumwolle und achten Sie auf Prüfsiegel wie „Öko-Tex Standard 100" sowie das „Best"- Siegel des Internationalen Verbandes der Naturtextilhersteller.

SECOND HAND!

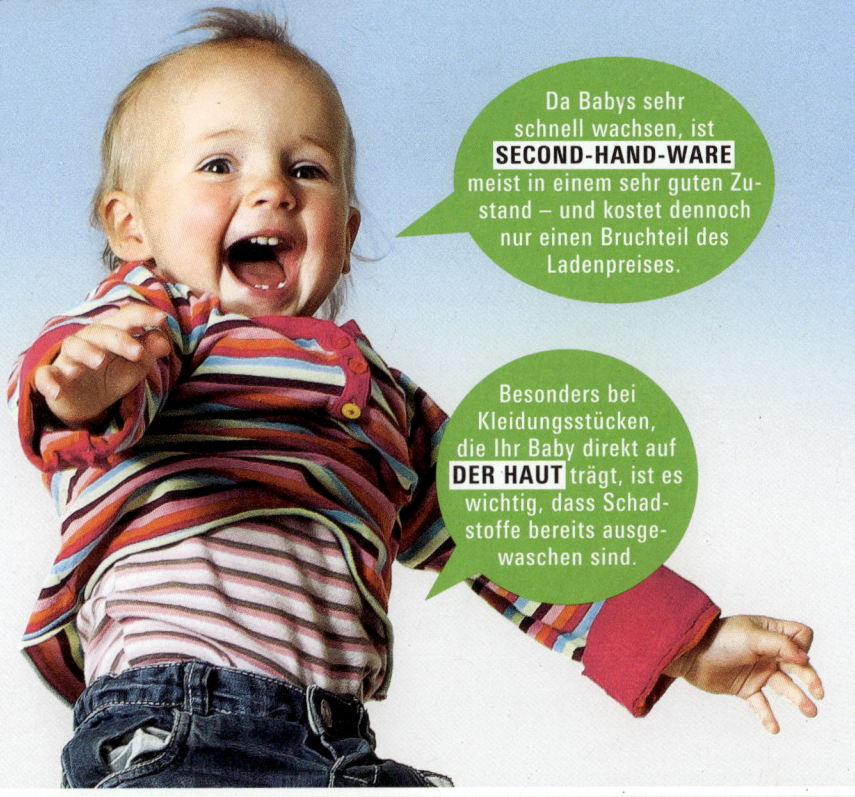

Da Babys sehr schnell wachsen, ist **SECOND-HAND-WARE** meist in einem sehr guten Zustand – und kostet dennoch nur einen Bruchteil des Ladenpreises.

Besonders bei Kleidungsstücken, die Ihr Baby direkt auf **DER HAUT** trägt, ist es wichtig, dass Schadstoffe bereits ausgewaschen sind.

IHR BABY WIRD SO SCHNELL WACHSEN, dass es sich kaum lohnt, ausschließlich neue Kleidung zu kaufen. Auch in Sachen Schadstoffbelastung sind gebrauchte Sachen eine echte Alternative. Das häufige Waschen hat bereits viele Schadstoffe ausgespült. Besorgen Sie sich deshalb ruhig getragene Bodys, Strampler, Shirts und Jacken. Möglichkeiten gibt es viele – ob innerhalb der Familie, von Freunden oder auf Flohmärkten. Günstiger ist das auch, und schon nach ein paar Monaten bekommen Sie vielleicht selbst noch ein paar Euro dafür.

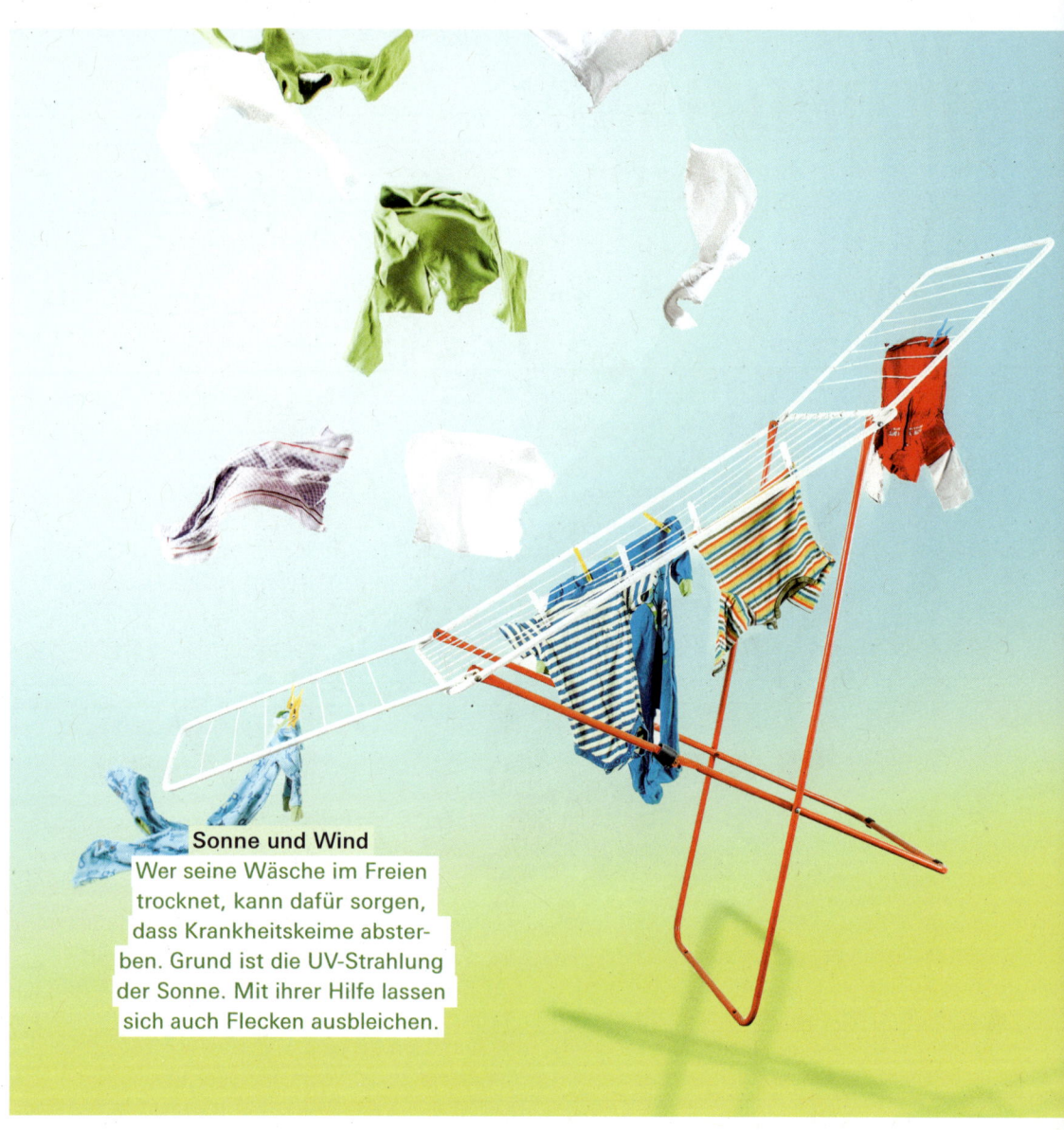

Sonne und Wind
Wer seine Wäsche im Freien
trocknet, kann dafür sorgen,
dass Krankheitskeime abster-
ben. Grund ist die UV-Strahlung
der Sonne. Mit ihrer Hilfe lassen
sich auch Flecken ausbleichen.

BABYKLEIDUNG WASCHEN

Wäscheberg? Ein Haufen zusätzlicher Arbeit? An Ihrem Baby kann's schlecht liegen, denn es braucht im ersten Jahr nur ein paar Basics. Diese wandern zwar ein ums andere Mal in die Waschmaschine – erfordern aber meist keine Spezialbehandlung. Falls Sie die Wäsche doch mal zum Wahnsinn treibt, hilft der Gedanke an die Zeit unserer Großmütter. Die mussten noch Windeln waschen – mit der Hand.

Vor dem Tragen waschen
Neue Kleidung enthält häufig Chemikalien, die Ihr Baby über Mund und Haut aufnehmen könnte. Deshalb ist es ratsam, die Sachen vorab mindestens einmal durchzuwaschen, um so viel wie möglich davon zu entfernen. Für gebraucht gekaufte Kleidung sollte einmal Waschen reichen.

Mildes Waschmittel Babysachen können Sie mit der restlichen Wäsche waschen. Ausnahmen: verschmutzte Arbeitskleidung, benutzte Putztücher und Hundedecken. Jeans und andere farbige Stücke sollten Sie zumindest beim ersten Mal separat waschen. Verwenden Sie ein mildes Waschmittel („sensitiv"). Einen Hygienespüler brauchen Sie dagegen nicht.

40 Grad reichen meist In Sachen Waschtemperatur halten Sie sich an die Pflegehinweise des Textilherstellers. Für Erbrochenes und Windelunfälle sollten es 60 Grad sein – im Normalprogramm mit Vollwaschmittel in Pulverform. Nur im Ausnahmefall, etwa bei Durchfall durch Noro-Viren, wählen Sie 90 Grad. Das gilt auch für Schlafsack, Bettlaken und Schnuffeltuch.

Flecken richtig behandeln
Flecken rücken Sie möglichst sofort zu Leibe – aber nicht mit scharfen Mitteln. In vielen Fällen, etwa bei Möhren- und Obstbrei, helfen Gallseife oder etwas Vollwaschpulver. Spinatflecken können Sie auch mit einer rohen Kartoffelhälfte behandeln. Body und Strampler mit Milchflecken weichen Sie in kaltem, Kleider mit Stuhlflecken für etwa 10 Minuten in warmem Wasser ein. Danach gilt generell: ab mit dem Teil in die Waschmaschine.

Weich aus dem Trockner
Strampler, Bodys & Co. werden im Wäschetrockner schön weich und flauschig. Wer lieber die Umwelt und seinen Geldbeutel schont, trocknet alles an der Luft.

Bügeln nicht nötig Aus optischen Gründen ist es nicht nötig, Babykleider zu bügeln. Viele tun es trotzdem, da die Hitze eventuelle Krankheitserreger abtötet. Dass Bügeln auch Schadstoffe aus Kleidern entfernt, ist dagegen ein Gerücht.

Kinderwagen, Autoschale, Tragetuch – an Transportmitteln für Babys herrscht kein Mangel. Doch nicht jedes eignet sich für jeden Zweck, und manche Investition können – und sollten – Sie sich sparen. Noch wichtiger: Lassen Sie Ihrem Kind viel Zeit und Raum, um seinem eigenen Bewegungsdrang zu folgen.

LEBHAFT UND MOBIL

VOM HERUMTRAGEN UND HINTERHERLAUFEN

So ein Baby fordert einen ganz schön: Nicht nur, dass es dauernd trinkt, volle Windeln hat und einen mit seinem Geschrei auf Trab hält. Das viele Tragen fährt einem ordentlich in den Rücken. Doch bis sich Ihr kleiner Sonnenschein selbst fortbewegen kann, dauert es nun mal noch. Genießen Sie die Zeit – bald werden Sie froh sein, wenn Sie ihm mal nicht hinterherlaufen müssen.

Auch wenn Ihr Baby noch nicht mobil ist, Sie sollten es sein. Klar, so ein Ausflug mit Kinderwagen ist am Anfang mühsam. Auch das Tragetuch richtig zu binden bedarf einiger Übung. Trotzdem: Setzen Sie sich in Bewegung – es lohnt sich!

1. Raus an die frische Luft

Unternehmen Sie mit Ihrem Baby möglichst viele Spaziergänge – auch im Winter. Für seine Entwicklung sind frische Luft und indirekte Sonne allemal besser als beheizte Zimmer und künstliches Licht. Der Temperaturwechsel trainiert das Immunsystem, regt Kreislauf und Atmung an und fördert den Stoffwechsel. Nicht nur Großmütter, auch Wissenschaftler sind sich einig, dass Babys dann besser schlafen.

Woran das liegt, ist nicht ganz klar. Lernt das Gehirn so besser, zwischen Tag und Nacht zu unterscheiden? Macht frische Luft einfach müde? Ihnen kann's egal sein. – Sie werden jede zusätzliche Stunde Schlaf zu schätzen wissen. Vergessen Sie aber nicht, das Gesicht Ihres Babys im Winter mit Fett-, falls nötig auch mit Sonnencreme zu schützen. Und: Bei Frostgraden und starkem Wind bleiben Sie besser daheim.

2. Babys brauchen Körpernähe

Zugegeben, wir leben nicht als Naturvolk am Amazonas. Dort ist es üblich, sein Baby pausenlos mit sich herumzutragen – so wie es Frauen seit Urzeiten tun. Aus gutem Grund: Mutter und Kind haben auf diese Weise ständig Körperkontakt, und das Baby fühlt sich geborgen und sicher.

In unserer modernen Industriegesellschaft hängen wir eher dem Glauben an, Kindern von Geburt an Freiräume für eine individuelle Entwicklung schaffen zu müssen. Wir legen sie öfter ab, als sie es für ihre motorische Entwicklung brauchen. Bitte nicht falsch verstehen: Niemand verlangt, dass Sie sich Ihr Baby permanent vor die

Brust schnallen – doch Nähe entsteht nun mal auch in unseren Breitengraden durch Berührung und Körperkontakt.

Halten Sie Ihr Baby so oft es geht im Arm, legen Sie es sich auf Bauch oder Brust oder tragen Sie es im Tuch. So hört es Ihre Stimme, spürt Ihren Herzschlag, riecht Ihren Duft und nimmt Bewegungen wahr. Das sorgt für Geborgenheit – so, wie sie Ihr Kind aus dem Mutterleib kennt.

3. Aufpassen statt aufbewahren

Keine Frage, der Kinderwagen gehört zur Grundausstattung – nach ein paar Monaten darf's gern auch ein Buggy sein. Der ist leichter und lässt sich schneller im Kofferraum verstauen. Um mit Ihrem Baby von A nach B zu gelangen, ist es unerlässlich, es sicher transportieren zu können.

Zu Hause gibt es jedoch keinen Grund, den Bewegungsdrang Ihres Kindes einzuschränken. Hier sollte es sich möglichst frei bewegen dürfen – unter Ihrer Aufsicht. Laufställchen oder Babywippe sollten Sie deshalb, wenn überhaupt, nur in Ausnahmefällen verwenden, wenn Sie etwa am Herd stehen oder telefonieren. Bleiben Sie aber auch dann in Sicht- und Hörweite – Babys wollen nicht alleingelassen werden.

4. Viele Wege führen nach Rom

Bis Ihr Baby laufen kann, muss es eine ganze Menge Schritte machen. Paradox? Keineswegs. Sitzen, Rollen, Kriechen, Robben und Krabbeln klappen nur, wenn Muskulatur und Skelett weit genug entwickelt sind und Ihr Baby Kopf und Gliedmaßen immer besser kontrollieren kann. Die großen Entwicklungsschritte – oft als Meilensteine bezeichnet – erfolgen in einer festen Reihenfolge: So kann Ihr Baby nicht sitzen, bevor es seinen Kopf halten kann. Genauso wenig wird es frei gehen, bevor es steht.

Das muss aber nicht heißen, dass sich jedes Kind gleich entwickelt. Manche Babys robben schon oder stehen mit Festhalten, bevor sie sitzen können. Andere wollen lange nicht krabbeln, weil sie durch Robben prima ans Ziel kommen. Früher befürchteten Kinderärzte schnell neurologische Störungen und rieten zu Therapien. Heute sind Ärzte angesichts unterschiedlicher Entwicklungstempi gelassener. Und wenn sie es sind, dann können Sie das auch.

5. Auch Ihr Baby lernt laufen

Apropos: Sind andere Babys wieder einmal deutlich weiter als Ihres? Tüfteln Sie schon an Tricks und Kniffen, wie Sie Ihrem Kind Beine machen können? So viel vorab: Das bringt meist gar nichts – hinterlässt aber ein unbestimmtes Frustgefühl bei Ihrem Kind. Auch Babys merken schon, wenn sie nicht das leisten, was ihre Eltern erwarten.

Haben Sie Geduld: Ihr Kind hat die Lage im Griff – dann läuft es eben mit 15 oder 18 Monaten. Dazu braucht es kein teures Lauflerngerät und keinen Trainingsplan.

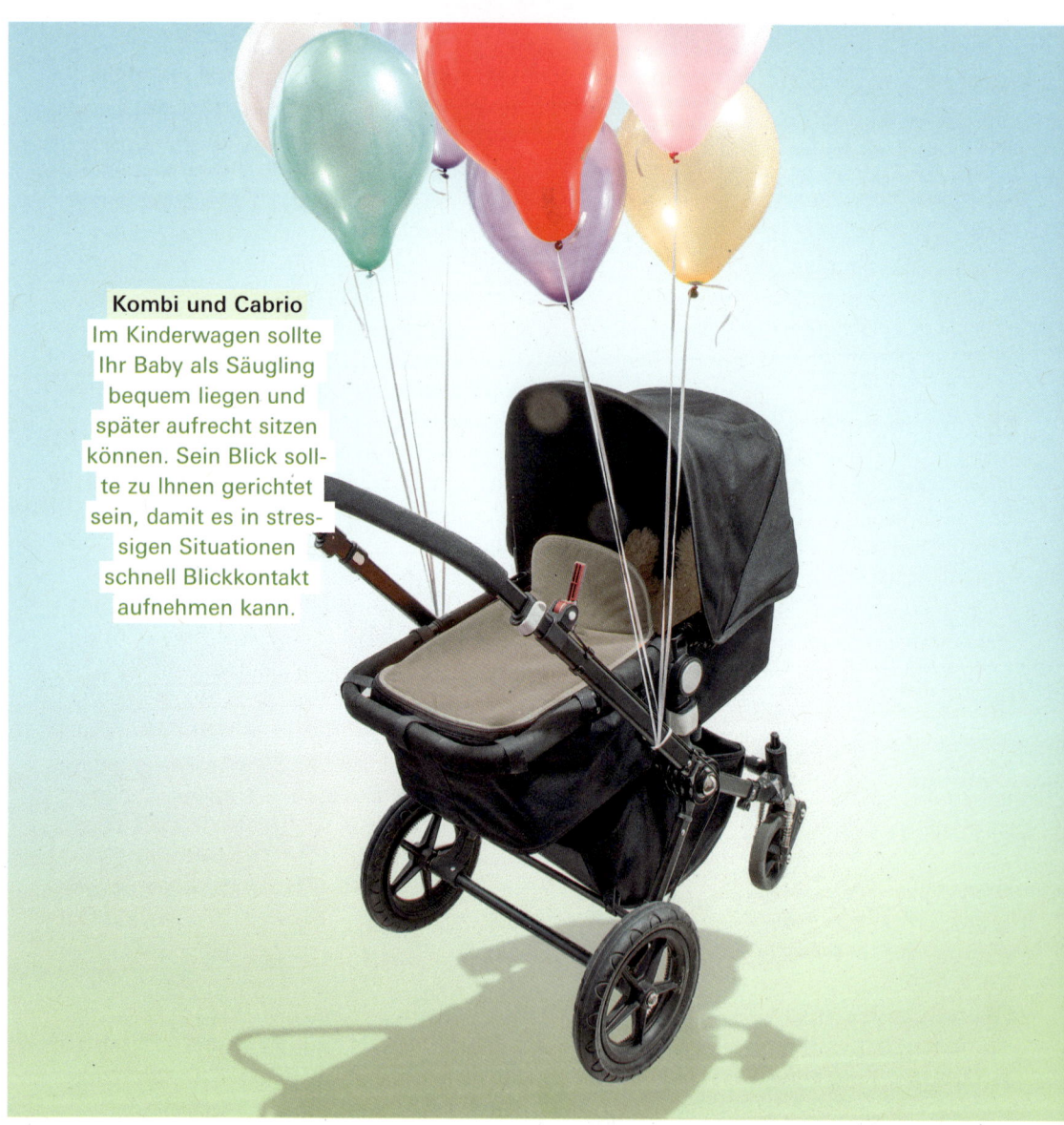

Kombi und Cabrio
Im Kinderwagen sollte Ihr Baby als Säugling bequem liegen und später aufrecht sitzen können. Sein Blick sollte zu Ihnen gerichtet sein, damit es in stressigen Situationen schnell Blickkontakt aufnehmen kann.

GESTATTEN, IHR NEUER WAGEN!

Retromodell oder Edelkutsche? Das ist Ihnen überlassen. Wichtiger ist, dass Ihr Baby im Kinderwagen auch im Winteroverall ausreichend Platz hat. Zudem soll er sicher sein – etwa dank Fünfpunktgurten und Feststellbremse – und sich einfach bedienen lassen. Regelmäßig testen wir aktuelle Modelle (zuletzt Anfang 2017) und veröffentlichen die Ergebnisse unter anderem auf test.de.

1 **Große Tragetasche** Wählen Sie einen Wagen mit geräumiger Tragetasche. Die Rückenlehne sollte sich so weit umlegen lassen, dass eine flache Liegefläche entsteht. Optimal sind 35 x 78 Zentimeter.

2 **Optimale Räder** Dreirädrige Wagen mit schwenkbarem Vorderrad lassen sich in der Stadt gut manövrieren, vierrädrige punkten mit höherer Standfestigkeit. Sind Sie auf Feld- und Wanderwegen unterwegs, sollten Sie auf große, luftgefüllte Reifen mit guter Federung setzen.

3 **Lange Lehne** Im Wagen sitzen sollte Ihr Baby erst, wenn es das allein kann – frühestens im 6. Monat. Der Kopf größerer Kinder sollte nicht über die Rückenlehne ragen. Die Lehne sollte deshalb mindestens 50, besser 55 Zentimeter lang sein.

4 **Verstellbarer Sitz** Kleine Kinder sollten im Wagen zu Mama oder Papa schauen, größere Kinder dürfen schon nach vorn blicken. Achten Sie deshalb darauf, dass sich der Sitz ohne Aufwand umbauen oder der Griffbügel („Schieber") schwenken lässt.

5 **Mitwachsende Teile** Bevorzugen Sie einen Wagen, dessen Fußstützen Sie an die Beinlänge anpassen können. Auch die Höhe des Schiebers sollte sich verstellen lassen – etwa damit große Eltern nicht gebückt gehen müssen.

6 **Kompakter Transport** Lassen Sie sich im Laden zeigen, wie man den Wagen zusammenklappt, und prüfen Sie, ob er in Ihren Kofferraum passt. Eine Transportsicherung sollte ein ungewolltes Aufklappen des Gestells verhindern.

7 **Vorsicht, Schadstoffe!** Verströmen Griffe einen auffallenden Geruch, kann das ein Hinweis auf Polyzyklische Aromatische Kohlenwasserstoffe (PAK) sein. Einige davon können Krebs erregen. In Polstern und Bezügen können Weichmacher (Phthalate) stecken, die die Fruchtbarkeit schädigen können. Orientierung bieten Textilsiegel wie Öko-Tex Standard 100, Global Organic Textile Standard (GOTS) und Toxproof.

AB IN DIE WICKELTASCHE!

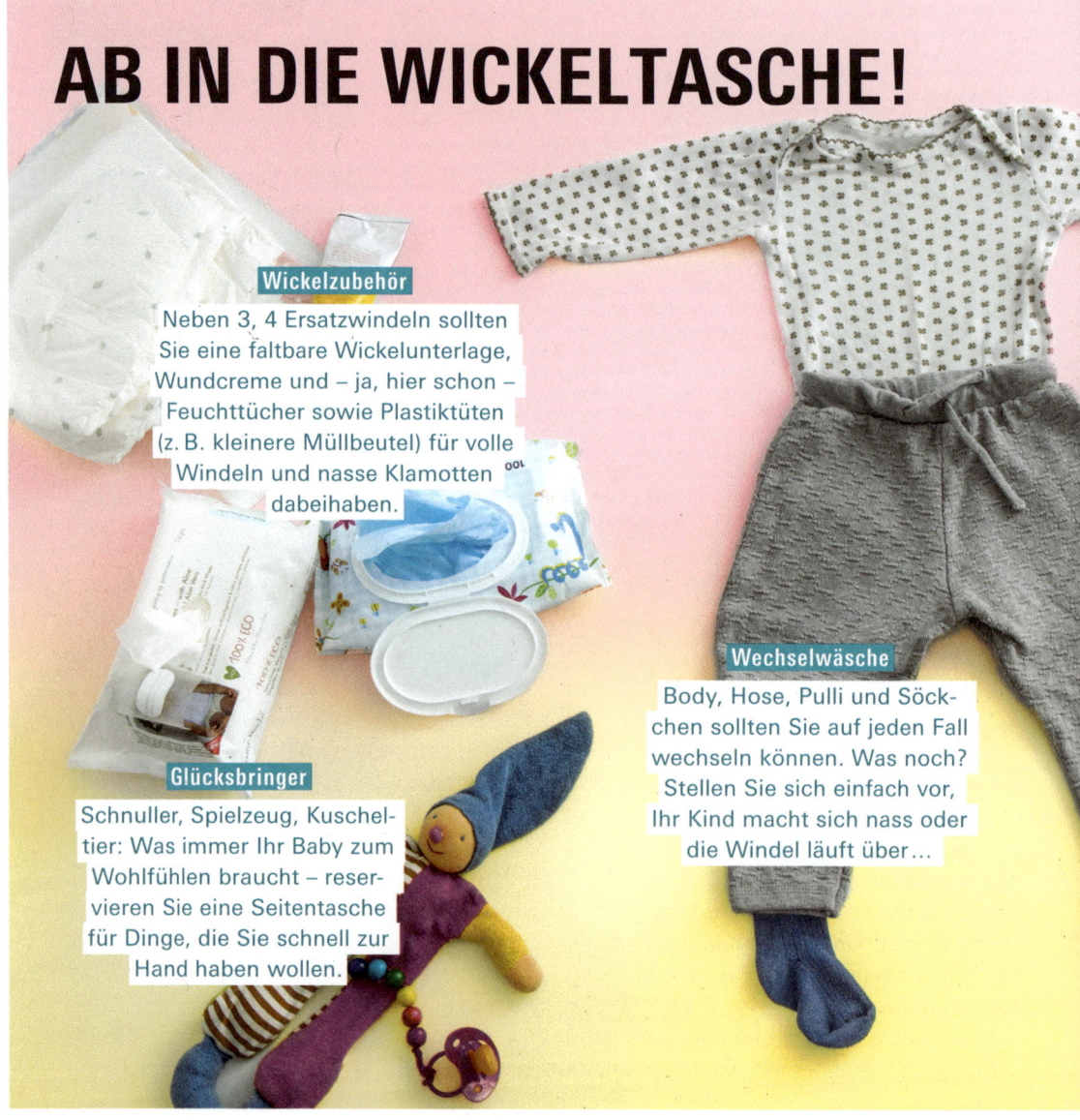

Wickelzubehör

Neben 3, 4 Ersatzwindeln sollten Sie eine faltbare Wickelunterlage, Wundcreme und – ja, hier schon – Feuchttücher sowie Plastiktüten (z. B. kleinere Müllbeutel) für volle Windeln und nasse Klamotten dabeihaben.

Glücksbringer

Schnuller, Spielzeug, Kuscheltier: Was immer Ihr Baby zum Wohlfühlen braucht – reservieren Sie eine Seitentasche für Dinge, die Sie schnell zur Hand haben wollen.

Wechselwäsche

Body, Hose, Pulli und Söckchen sollten Sie auf jeden Fall wechseln können. Was noch? Stellen Sie sich einfach vor, Ihr Kind macht sich nass oder die Windel läuft über…

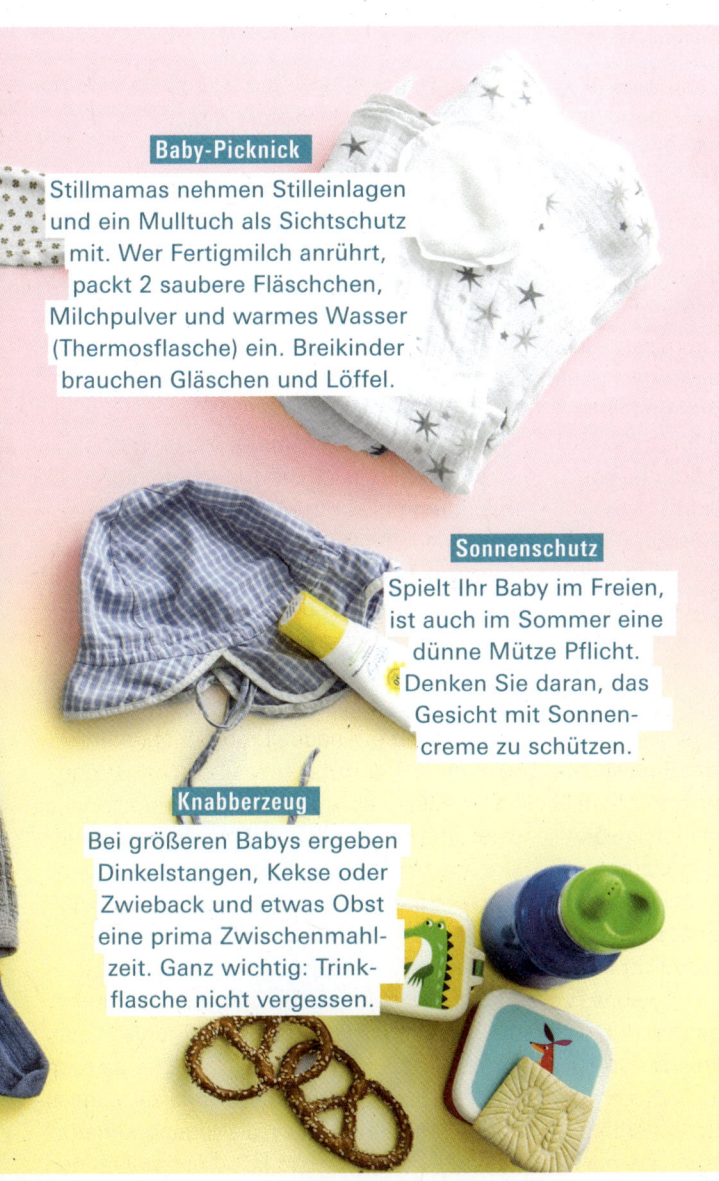

Baby-Picknick

Stillmamas nehmen Stilleinlagen und ein Mulltuch als Sichtschutz mit. Wer Fertigmilch anrührt, packt 2 saubere Fläschchen, Milchpulver und warmes Wasser (Thermosflasche) ein. Breikinder brauchen Gläschen und Löffel.

Sonnenschutz

Spielt Ihr Baby im Freien, ist auch im Sommer eine dünne Mütze Pflicht. Denken Sie daran, das Gesicht mit Sonnencreme zu schützen.

Knabberzeug

Bei größeren Babys ergeben Dinkelstangen, Kekse oder Zwieback und etwas Obst eine prima Zwischenmahlzeit. Ganz wichtig: Trinkflasche nicht vergessen.

GANZ EHRLICH: All die Dinge mitzunehmen, die Sie zu Beginn für unverzichtbar halten, wird nicht klappen. Weder das schicke Messenger Bag, noch der kompakte Rucksack oder die praktische Umhängetasche mit den 28 Fächern bieten dafür ausreichend Platz – und auch der Transportkorb des Kinderwagens sollte nicht schon beim Losgehen überquellen.

Sowohl für kleinere Ausflüge als auch für ausgewachsene Tagestouren gilt deshalb: Finden Sie heraus, was Sie wirklich brauchen – und lassen Sie den Rest weg! Heiße Kandidaten für die Streichliste sind verschiedene Sorten Snacks, das Fläschchenarsenal sowie Wechselwäsche für alle Eventualitäten.

Ins Gegenteil verkehren müssen Sie das Ganze aber auch nicht. Wer lässig mit nur einer Windel und einem Müllbeutel loszieht, muss am Ende noch andere Eltern anpumpen. Wobei – so kommt man in Kontakt…

ENTSPANNT VERREISEN MIT BABY AN BORD

Mit dem Kinderwagen Bus oder S-Bahn zu fahren kann Nerven kosten. In Stoßzeiten herrscht Gedränge, auch auf dem Stellplatz für Kinderwagen. Nicht jeder Zeitgenosse weicht freiwillig – böse Blicke sind da noch das Harmloseste. Mit etwas Pech fängt genau dann Ihr Baby an zu schreien.

Wenn schon der Alltag anstrengt, wie wird dann die erste große Reise? Stundenlang mit dem Baby in Auto, Bahn oder Flugzeug – kann das funktionieren?

Nicht zu lange Autofahrten

Babys sind ideale Reisegefährten. Sie schlafen viel und wollen sich nicht ständig bewegen. Wegen ihrer empfindlichen Wirbelsäule sollten Neugeborene jedoch nicht längere Zeit halb sitzend in einer Babyschale verbringen. Während viele Experten für die ersten drei Monate von langen Autofahrten abraten, halten andere nach sechs Wochen bis zu zwei Stunden für unbedenklich. Führt kein Weg an längeren Autofahrten vorbei, kommt der Kauf einer Babywanne in Frage. Darin können Säuglinge bis 10 Kilogramm Gewicht lange Fahrten rückenschonend im Liegen verbringen.

Bahnfahren mit Kindabteil

Ab 500 Kilometer Fahrstrecke sollten Sie trotzdem den Zug nehmen. In deutschen ICE- und IC-Zügen steht Familien mit Säugling zudem ein Kleinkindabteil zur Verfügung. Hier kann Ihr Baby krabbeln, spielen und auch mal schreien, ohne dass Mitreisende gleich die Augen verdrehen. Je nach Baureihe sind Größe und Ausstattung der Abteile unterschiedlich. In jedem Fall empfiehlt es sich, frühzeitig zu reservieren.

Im Flugzeug besser mit Extrasitz

Die meisten Airlines nehmen schon Neugeborene mit. Trotzdem sollten Sie mit dem ersten Flug warten, bis sich der Familienalltag eingespielt und Ihr Baby eventuelle Drei-Monats-Koliken hinter sich hat. Nehmen Sie Ihr Baby auf den Schoß, muss es bei Start und Landung gesichert werden, etwa mit einem Schlaufengurt. Besser ist es, einen separaten Sitzplatz zu buchen und darauf die Babyschale oder einen privaten Kindersitz zu befestigen. Fragen Sie vor dem Flug bei der Airline nach, welche Sitze in Frage kommen, was sie anbietet und was ein separater Platz fürs Baby kostet.

WIE KOMME ICH VON A NACH B?

Für viele Eltern stellt sich die Frage bereits, wenn sie mit ihrem Neugeborenen Klinik oder Geburtshaus verlassen. So viel vorab: Schwester oder Hebamme werden wahrscheinlich nur mit den Schultern zucken.

Tipp: mit Auto oder Taxi nach Hause fahren und eine Babyschale verwenden. Clevere haben bereits vor der Geburt mit einer Puppe geübt, wie das mit dem Hineinsetzen und Anschnallen funktioniert. Bravo!

Nach ein paar Wochen sind meist Alternativen zum sperrigen Kinderwagen gefragt. Klar gibt es die – doch sind sie meist nicht Ersatz, sondern Ergänzung, und das oft auch erst, wenn Ihr Baby sitzen kann.

Babyschale

Das bringt's In einer Schale fahren Säuglinge sicher im Auto mit – entgegen der Fahrtrichtung. Ihr Kind ist so bei einem Frontalaufprall besser geschützt, da der gesamte Rücken großflächig in die Schale gedrückt wird.

So geht's Der richtige Platz ist hinter dem Beifahrer, auf der verkehrsabgewandten Seite. Die Schale befestigen Sie mit Isofixbasis oder dem Gurt. Ihr Kind darf nicht zu flach darin liegen, doch eine halb sitzende Position belastet seine Wirbelsäule. Fahrten sollten deshalb in den ersten drei Monaten höchstens 20 Minuten dauern.

Fazit Beste Wahl für Babys bis 15 Monate. Die Schale lässt sich samt Baby bequem ein- und ausbauen.

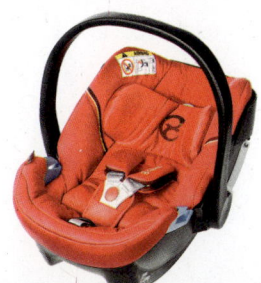

Autokindersitz

Das bringt's Kindersitze sollen Rundumschutz bieten. Sie orientieren sich an Körpergröße (iSize-Norm) oder -gewicht (ECE R 44) und decken eine Altersspanne ab. Sie sind deshalb für größere Kinder konstruiert (siehe S. 148). Eventuell erhältliche Sitzverkleinerungen vermindern oft die Sicherheit.

So geht's Für Babys eignet sich ein iSize-Sitz oder ein Modell bis 18 oder 25 Kilogramm Körpergewicht. Dieser sollte sich entgegen der Fahrtrichtung montieren lassen. Für iSize-Sitze ist das bis zu 15 Monaten Pflicht.

Fazit Steigen Sie erst nach der Babyschale auf einen Kindersitz um. Gute Sitze, die von Geburt an mitwachsen, gibt es kaum.

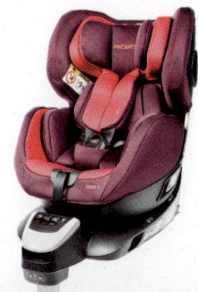

Tragetuch

Das bringt's Im Tragetuch hat Ihr Baby stets Körperkontakt zu Ihnen. Sie selbst haben freie Hände und kommen auch am Strand voran.

So geht's Das Tuch sollte etwa 5 x 0,7 Meter messen. Für ein Neugeborenes binden Sie es als Wickelkreuztrage: Die Beine des Babys sind bis auf Nabelhöhe angehockt und leicht nach außen gespreizt. Hüftgelenke und Wirbelsäule werden so nicht unnötig belastet. Eine Stoffbahn sollte das Köpfchen stützen. Anleitungen finden Sie im Internet. Es gibt auch Tragekurse – fragen Sie Ihre Hebamme.

Fazit Optimal, um seinem Baby möglichst viel Nähe zu geben. Das Tuch macht Eltern mobiler und flexibler.

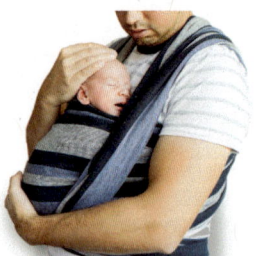

Babytrage

Das bringt's Kein Binden, nur umschnallen – gerade für kürzere Wege ist eine Trage praktisch. Wie ein Tragetuch lässt sie sich bei Kälte unter der Jacke verstecken. Dennoch ist der Körperkontakt weniger eng.

So geht's Messen Sie in der Anhock-Spreiz-Position den Abstand zwischen den Kniekehlen und stellen Sie – falls möglich – die korrekte Stegbreite ein. Die Trage sollte eine Kopfstütze haben. Tragen Sie Ihr Baby stets vorn mit dem Gesicht zu Ihnen.

Fazit Erfahrungsgemäß motiviert eine Trage eher als ein Tuch auch Männer dazu, ihr Kind zu tragen. Dazu sollte die Trage komfortabel verstellbar sein.

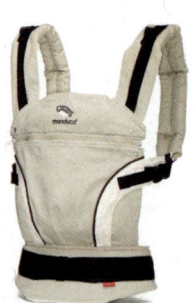

Tragerucksack (Kraxe)

Das bringt's Vor allem Trekking-Fans greifen gern zu einem Tragerucksack, sobald ihr Kind sitzen kann. Viele Modelle sind bequem, einfach bedienbar und bieten Platz für Windeln und Proviant. Oft sitzt das Baby jedoch zu gerade und mit herunterhängenden Beinen.

So geht's Die Kraxe sollte gut gepolstert sein und ein „Schlafkissen" haben. Wichtig sind auch Anschnallgurte, Wetterschutz sowie verstellbare Fußstützen, die das Baby stärker in Anhock-Spreiz-Haltung bringen.

Fazit In den meisten Fällen tut's auch ein Tragetuch oder eine Babytrage. Eine Kraxe lohnt sich für mehrtägige Touren oder wenn Sie sehr viel Gepäck haben.

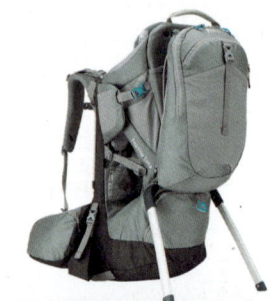

Fahrradkindersitz

Das bringt's Kann ein Baby sicher sitzen, etwa ab 9 Monaten, darf es aufs Fahrrad der Eltern. Ein Extra an Mobilität! Es gibt Sitze für vorn und hinten. In beiden Gruppen gibt es sichere und bequeme Modelle.

So geht's Nehmen Sie Ihr Rad mit zum Sitzkauf. Spezielle Rahmen können eine Montage erschweren oder verhindern. Lassen Sie checken, ob Bowdenzüge verlegt oder Sattelfedern umhüllt werden müssen. Setzen Sie Ihrem Kind einen Helm auf. Parken Sie das Rad nie mit Kind im Sitz.

Fazit Am besten ausprobieren: Vordersitze erfordern einen breitbeinigen Fahrstil, Rücksitze schaukeln sich eventuell auf.

Fahrradanhänger

Das bringt's Bei Unfällen sind Kinder aufgrund von Pufferzonen im Anhänger besser geschützt als auf dem Fahrradsitz.

So geht's Vor dem Kauf prüfen Sie, ob Ihr Kind einsteigt und sitzen bleibt. Für Babys ist ein ergonomischer Sitz ratsam. Setzen Sie Ihrem Kind einen Helm auf und gurten Sie es an. Dank Rückspiegel behalten Sie es im Auge. Üben Sie zunächst abseits der Straße. Wichtig: Viele Anhänger lassen sich zum Buggy oder (ab 12 Monate) zum Jogger umbauen.

Fazit Testen Sie mit Ihrem Rad mehrere Modelle. Diese sollten ein Rücklicht haben und möglichst wenig Schadstoffe enthalten.

Buggy-Fahrrad

Das bringt's Fahrräder mit drei Rädern und Kinderwagenfunktion eignen sich für Eltern, die mit Baby zum Einkaufen radeln oder Radtouren machen wollen und Anhängern nicht vertrauen. Einige lassen sich mit wenigen Handgriffen vom Rad in einen Buggy verwandeln.

So geht's Prüfen Sie beim Kauf, ob das Modell für Ihr Baby schon geeignet ist. Lasten- und Transporträder eignen sich erst für größere Kinder. Sichern Sie Ihr Baby mit einem Gurt oder Schutzbügel und lassen Sie es nur mit Helm mitfahren.

Fazit Alternative für Sportliche. Bei den meisten Modellen schaut das Kind jedoch nach vorn – sie eignen sich nicht für Babys.

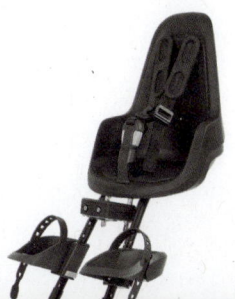
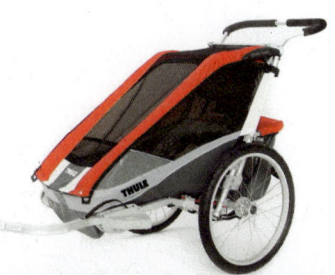
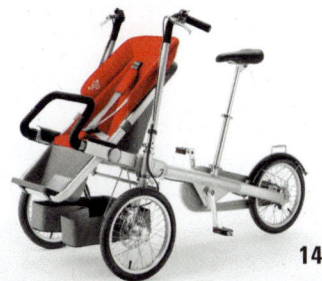

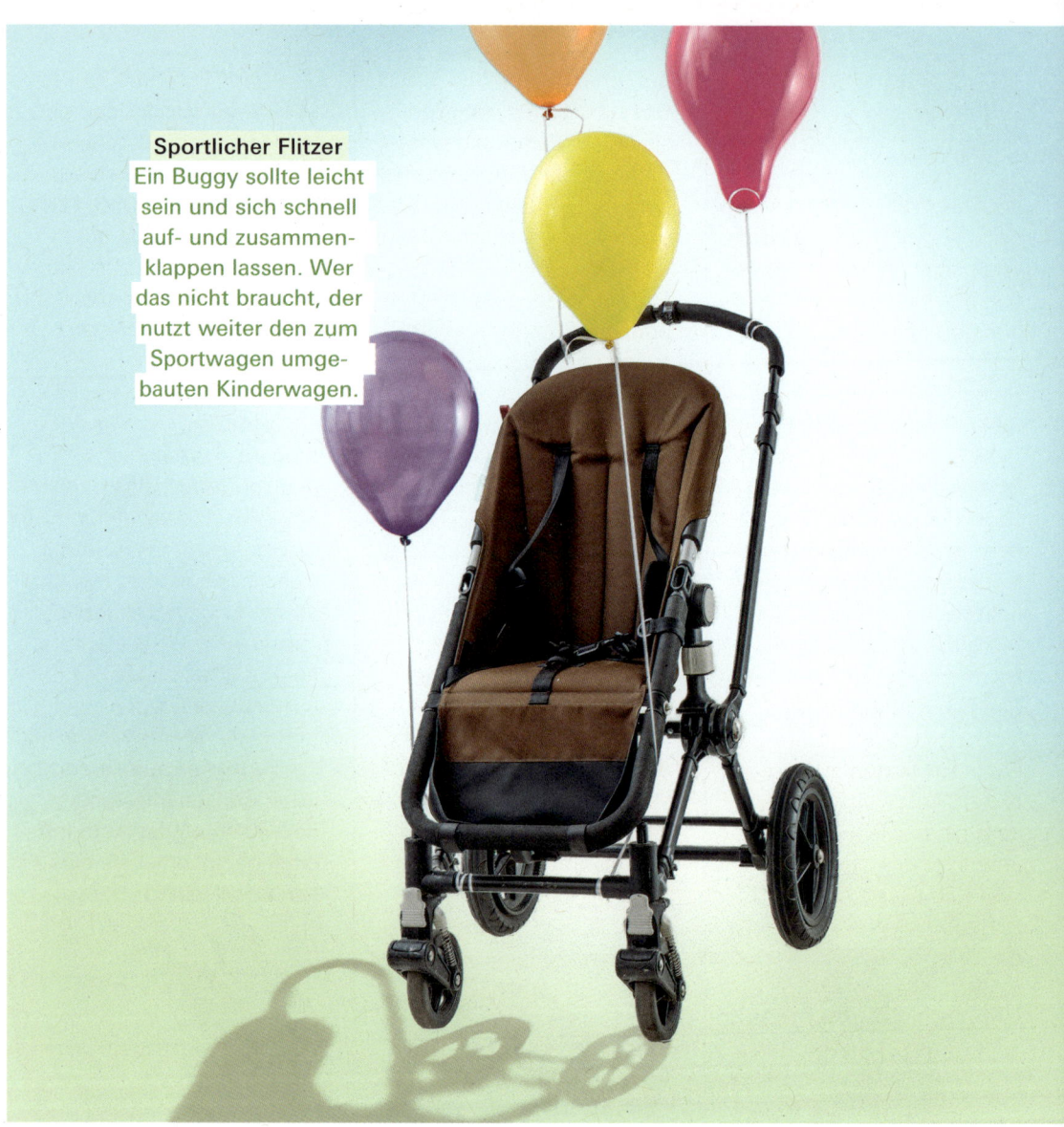

Sportlicher Flitzer
Ein Buggy sollte leicht
sein und sich schnell
auf- und zusammen-
klappen lassen. Wer
das nicht braucht, der
nutzt weiter den zum
Sportwagen umge-
bauten Kinderwagen.

AUFGEKLAPPT UND LOSGEDÜST

Buggys sind leicht, kompakt und klappbar. Laut Anbieter eignen sich manche Modelle schon für Neugeborene. Von Beginn an auf einen Buggy setzen sollten Eltern trotzdem nicht. Babys brauchen zum Liegen eine ebene Fläche – und die können Buggys nicht bieten. Zudem sind manche Modelle nicht kindgerecht konstruiert oder enthalten Schadstoffe. Und bei Topmodellen hält sich auch der Spareffekt in Grenzen.

Wer braucht einen Buggy? Kinder, die so groß und agil sind, dass sie nicht mehr im Kinderwagen bleiben wollen, können in einen Buggy umziehen. Auch für die Eltern ist das praktisch. Ein Buggy lässt sich mit wenigen Handgriffen, oft einhändig, zusammenklappen, sodass er in den Kofferraum passt und dort recht wenig Platz benötigt.

Ab wann eignet er sich? Einen Buggy sollten Sie erst dann verwenden, wenn Ihr Kind sicher sitzt, also zwischen dem 6. und 9. Monat. Kein Buggysitz in unserem letzten Test ließ sich komplett umlegen – für kleinere Babys sind die Tragetasche des Kinderwagens oder eine Babywanne besser. Darin können sie auch auf der Seite oder dem Bauch liegen.

Was ist beim Kauf wichtig? Achten Sie darauf, dass sich der Sitz für Nickerchen möglichst flachlegen lässt. Die Lehne sollte mindestens 50 Zentimeter lang sein, damit der Kopf größerer Kinder nicht darüber hinausragt. Der Sitz sollte breit, aber nicht zu tief sein, damit das Kind nicht mit überbeugter Hüfte darin sitzt. Die Oberschenkel sollten auf dem Sitz aufliegen, die Knie einen 90-Grad-Winkel bilden und die Füße auf der Fußstütze stehen. Diese sollte verstellbar sein, was jedoch nur selten der Fall ist. Für Eltern über 1,80 Meter sollte der Schieber eine Höhe von mindestens 1,11 Meter haben – sonst müssen sie gebückt gehen.

Wie sieht es mit Schadstoffen aus? In unserem aktuellen Test fanden sich in einigen Schiebegriffen aus Schaumstoff kurzkettige Chlorparaffine. Diese sollen die Griffe weich machen, reichern sich aber in Organismen an und stehen im Verdacht, Krebs zu erregen. Nimmt etwa eine stillende Mutter solche kurzkettigen Chlorparaffine über ihre Haut auf, gibt sie sie mit der Muttermilch an ihr Kind weiter. Ob der weiche Griff eines Modells belastet ist, erkennen Sie nicht selbst. Im Zweifel entfernen Sie den Griff oder streifen eine Socke darüber. Griffe aus Hartplastik waren dagegen in unserem Test „sauber".

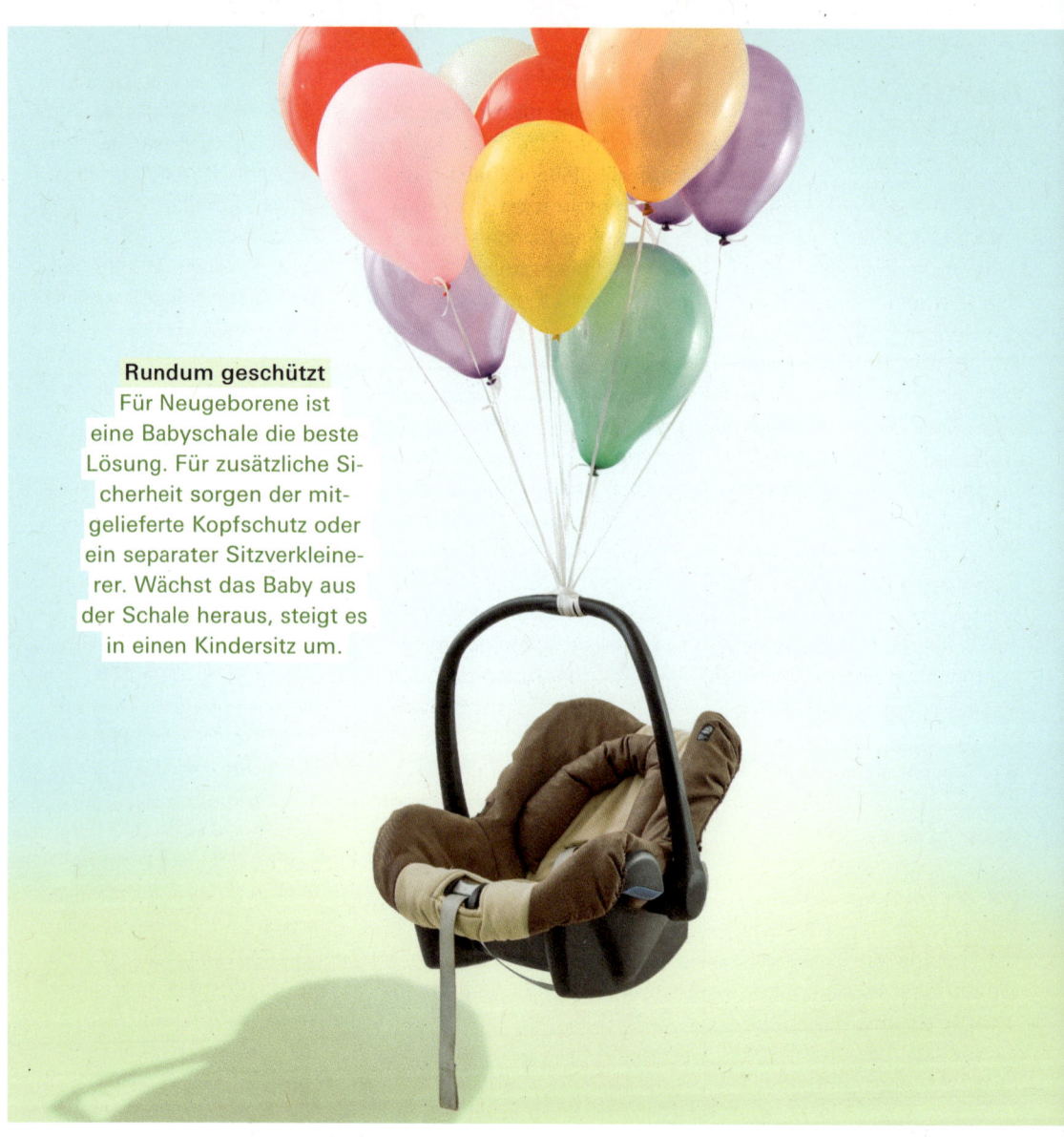

Rundum geschützt
Für Neugeborene ist
eine Babyschale die beste
Lösung. Für zusätzliche Sicherheit sorgen der mit-
gelieferte Kopfschutz oder
ein separater Sitzverkleine-
rer. Wächst das Baby aus
der Schale heraus, steigt es
in einen Kindersitz um.

AUS DER SCHALE IN DEN SITZ

Im Auto sind Kinder gefährdet. Vor allem Babys halten die bei einem Unfall wirkenden Kräfte kaum aus. Schon ein Aufprall mit Tempo 30 kann fatale Folgen haben. Umso wichtiger, dass ein guter Sitz Ihr Kind schützt. Doch „gut" ist längst nicht jedes Modell. Auf test.de finden Sie eine Datenbank mit aktuellen Testergebnissen.

1 **Größe auswählen** Steigen Sie nach der Babyschale auf einen Sitz um, der ab 9 Kilogramm Körpergewicht geeignet ist. Diesen können Sie dann – je nach Klasse – verwenden, bis Ihr Kind 18, 25 oder sogar 36 Kilogramm wiegt.

2 **Richtig befestigen** Seit 2014 müssen Neuwagen mit Isofix-Halterungen ausgerüstet sein, an denen Sie den Kindersitz sicher befestigen können. Manche Sitze haben einen separaten Fangkörper für Kleinkinder, den Sie per Autogurt vor dem Körper Ihres Babys befestigen. Bei anderen Modellen schnallen Sie Ihr Kind mit dem Hosenträgergurt des Sitzes an. Hat Ihr Wagen kein Isofix, fixieren Sie den Kindersitz mit dem Autogurt. Es gibt auch Modelle, die Sie mit einem Stützfuß am Boden gegen Kippen sichern.

3 **Rückwärts einbauen** Transportieren Sie Ihr Kind so lange wie möglich mit dem Rücken zur Fahrtrichtung – mindestens aber, bis es sicher laufen kann. Dazu muss sich der Kindersitz rückwärts montieren lassen. „Reboarder" ermöglichen den Transport gegen die Fahrtrichtung bis zu 18 oder 25 Kilogramm Körpergewicht. In Sitzen der iSize-Norm ist Rückwärtsfahren für Kinder bis zu 15 Monaten sogar zwingend vorgeschrieben.

4 **Prüfsiegel checken** Achten Sie beim Kauf auf das Prüfsiegel ECE R 44 mit Prüfnummer 03 oder 04. Der orangefarbene Aufkleber garantiert, dass der Sitz nach der neuesten Norm getestet und zugelassen ist. iSize-Kindersitze sind mit dem Siegel ECE R 129 gekennzeichnet.

5 **Vor dem Kauf testen** Bevor Sie einen Autokindersitz kaufen, lassen Sie Ihr Kind probesitzen. Prüfen Sie Passform und Komfort. Bauen Sie den Sitz in Ihr Auto ein. Dabei fallen Probleme schnell auf, etwa zu kurze Gurte oder fehlender Einbauplatz.

6 **Aus erster Hand** Nach einem Unfall gehört ein Kindersitz in den Müll. Kaufen Sie ihn nur dann gebraucht, wenn Sie Herkunft und Vorgeschichte kennen – und Gurte, Polster sowie Gebrauchsanleitung noch vorhanden sind. Finger weg von Flohmarktkäufen!

SITZEN, KRABBELN, STEHEN

Vergleichen ist Volkssport – ob in der Krabbelgruppe oder auf dem Spielplatz. Immer geht es darum, was das eigene Kind schon kann – und wie weit Altersgenossen sind.

Fällt der Vergleich positiv aus – wunderbar. Falls nicht, ertappen sich selbst coole Eltern bei der Frage, ob ihr Kind nicht längst sitzen, krabbeln oder laufen müsste.

Keine Sorge: Ihr Kind wird alles lernen – in seinem eigenen Tempo. Wann es so weit ist, dafür gibt es nur Anhaltspunkte.

Monat 1 bis 3

Nach der Geburt und in den ersten Lebenswochen sind die meisten Bewegungen reflexgesteuert. Hat Ihr Baby Hunger, veranlasst es der Suchreflex dazu, durch Kopf- und Mundbewegungen die Brust zu suchen. Der Saugreflex zwingt es dazu, an allem zu saugen, was ihm vor und in den Mund kommt. Berühren Sie seine Handfläche, greift es fest zu – der so genannte Greifreflex. Ab dem dritten Monat werden diese drei Reflexe abgelöst – der Suchreflex etwa durch Schreien und Weinen.

Im ersten Monat beginnt Ihr Baby damit, in Bauchlage für kurze Zeit sein Köpfchen zu heben – was für eine Anstrengung! Das Strampeln der Beine wird mit der Zeit gezielter. Ihr Baby fängt an, seine Fäuste zu öffnen und Dinge zu greifen. Es lernt, seine Hände vor dem Körper zusammen- und zum Mund zu führen.

Extra-Tipp: Eine Spieldecke auf dem Boden ist der perfekte Ort für das Bewegungstraining, ein Spielbogen oder Babytrainer fördert die motorische Entwicklung.

Monat 4 bis 6

Im 4. Monat wird Ihr Baby anfangen, nach Dingen vor seinem Gesicht zu greifen – gern auch nach Ihrer Nase. Es lernt, Gegenstände in einer Hand zu halten und sie in die andere Hand zu übergeben.

Energisches Strampeln kräftigt die Bauch- und Rückenmuskulatur. Bald wird sich Ihr Kind aus eigener Kraft vom Rücken auf die Seite rollen. Auf dem Wickeltisch ist ab dann erhöhte Vorsicht geboten.

Früher oder später rollt sich Ihr Baby vom Rücken über die Seite auf den Bauch. Außerdem ist es in der Lage, seinen Oberkörper vom Boden abzuheben und sich mit den Unterarmen abzustützen.

Extra-Tipp: Wie Brillen und Haare sind jetzt auch Ketten und Ohrringe faszinierend. Zieht Ihr Kind daran und tut Ihnen weh: Am besten auf Hängeschmuck verzichten.

Monat 7 bis 9

Immer geschickter benutzt Ihr Kind seine Finger. Es greift mit beiden Händen nach

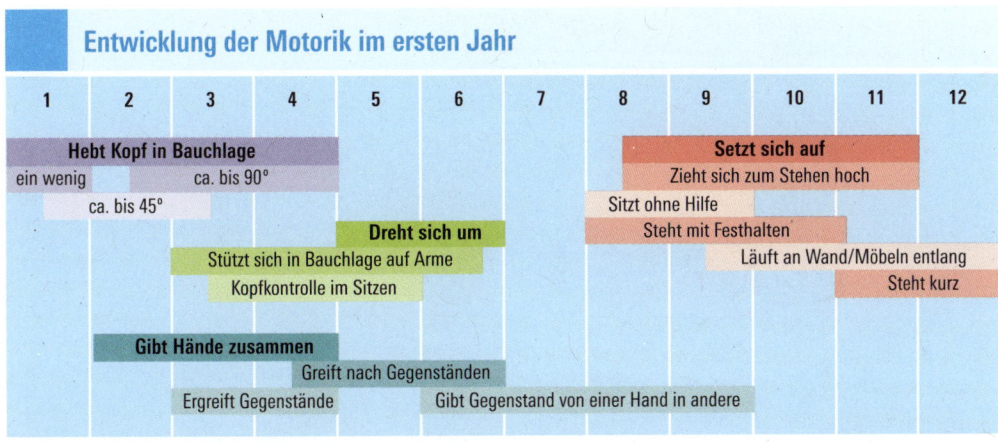

Entwicklung der Motorik im ersten Jahr

1	2	3	4	5	6	7	8	9	10	11	12

Hebt Kopf in Bauchlage
ein wenig
ca. bis 90°
ca. bis 45°

Setzt sich auf
Zieht sich zum Stehen hoch
Sitzt ohne Hilfe
Steht mit Festhalten
Läuft an Wand/Möbeln entlang
Steht kurz

Dreht sich um
Stützt sich in Bauchlage auf Arme
Kopfkontrolle im Sitzen

Gibt Hände zusammen
Greift nach Gegenständen
Ergreift Gegenstände
Gibt Gegenstand von einer Hand in andere

Quelle: www.med4you.at

Gegenständen und hält sie fest. Mit Daumen und Zeigefinger erfasst es auch kleinere Dinge mit dem „Scherengriff", später auch sehr kleine im „Pinzettengriff".

Ihr Kind wird mobil, indem es rollt und anfängt zu robben. Die meisten Kinder können sich aus eigener Kraft aufrichten und bald danach sitzen. Und: Viele beginnen jetzt, sich an Gegenständen hochzuziehen.

Extra-Tipp: Überprüfen Sie spätestens jetzt Ihre Wohnung in punkto Sicherheit (siehe S. 210). Achten Sie darauf, dass Ihr Baby nicht zu lange sitzt. Seine Muskeln müssen sich erst an die Belastung gewöhnen.

Monat 10 bis 12

Im letzten Viertel des ersten Jahres lernt Ihr Baby krabbeln. Zuerst wippt und schaukelt es im Vierfüßlerstand, bevor es die Beine unter den Körper zieht und sich in Bewe-

gung setzt. Dabei kann es umfallen, da es erst lernen muss, die Balance zu halten.

Viele Babys überspringen diesen Schritt und probieren sofort die ersten Schritte. Das ist nur dann ein Problem, wenn eine Blockade im Nacken- der Schulterbereich Ihr Kind am Krabbeln hindert und es sich dadurch sehr untypisch bewegt. Setzen Sie möglichst wenige Grenzen. Auch „Treppenkrabbeln" sollte unter Aufsicht erlaubt sein.

Sitzt Ihr Kind öfter auf den Fersen und kann es aufrecht knien, ist es nicht mehr weit bis zum Stehen. Aus dieser Position kann es sich gut in den Stand hochziehen. Bis es allerdings selbstständig laufen kann, wird noch eine ganze Weile vergehen.

Extra-Tipp: Kommt Ihr Baby beim Krabbeln nicht richtig in Gang, krabbeln Sie mit oder halten Sie ihm in etwas Abstand einen Ball oder Ihre geschlossene Hand hin.

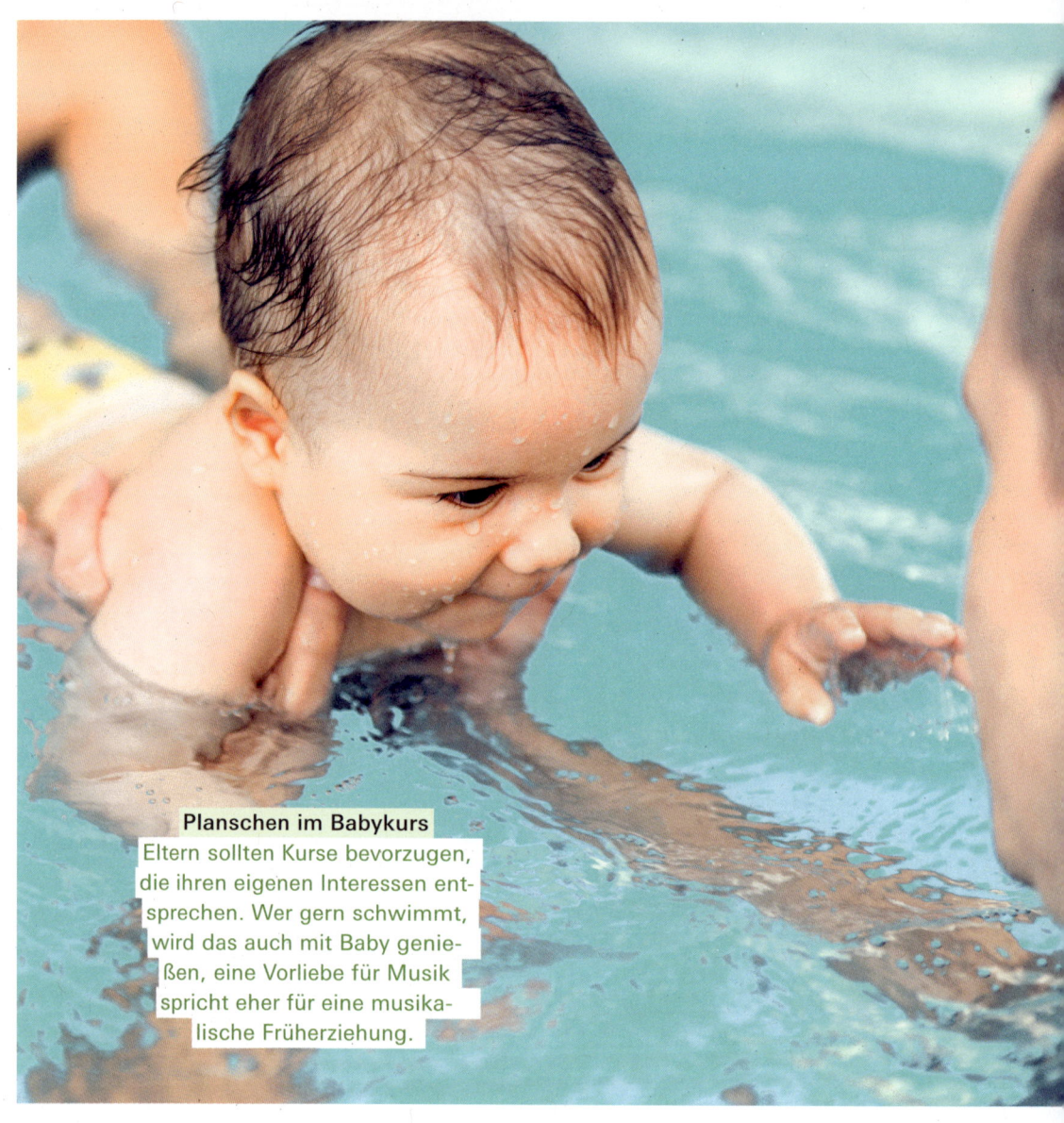

Planschen im Babykurs
Eltern sollten Kurse bevorzugen,
die ihren eigenen Interessen entsprechen. Wer gern schwimmt,
wird das auch mit Baby genießen, eine Vorliebe für Musik
spricht eher für eine musikalische Früherziehung.

SPIEL, SPASS UND BEWEGUNG

„Frühförderung" – unter diesem Begriff können Sie Ihr Baby in einer Gruppe Gleichgesinnter massieren, mit ihm im Wasser planschen, singen und vieles mehr. Das ist gut für eine intensive Beziehung und fördert die Entwicklung. Sie müssen jedoch nicht jeden verfügbaren Kurs besuchen. Zwei Termine pro Woche reichen völlig. Dazwischen lassen Sie Ihrem Kind Zeit, seine Eindrücke zu verarbeiten.

1 Krabbelgruppe Anbieter sind oft Mütterzentren, Kirchengemeinden, aber auch Privatpersonen. Eltern und Babys sollen hier Kontakte knüpfen. Je nach Alter spielen und singen die Kinder allein oder zusammen, während die Eltern sich austauschen. Für viele frischgebackene Mütter und Väter ist eine Krabbelgruppe wichtiger Anlaufpunkt und Forum zum Informationsaustausch.

2 Pekip Kurse im Rahmen des „Prager Eltern-Kind-Programms" finden in Räumen statt, in denen Babys unbekleidet mit anderen ihren Bewegungsdrang entdecken. Unter Anleitung eines geschulten Gruppenleiters animieren Eltern ihr Kind dazu, Arme und Beine zu bewegen, einen Ball zu greifen etc. So können sie es aktiv in seiner Entwicklung begleiten. Mit Pekip können Sie wenige Wochen nach der Geburt beginnen. Vergleichbare Angebote sind EIBa, Delfi, Pikler und FenKid.

3 Babymassage Hier lernen Sie, durch gezieltes Streicheln bestimmte Reflexzonen Ihres Babys zu stimulieren. Dadurch wird es ruhiger, baut Spannung ab und schläft besser. Auch Verdauung und Abwehrkräfte werden gestärkt. Geeignet zwischen 3. Woche und 7. Monat. Vergleichbar sind Baby-Shiatsu und Baby-Yoga.

4 Babyschwimmen Babys ab 3 Monaten lernen das Element Wasser kennen – und ihre Eltern Griffe und Techniken, um die Bewegungen ihrer Kinder zu unterstützen. Gymnastische Übungen und Spiele fördern gezielt den Gleichgewichtssinn und die motorische Entwicklung.

5 Musikgarten Babys werden angeregt, mit ihren Eltern zu musizieren. Dazu gehören Tanzen und Singen, musikalische Spiele und einfache Instrumente wie Glöckchen und Rasseln. Kinder sollen so frühzeitig ein Verhältnis zu Klängen und Rhythmen entwickeln. Anfängerkurse sind für Babys ab sechs Wochen geeignet. Anbieter sind etwa Musikschulen, Familienbildungsstätten und Gemeindezentren.

ROLLATOR?

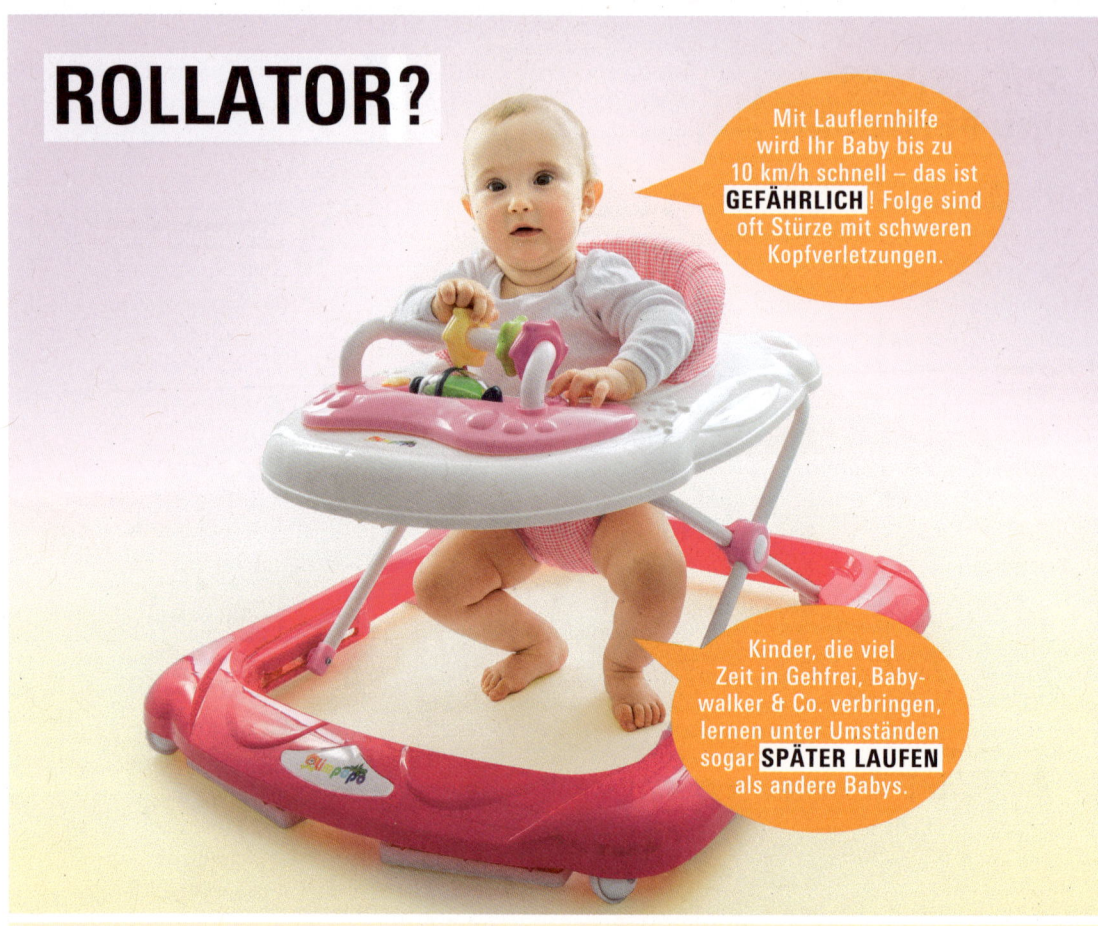

Mit Lauflernhilfe wird Ihr Baby bis zu 10 km/h schnell – das ist **GEFÄHRLICH**! Folge sind oft Stürze mit schweren Kopfverletzungen.

Kinder, die viel Zeit in Gehfrei, Babywalker & Co. verbringen, lernen unter Umständen sogar **SPÄTER LAUFEN** als andere Babys.

PLASTIKGESTELLE AUF ROLLEN helfen Babys angeblich beim Laufenlernen. Das Kind sitzt im eingebauten Sitz und bewegt den Wagen mit den Füßen durch den Raum. Das hat mit dem natürlichen Bewegungsablauf nur wenig zu tun. Da viele Eltern den „Babywalker" oder „Gehfrei" als vermeintlich sicheres Verwahrgerät nutzen und unaufmerksam sind, sorgen Lauflernhilfen immer wieder für schwere Unfälle. Sei es, dass das Baby die Treppe hinunterstürzt – sei es, dass es aufgrund der größeren Reichweite einen heißen Topf vom Herd reißt.

FREESTYLE!

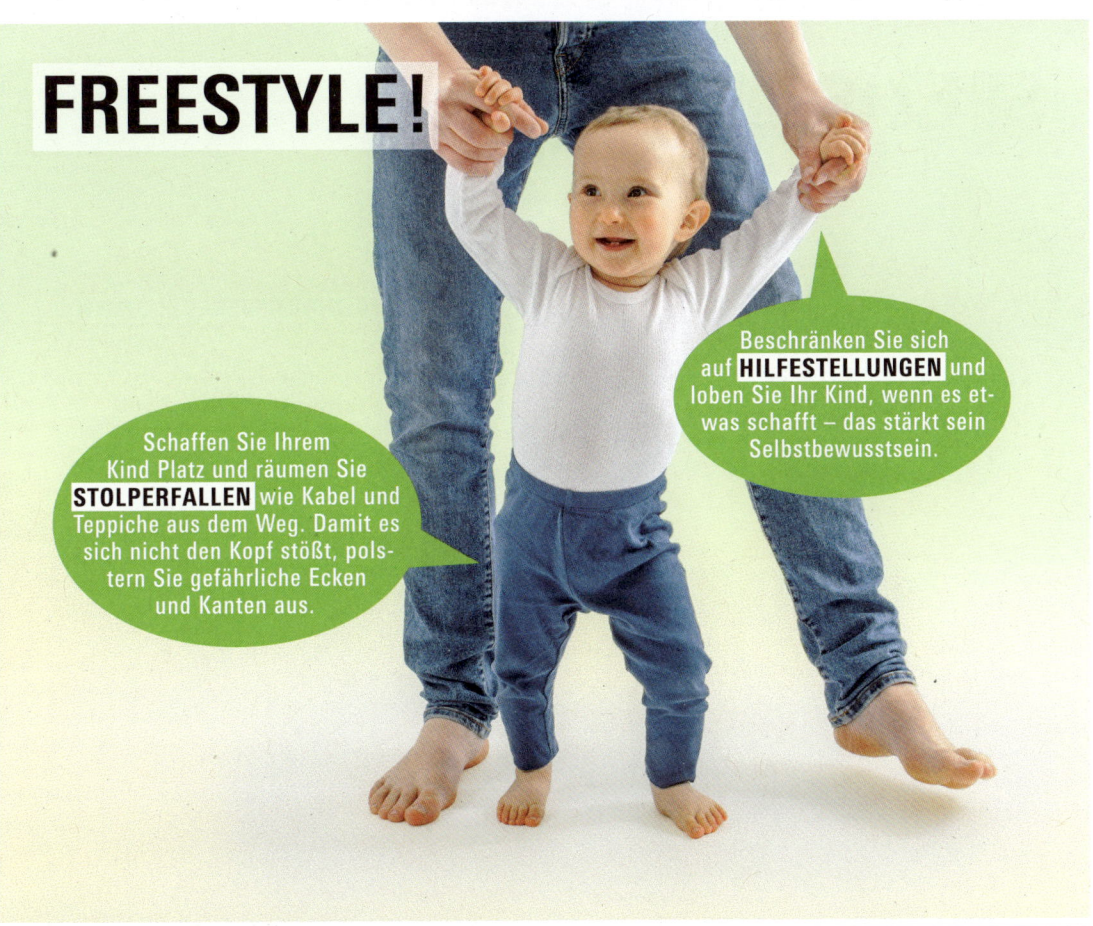

Schaffen Sie Ihrem Kind Platz und räumen Sie **STOLPERFALLEN** wie Kabel und Teppiche aus dem Weg. Damit es sich nicht den Kopf stößt, polstern Sie gefährliche Ecken und Kanten aus.

Beschränken Sie sich auf **HILFESTELLUNGEN** und loben Sie Ihr Kind, wenn es etwas schafft – das stärkt sein Selbstbewusstsein.

DIE ERSTEN SCHRITTE werden für Ihr Kind ein ganz besonderes Erlebnis. Geben Sie Ihm die Chance, sich ohne unterstützende Geräte an diesen Moment heranzutasten und seine Fähigkeiten immer weiter zu verfeinern. Fest stehende Möbel leisten beim Steh- und Gehtraining bessere Dienste als jeder „Baby-Rollator". Geben Sie Ihrem Kind möglichst viel Bewegungsfreiheit – aber animieren Sie es nicht zu früh zum Laufen. Ist der Moment da, reichen Sie ihm Ihre Hand und sprechen Sie ihm Mut zu, falls die ersten Versuche auf dem Popo enden.

SPEZIELLE SCHUHE?

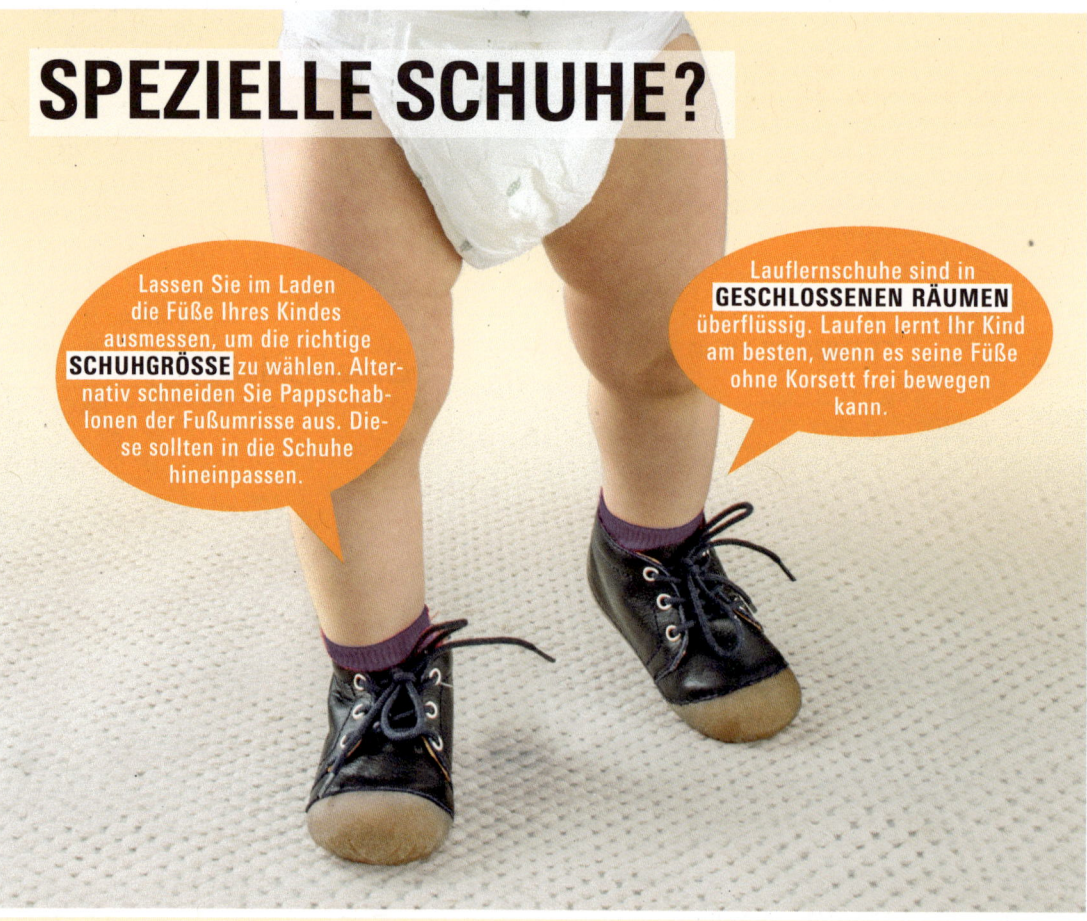

Lassen Sie im Laden die Füße Ihres Kindes ausmessen, um die richtige **SCHUHGRÖSSE** zu wählen. Alternativ schneiden Sie Pappschablonen der Fußumrisse aus. Diese sollten in die Schuhe hineinpassen.

Lauflernschuhe sind in **GESCHLOSSENEN RÄUMEN** überflüssig. Laufen lernt Ihr Kind am besten, wenn es seine Füße ohne Korsett frei bewegen kann.

OHNE SCHUHE GEHT'S NICHT – zumindest auf dem Gehweg, auf dem Spielplatz und überall da, wo Kälte herrscht und Verletzungen drohen. Für Laufanfänger darf es draußen gern ein spezieller Schuh sein: ein Modell mit flexibler Sohle und verstärkter Fersenkappe. Bei manchen Schuhen zeigt die Spitze leicht nach oben. Das soll das Kind vor dem Stolpern schützen und das Abrollen über den Ballen erleichtern. Damit das auch klappt, sollte die Sohle des Lauflernschuhs so flexibel sein, dass Sie sie ohne großen Kraftaufwand mit der Hand biegen können.

PERFEKTE FÜSSE!

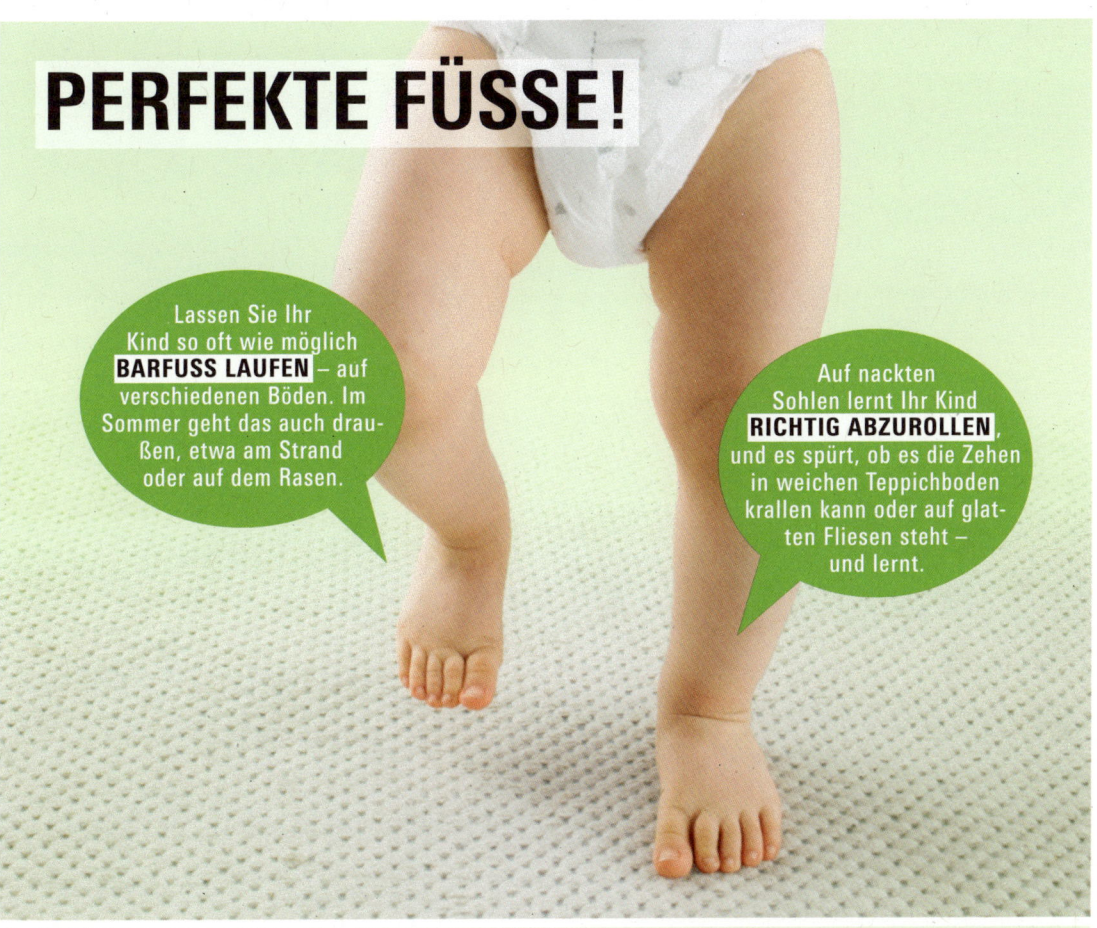

Lassen Sie Ihr Kind so oft wie möglich **BARFUSS LAUFEN** – auf verschiedenen Böden. Im Sommer geht das auch draußen, etwa am Strand oder auf dem Rasen.

Auf nackten Sohlen lernt Ihr Kind **RICHTIG ABZUROLLEN**, und es spürt, ob es die Zehen in weichen Teppichboden krallen kann oder auf glatten Fliesen steht – und lernt.

BARFUSS LÄUFT AM BESTEN, diese Meinung vertreten die meisten Kinderärzte. Sogar Söckchen sollten Eltern wenn möglich weglassen. Das wiederum stärkt Knochen und Sehnen. Wer Angst hat, sein Baby könnte auf glatten Böden ausrutschen oder Eisfüße bekommen, greift zu rutschfesten Socken mit Noppen. Auch Krabbelschuhe mit weicher Wildledersohle sind für zu Hause geeignet. Bevorzugen Sie Schuhe aus chromfrei gegerbtem Leder. Andere Modelle enthalten Chromat, das bei Hautkontakt Krebs und Allergien auslösen kann.

Spielen ist für Babys unersetzlich: Auf diese Weise lernen sie sich und ihre Umwelt kennen und entwickeln wichtige geistige Fähigkeiten. Spielzeug? Nicht nötig. Viel spannender sind die eigenen Hände und Füße sowie Gesichter und Stimmen der Eltern. Was Babys aber sehr wohl brauchen, sind Nähe und Anregungen.

NEUGIERIG
UND VERSPIELT

BEIM SPIELEN ENTDECKEN BABYS DIE WELT

„Das ist der Daumen, der schüttelt die Pflaumen." Obwohl Ihr Baby mit wenigen Monaten weder die Wörter „Daumen" noch „Pflaumen" kennt und auch nicht weiß, was „schütteln" bedeutet, wird es solche kleinen Spiele lieben. Eines nach dem anderen nehmen Sie dabei seine Fingerchen in die Hand und streichen sanft darüber: „Der hebt sie auf, der bringt sie nach Haus und der Kleine isst sie alle auf." Es ist dieser unwiderstehliche Mix aus Sehen, Hören und Fühlen, der Ihr Baby in seinen Bann zieht. Das Beste daran: Es wird nie langweilig.

1. Spielen heißt sich bewegen

Spiel und Bewegung sind für Babys eins. Es geht darum, die Welt zu entdecken. So viel wie im ersten Lebensjahr lernt Ihr Kind nie wieder in derart kurzer Zeit. In den ersten Wochen gibt es nichts Spannenderes als die Gesichter der Eltern. Bald darauf werden die eigenen Hände und Füße entdeckt – und alles, was sich greifen und mit Fingern, Augen und Mund erforschen lässt.

Ihre Aufgabe ist es, Ihrem Baby jeden Tag die Möglichkeit zu geben, sich ausgiebig zu bewegen und nach Lust und Laune zu spielen. Sie müssen es nicht ständig anleiten – es soll ja lernen, sich auch allein zu beschäftigen. Wichtig ist, dass Sie Ihr Kind selbst bestimmen lassen, womit und wie lange es mit etwas spielt.

2. Die Macht der Wiederholung

Immer wieder dasselbe zu sagen, zu singen oder sich auf die immer selbe Weise zu bewegen ist vielen Erwachsenen suspekt. Häufige Wiederholungen gelten als monoton und langweilig, Abwechslung und neue Reize dagegen als erstrebenswert.

Mit Verlaub: Ihr Baby sieht die Sache anders. Es lernt umso besser, je öfter es Dinge anschaut, hört, nachmacht. So ist nun mal sein neuronales System geschaltet. Übrigens genau wie das von Erwachsenen.

Lernen funktioniert immer gleich – erst durch ständiges Wiederholen gehen uns Dinge in Fleisch und Blut über. Oder haben Sie in der Fahrschule nie den Motor abgewürgt und beim Tennis gleich jeden Ball getroffen? Ihr Baby müssen Sie nicht einmal besonders motivieren. Es wird Misserfolgen zum Trotz so lange weiter üben, bis es etwas kann oder verstanden hat – manchmal auch länger. Erst wenn es wirklich davon überzeugt ist, dass beim Betätigen des Lichtschalters jedes Mal die Leuchte an- oder ausgeht, wird es darauf vertrauen und der Schalter seine Faszination verlieren.

3. Reden, reden, reden

Was immer Sie in Gegenwart Ihres Babys tun: Kommentieren Sie in einfachen Worten Ihre Handlungen – aber benennen Sie auch das, was Ihr Kind gerade macht. Wiederholen Sie seine Laute und Silben – das Nachahmen von Babysprache bestätigt ihm, dass es auf dem richtigen Weg ist. Erst im Kleinkindalter sollten Sie damit aufhören. Wenn es weint oder schreit, trösten und beruhigen Sie Ihr Baby immer auch mit Worten. Singen Sie ihm so oft wie möglich Lieder und kurze Reime vor. Weil insbesondere Kinderreime langsam und überdeutlich artikuliert werden, sind sie elementar für die Sprachentwicklung.

4. Von der Grimasse zum Spiel

In den ersten drei Monaten reicht es, Ihrem Baby Ihr Gesicht hinzuhalten: In 25 bis 30 Zentimetern Entfernung sieht es Sie scharf. Blinzeln Sie, strecken Sie die Zunge heraus und schneiden Sie Grimassen. Zum Berühren kommen Sie dann langsam näher.

Bewegen Sie Spielzeug durch die Luft, damit Ihr Kind es mit den Augen verfolgen kann. Tragen Sie Ihr Baby herum oder schaukeln Sie es sanft auf Ihrem Schoß. Beim Wickeln bewegen Sie seine Füße und pusten ihm auf den Bauch.

Etwa ab dem 4. Monat beginnen Sie mit Fingerspielen – von den „zehn kleinen Zappelmännern" über „Alle meine Fingerlein" bis „Himpelchen und Pimpelchen". Auch Geräuschspiele wie Topfschlagen und Papierzerknüllen sorgen jetzt für große Begeisterung – wie auch „Hoppe, hoppe Reiter" und andere Bewegungsspiele.

Kleine Turnübungen können Sie etwa ab dem 7. Monat einbauen. Legen Sie sich etwa beide bäuchlings auf den Boden. Sie halten Ihrem Kind Spielzeug hin, das es ergreifen soll, während es sich mit dem anderen Arm abstützt. Bei der „Körperrutsche" setzen Sie sich Ihr Kind auf die Oberschenkel und heben die Beine an, so dass Ihr Kind auf Ihren Bauch rutscht.

Um den 10. Monat herum können Sie dann schon gemeinsam klatschen und sich abwechselnd zuwinken. Lassen Sie Ihr Kind Hindernisse überwinden, zum Beispiel ein Kissen auf dem Boden. Oder Sie lassen es hinter sich her krabbeln. Holt es Sie ein, nehmen Sie es in die Arme.

5. Reizüberflutung vermeiden

Überfordern Sie Ihr Kind nicht mit zu vielen Reizen. Achten Sie beim Spielen auf seine Reaktionen: Wirkt es ängstlich? Zeigt es Zeichen von Überforderung, indem es den Blick abwendet, gähnt oder quengelt? Dann ist es höchste Zeit für eine Pause.

LIEBER DRINNEN?

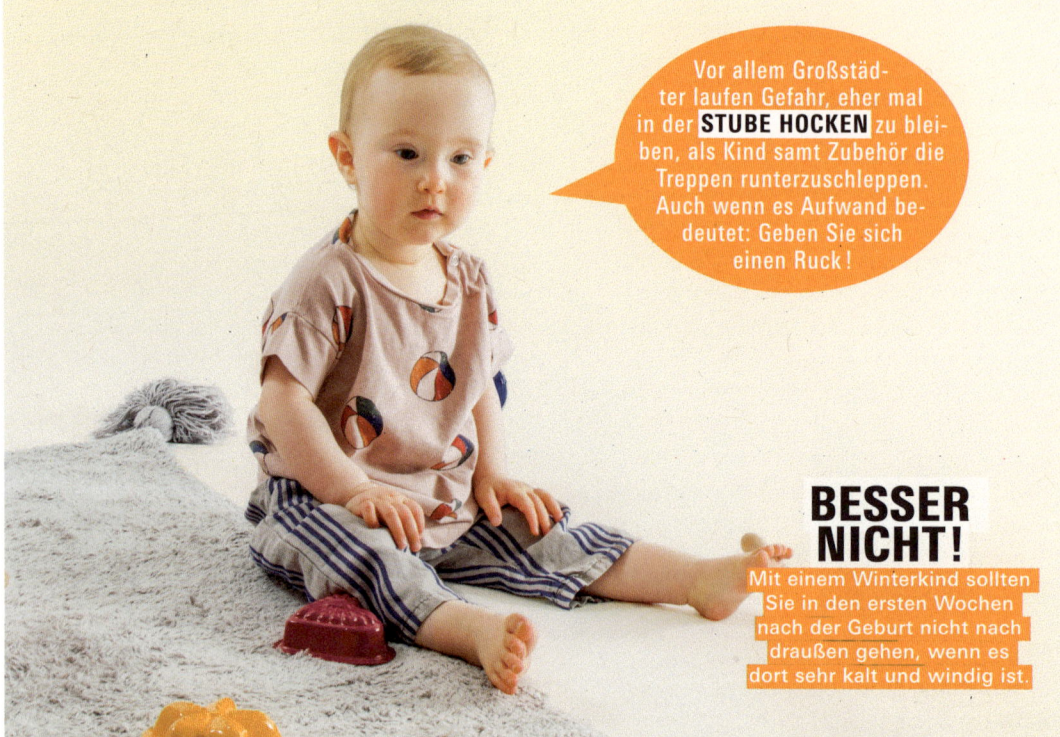

Vor allem Großstädter laufen Gefahr, eher mal in der **STUBE HOCKEN** zu bleiben, als Kind samt Zubehör die Treppen runterzuschleppen. Auch wenn es Aufwand bedeutet: Geben Sie sich einen Ruck!

BESSER NICHT!

Mit einem Winterkind sollten Sie in den ersten Wochen nach der Geburt nicht nach draußen gehen, wenn es dort sehr kalt und windig ist.

SPIELEN HEISST FÜR BABYS, Erfahrungen zu sammeln. Wie klingt es, wenn ich mit einem Bauklotz auf den Boden klopfe? Was passiert, wenn ich den Schnuller loslasse? Spielzeug braucht Ihr Baby in den ersten 3 Monaten noch nicht. Hauptsache, Sie sind da und geben ihm Zuwendung. Reden Sie, singen Sie, machen Sie Geräusche – und animieren Sie Ihr Kind zum Nachahmen. Sehr bald reicht kleinen Entdeckern die Wohnung nicht mehr aus. Je mobiler und neugieriger Ihr Baby wird, desto öfter sollten Sie es draußen spielen lassen.

MIT ALLEN SINNEN!

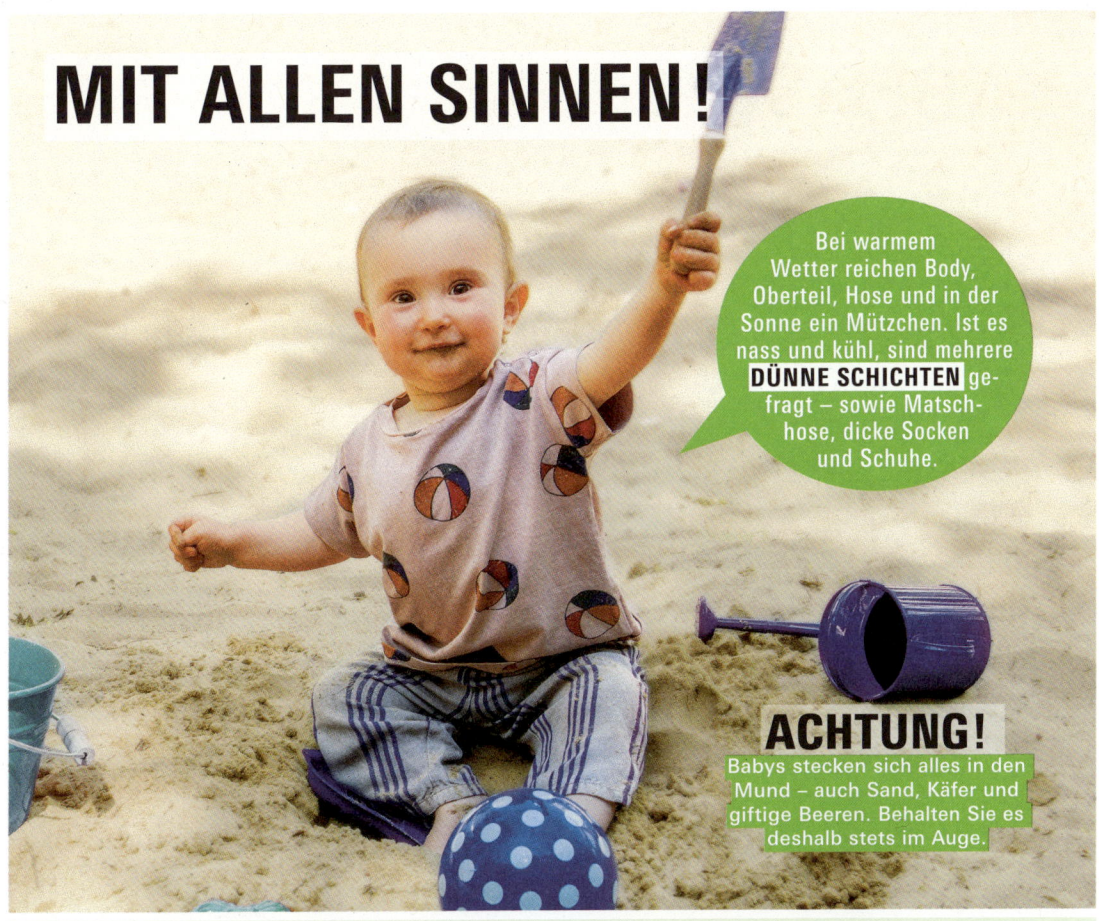

Bei warmem Wetter reichen Body, Oberteil, Hose und in der Sonne ein Mützchen. Ist es nass und kühl, sind mehrere **DÜNNE SCHICHTEN** gefragt – sowie Matschhose, dicke Socken und Schuhe.

ACHTUNG!

Babys stecken sich alles in den Mund – auch Sand, Käfer und giftige Beeren. Behalten Sie es deshalb stets im Auge.

BACKE, BACKE KUCHEN... In den warmen Sand greifen und ihn durch die Finger rieseln lassen – was für eine Erfahrung! Ein Sandkasten ist der perfekte Ort, um den Tastsinn Ihres Babys zu aktivieren. Beim Picknick auf der Wiese kann es die Natur erkunden. Es riecht den Duft der Blumen, hört die Vögel zwitschern und sieht einen Marienkäfer über seine Hand krabbeln. Fürs erste Bauchkribbeln sorgt eine Babyschaukel im Garten oder auf dem Spielplatz. Auch wenn das Wetter mal nicht toll ist: Babys, die viel an der frischen Luft sind, schlafen besser.

KNÖPFCHEN?

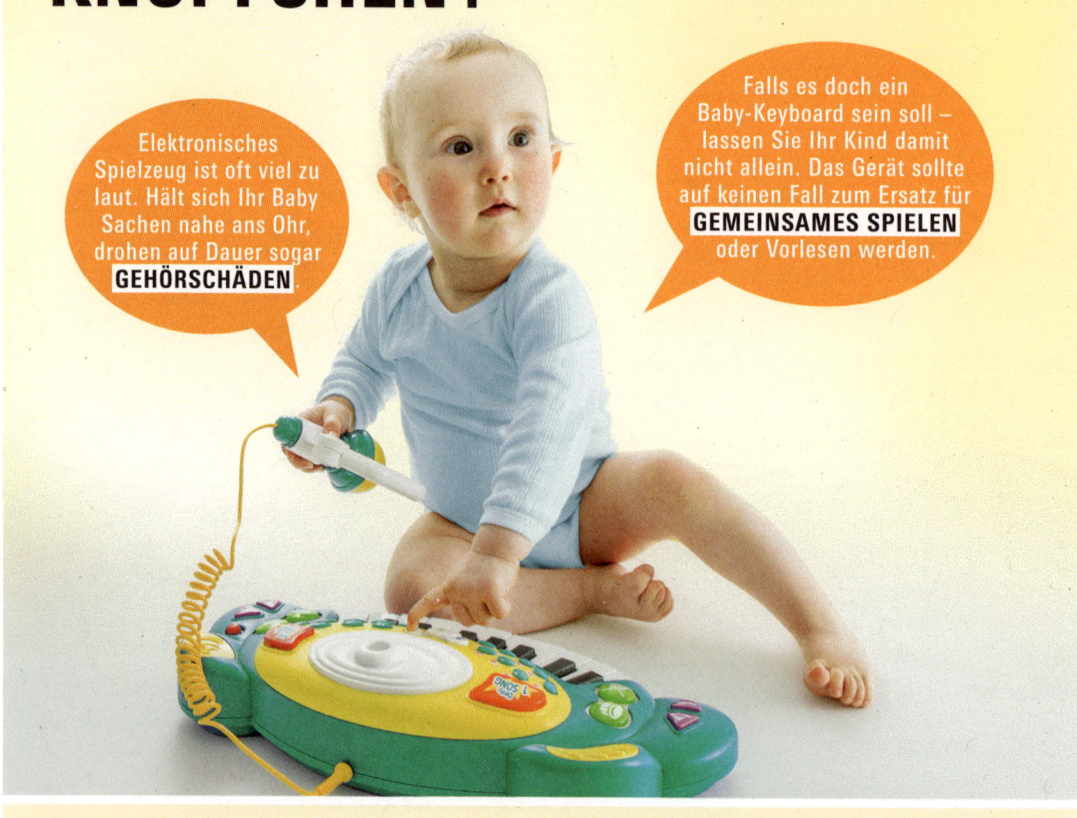

Elektronisches Spielzeug ist oft viel zu laut. Hält sich Ihr Baby Sachen nahe ans Ohr, drohen auf Dauer sogar **GEHÖRSCHÄDEN**.

Falls es doch ein Baby-Keyboard sein soll – lassen Sie Ihr Kind damit nicht allein. Das Gerät sollte auf keinen Fall zum Ersatz für **GEMEINSAMES SPIELEN** oder Vorlesen werden.

BIEP, DÜDELÜT, KLONK – so tönt es laut aus vielen Kinderzimmern. Schon Babys sitzen darin vor plärrenden, flackernden und sich bewegenden Plastikmaschinen. Ob Handy, Laptop oder ganzer Bauernhof – „Lernspielzeug" zieht Babys magisch an, weil sie stark auf visuelle und akustische Reize reagieren. Per Knopfdruck können sie diese sogar selbst steuern. Doch wenn alles vorgegeben ist, leidet die Fantasie. Nicht nur das Baby selbst gewöhnt sich schnell daran, bespaßt zu werden – auch die Eltern haben dann keinen Grund mehr, mitzuspielen.

KÖPFCHEN!

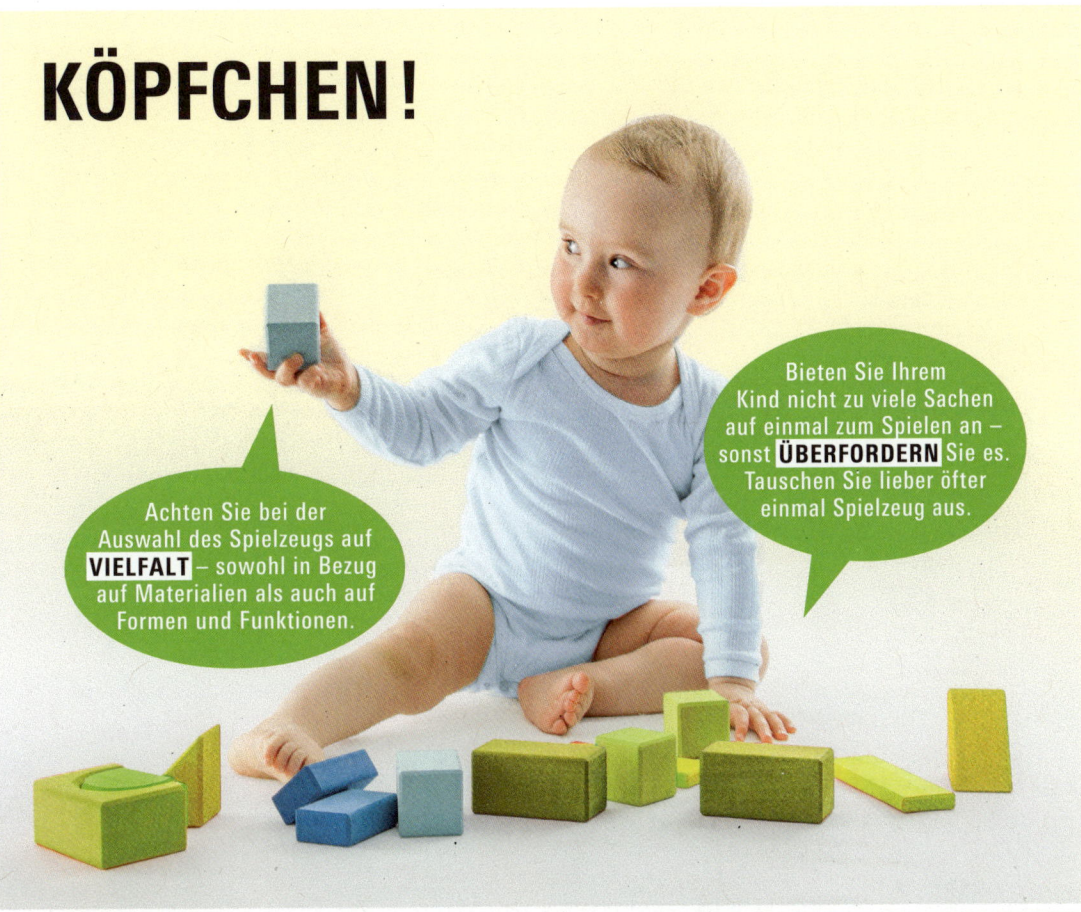

Achten Sie bei der Auswahl des Spielzeugs auf **VIELFALT** – sowohl in Bezug auf Materialien als auch auf Formen und Funktionen.

Bieten Sie Ihrem Kind nicht zu viele Sachen auf einmal zum Spielen an – sonst **ÜBERFORDERN** Sie es. Tauschen Sie lieber öfter einmal Spielzeug aus.

FÜHLEN UND TASTEN nach Neuem ist Babys angeboren. Zu Beginn ist ein weiches Schnuffeltuch das beste Spielzeug. Bald wächst das Interesse für Dinge, die sich bewegen und Geräusche machen. Das Mobile über dem Bettchen ist so faszinierend wie Stofftiere und die Musik der Spieluhr. Fängt Ihr Baby an, nach Dingen zu fassen, helfen ihm Greifling, Rassel und Knisterblümchen. Bald darauf versucht es bereits, Holzklötze zu stapeln oder in eine Sortierbox zu stecken. Schon früh eignen sich auch Stoffbücher, Bälle und Scheibentürme.

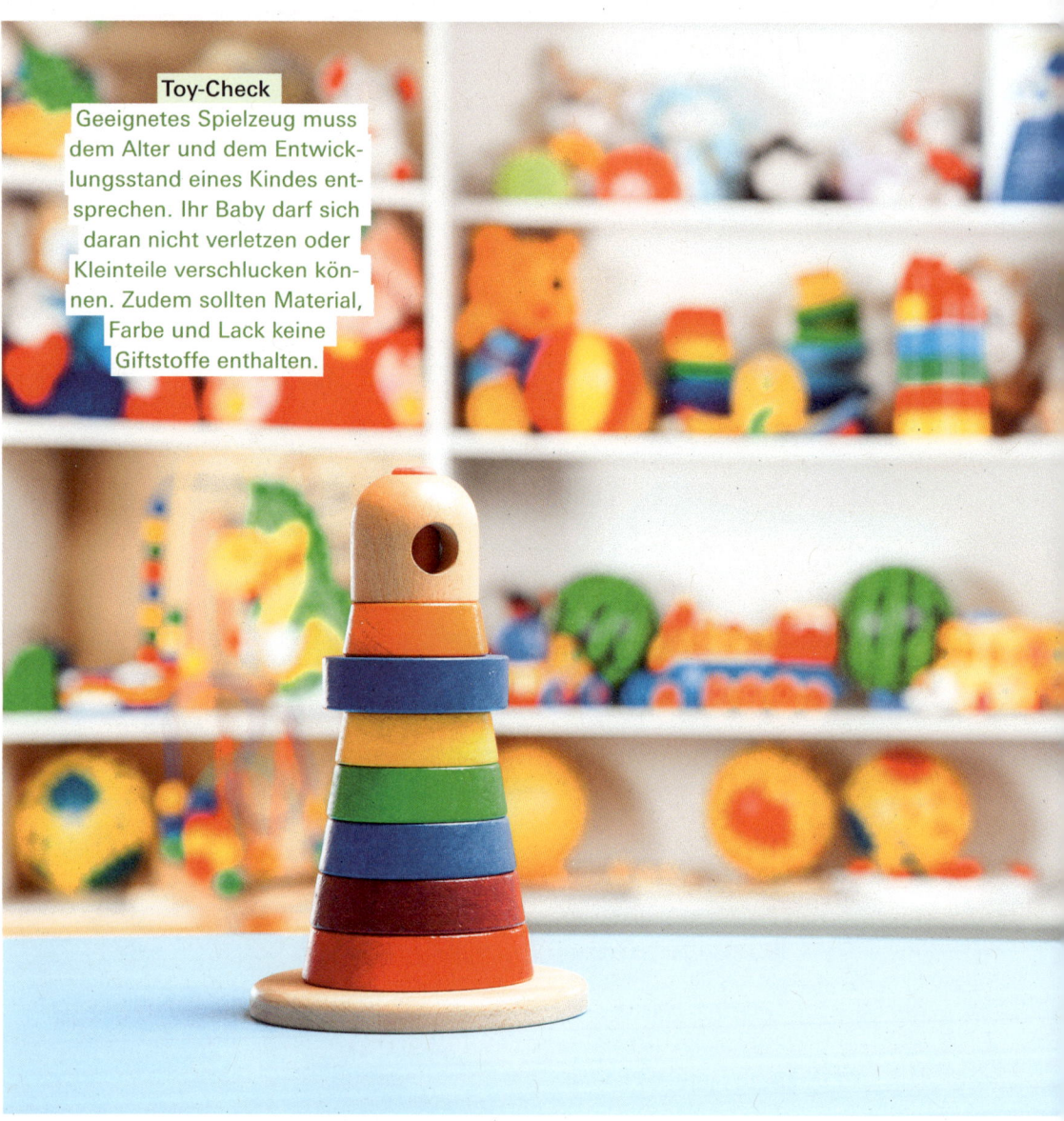

Toy-Check

Geeignetes Spielzeug muss dem Alter und dem Entwicklungsstand eines Kindes entsprechen. Ihr Baby darf sich daran nicht verletzen oder Kleinteile verschlucken können. Zudem sollten Material, Farbe und Lack keine Giftstoffe enthalten.

UNBELASTET SPIELEN

Beim Spielen lernen Babys ihre Umgebung kennen – ob sie sich nun mit Spielzeug oder Alltagsgegenständen beschäftigen. Was sie dabei fühlen, sehen und hören, prägt ihr Verständnis. Ist die Welt ein harmonischer, freundlicher und friedvoller Ort oder laut, hektisch und fremd? Eltern geben ihren Kindern viel Gutes mit auf den Weg, indem sie Spielzeug bewusst auswählen.

1 Material Bevorzugen Sie Spielzeug aus Naturmaterialien wie Wolle, Kork und Holz. Für Füllungen sind Körner und Kerne geeignet. Holzspielzeug sollte aus unlackiertem Vollholz bestehen. Farben und Lacke können mit Schwermetallen wie Blei belastet sein. Sperrholz und Spanplatten (etwa für Holzpuzzles) enthalten oft formaldehydhaltige Bindemittel. Plastikspielzeug sollte aus hartem Kunststoff, etwa Polypropylen (PP), oder Polyethylen (PE) bestehen. Weich-PVC (Polyvinylchlorid) enthält häufig gesundheitsschädliche Phthalat-Weichmacher. Sie erkennen PVC am Recyclingdreieck mit der Ziffer 03.

2 Schadstoffe Schnuppern Sie am Spielzeug. Riecht es unangenehm, lassen Sie es besser im Laden liegen. Intensiver untypischer Geruch kann auf Schadstoffe hinweisen. Geruchloses Spielzeug garantiert aber keine Schadstofffreiheit.

3 Sicherheit Achten Sie auf Ecken und Kanten. Reiben und ziehen Sie am Spielzeug. Fallen Teile ab, lösen sich Farben oder gehen Nähte auf – Finger weg! Beachten Sie Warn- und Altershinweise („für Kinder unter 3 Jahren nicht geeignet").

4 Prüfsiegel Mit dem CE-Zeichen erklärt der Hersteller lediglich, dass er sich an die gesetzlichen Vorschriften hält. Besser sind unabhängige Prüfsiegel wie das GS-Zeichen für geprüfte Sicherheit, Siegel von Prüfinstituten wie dem Tüv sowie von Initiativen wie Spielgut, bei elektrischen Geräten zum Beispiel das VDE-Gütesiegel.

5 Duftstoffe Seit einigen Jahren gibt es den Trend, Spielzeug zu beduften. Fragen Sie sich, ob Sie künstliche Duftstoffe für Ihr Kind möchten. Womöglich lösen sie Allergien aus oder überdecken unangenehme Materialgerüche.

6 Stofftiere Kuscheltiere sollten stabile Nähte haben sowie aufgenähte Augen statt Glas- oder Knopfaugen. Sie sollten keine Füllung verlieren und in der Maschine waschbar sein. Kurzflorige Stoffe haaren weniger.

SPIELZEUG MARKE EIGENBAU

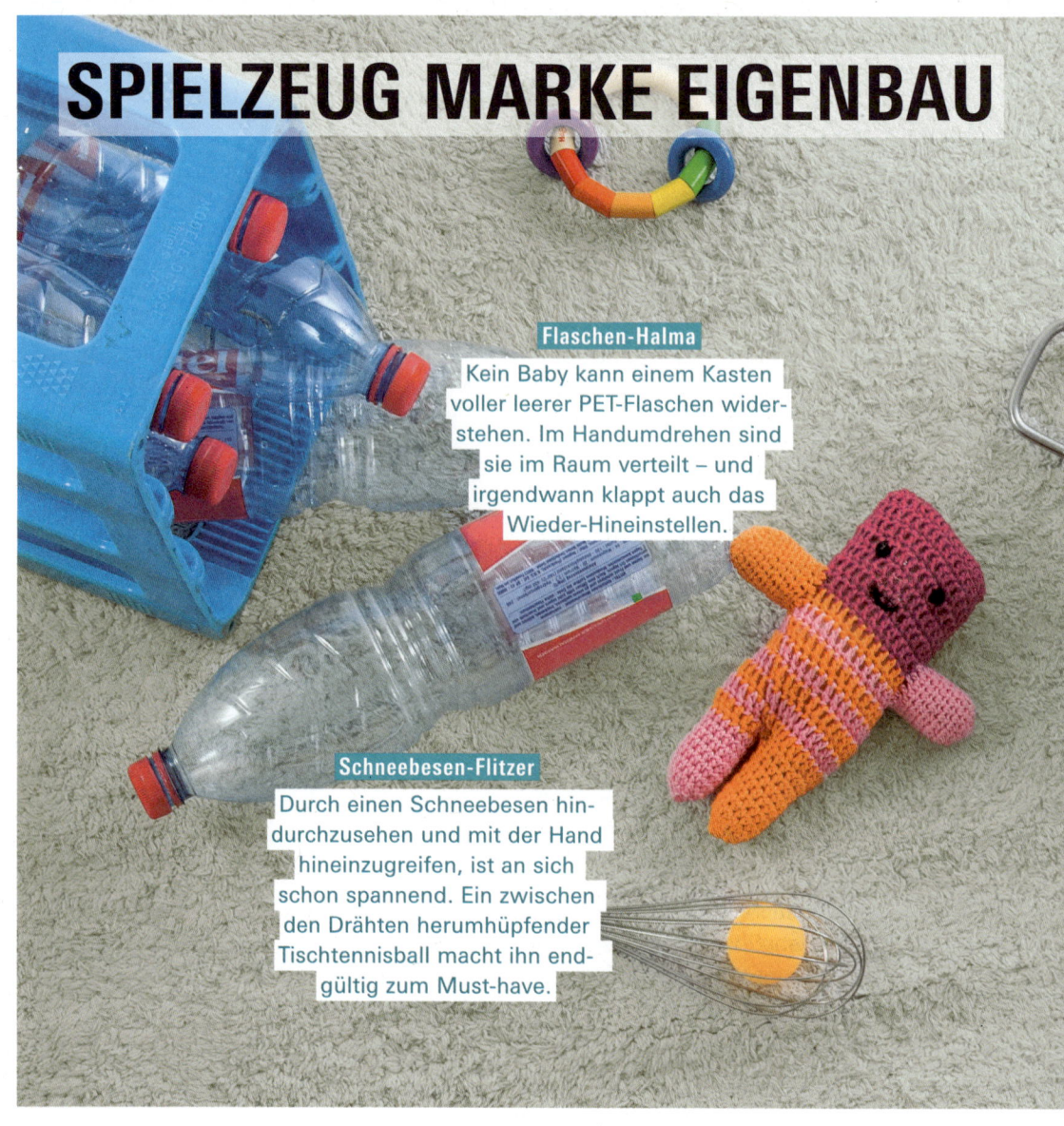

Flaschen-Halma

Kein Baby kann einem Kasten voller leerer PET-Flaschen widerstehen. Im Handumdrehen sind sie im Raum verteilt – und irgendwann klappt auch das Wieder-Hineinstellen.

Schneebesen-Flitzer

Durch einen Schneebesen hindurchzusehen und mit der Hand hineinzugreifen, ist an sich schon spannend. Ein zwischen den Drähten herumhüpfender Tischtennisball macht ihn endgültig zum Must-have.

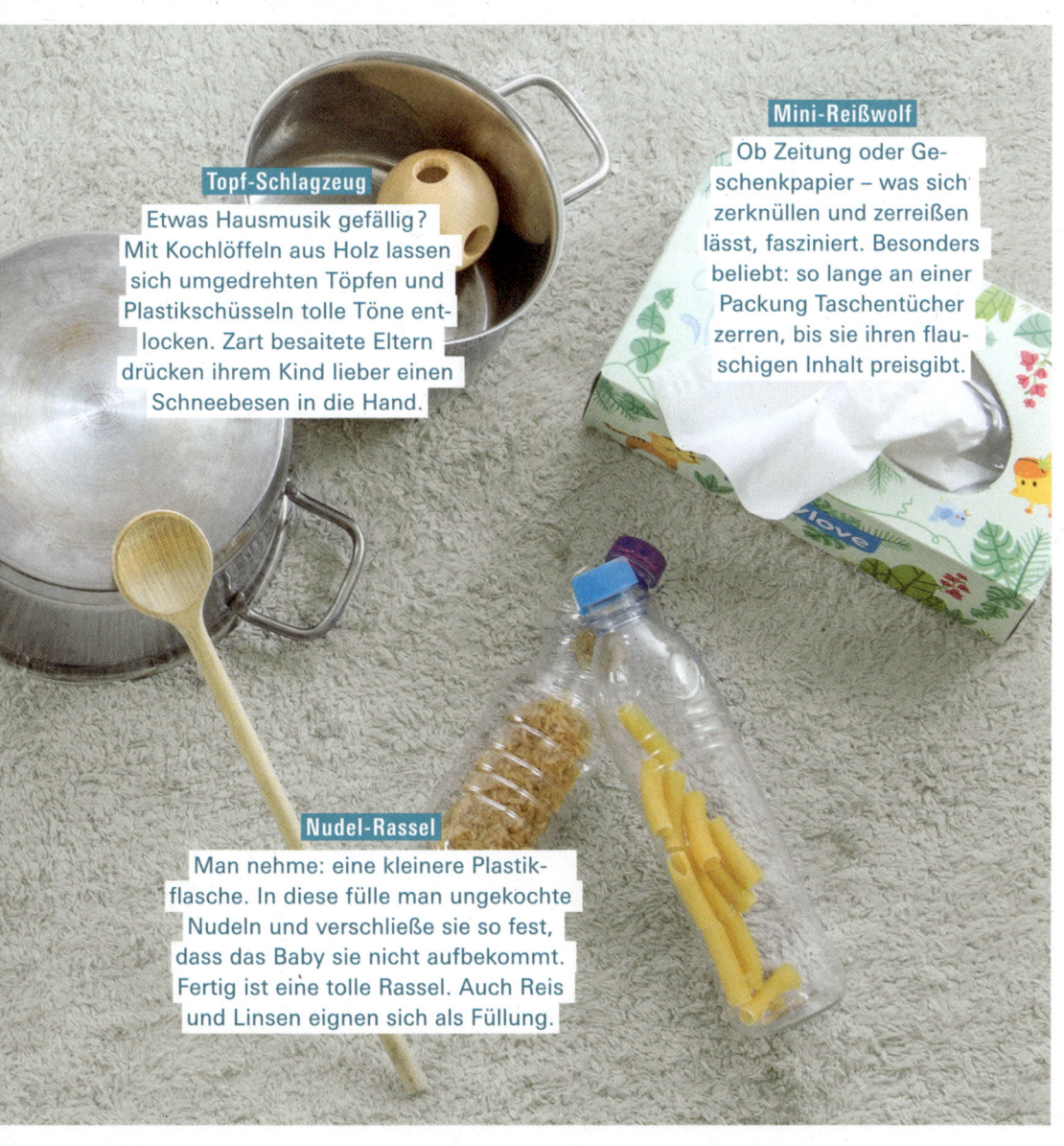

Topf-Schlagzeug

Etwas Hausmusik gefällig?
Mit Kochlöffeln aus Holz lassen
sich umgedrehten Töpfen und
Plastikschüsseln tolle Töne entlocken. Zart besaitete Eltern
drücken ihrem Kind lieber einen
Schneebesen in die Hand.

Mini-Reißwolf

Ob Zeitung oder Ge-
schenkpapier – was sich
zerknüllen und zerreißen
lässt, fasziniert. Besonders
beliebt: so lange an einer
Packung Taschentücher
zerren, bis sie ihren flau-
schigen Inhalt preisgibt.

Nudel-Rassel

Man nehme: eine kleinere Plastik-
flasche. In diese fülle man ungekochte
Nudeln und verschließe sie so fest,
dass das Baby sie nicht aufbekommt.
Fertig ist eine tolle Rassel. Auch Reis
und Linsen eignen sich als Füllung.

FUNKKONTAKT?

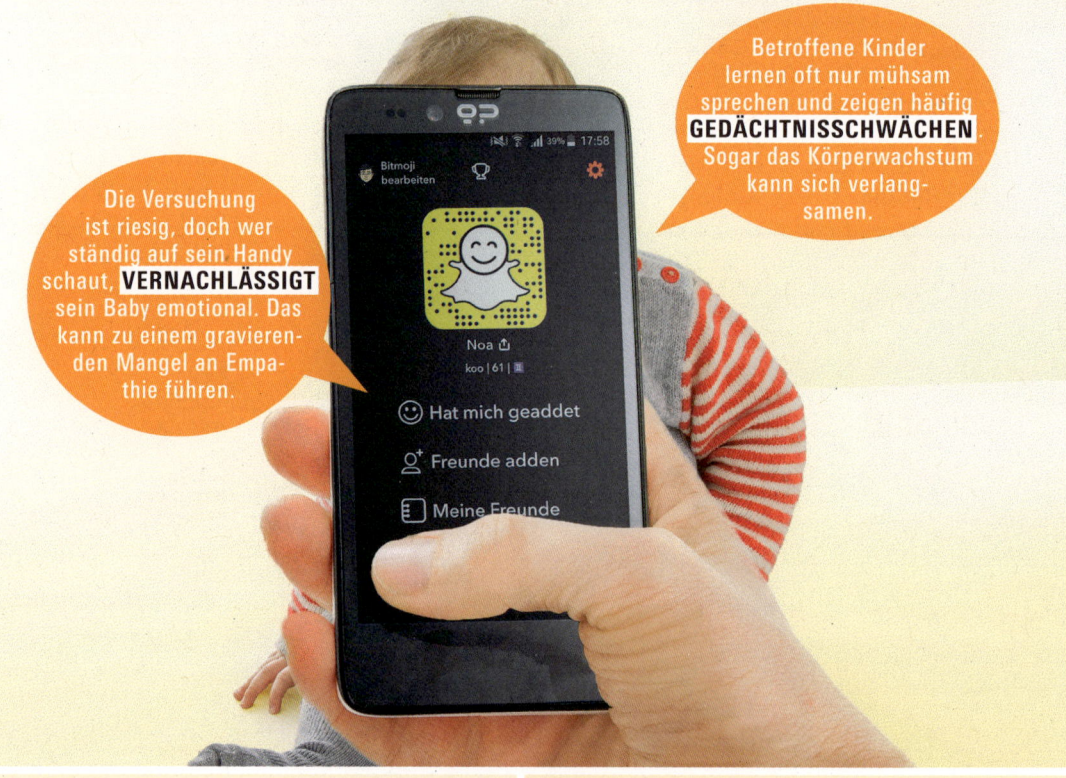

Die Versuchung ist riesig, doch wer ständig auf sein Handy schaut, **VERNACHLÄSSIGT** sein Baby emotional. Das kann zu einem gravierenden Mangel an Empathie führen.

Betroffene Kinder lernen oft nur mühsam sprechen und zeigen häufig **GEDÄCHTNISSCHWÄCHEN**. Sogar das Körperwachstum kann sich verlangsamen.

IM BUS, AUF DEM SPIELPLATZ, BEIM ESSEN – die Smartphone-Manie grassiert. Fast ohne es zu merken, schauen viele öfter aufs Display als nach ihrem Kind. Forscher warnen: Fehlender Blickkontakt kann den Aufbau stabiler Bindungen erschweren und die Hirnreifung verzögern.

214-mal greift ein Nutzer im Schnitt zum Smartphone – am Tag! Das ergab eine Studie der Marketing-Agentur Tecmarc von 2014. Die tägliche Nutzungsdauer betrug 3 Stunden und 16 Minuten. Pro Woche waren die Probanden folglich fast einen Tag lang nur mit ihrem Smartphone beschäftigt.

BLICKKONTAKT!

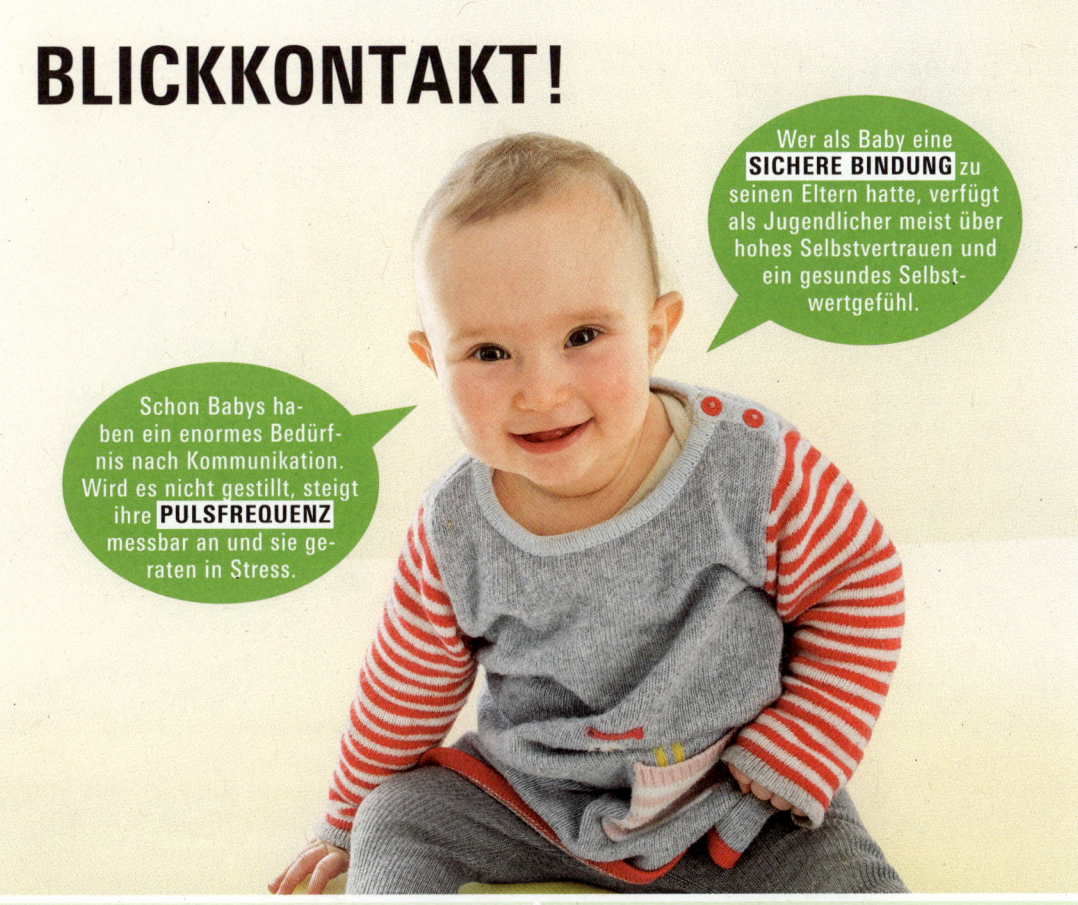

Wer als Baby eine **SICHERE BINDUNG** zu seinen Eltern hatte, verfügt als Jugendlicher meist über hohes Selbstvertrauen und ein gesundes Selbstwertgefühl.

Schon Babys haben ein enormes Bedürfnis nach Kommunikation. Wird es nicht gestillt, steigt ihre **PULSFREQUENZ** messbar an und sie geraten in Stress.

SCHAU MIR IN DIE AUGEN, KLEINES – Babys sind in hohem Maß auf Blickkontakt angewiesen. So können sie sich in ihrem Gegenüber „spiegeln" und entwickeln ein Gefühl für sich selbst. Spürt das Baby die Freude von Mama oder Papa, spürt es auch seine eigene Freude.

Verzichten Sie in Anwesenheit Ihres Babys auf Ihr Smartphone. Wenden Sie sich ihm ganz bewusst zu und tauschen Sie sich mit ihm aus.

Für ein Kleinkind gibt es kein „Zuviel" an Kommunikation. Mit Worten, Mimik und Blicken geben Sie ihm ein Gefühl der Sicherheit.

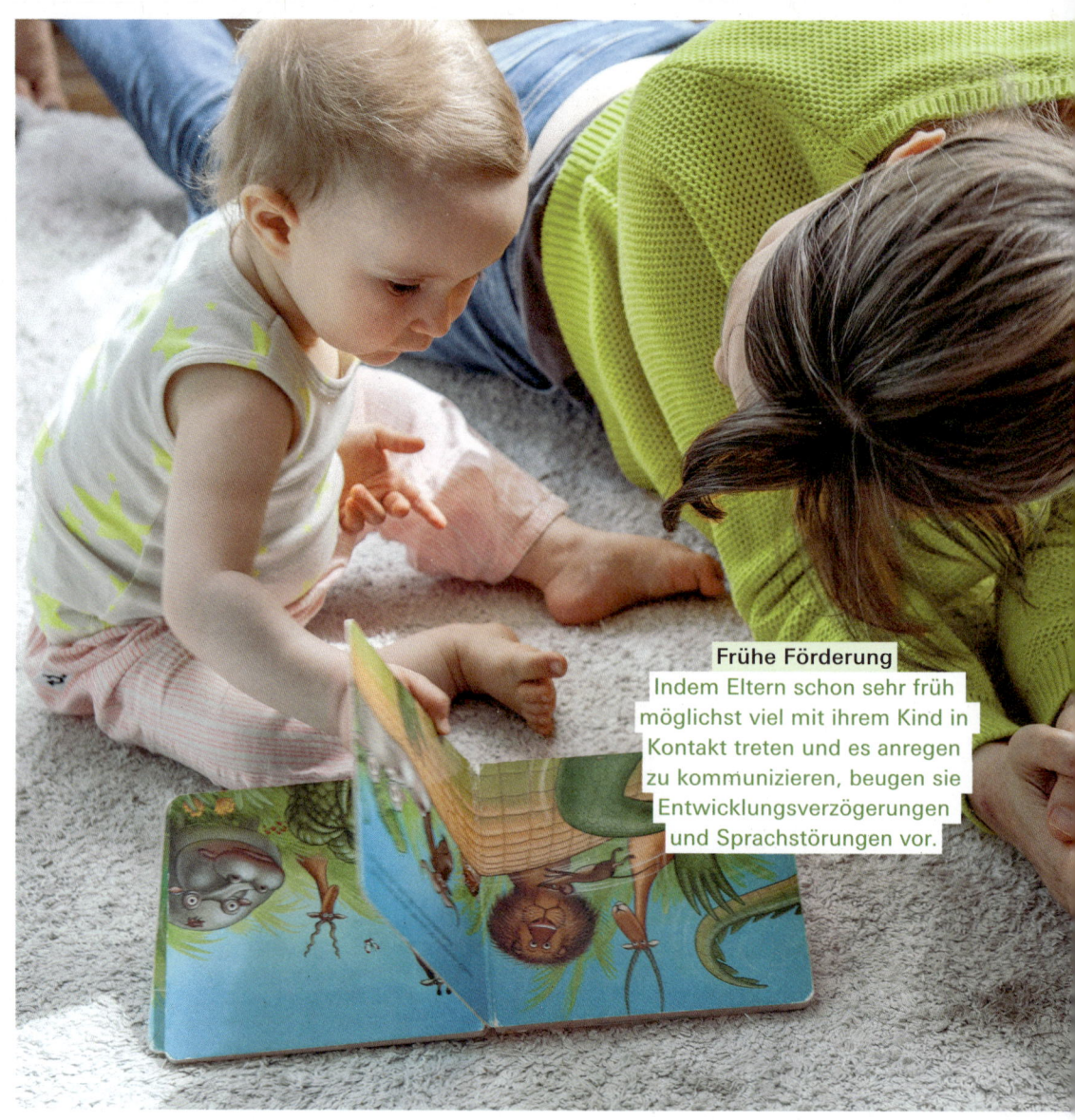

Frühe Förderung
Indem Eltern schon sehr früh möglichst viel mit ihrem Kind in Kontakt treten und es anregen zu kommunizieren, beugen sie Entwicklungsverzögerungen und Sprachstörungen vor.

SPRECHEN IST DAS A UND O

Ihr Baby teilt sich Ihnen auf vielfältige Weise mit: Es quietscht, gluckst und lallt, dann wieder weint oder schreit es, und manchmal lächelt es Sie einfach nur an. Auch wenn Sie nicht alles sofort verstehen – es ist wichtig, dass Sie auf Ihr Kind reagieren und immer wieder auch von sich aus mit ihm in Kontakt treten. Durch häufiges Sprechen, Lesen und Singen können Sie Hirnreifung und Spracherwerb gezielt fördern.

Sprechen Ihr Baby ist in hohem Maß darauf angewiesen, dass Sie von Angesicht zu Angesicht mit ihm kommunizieren. So festigt es seine Bindung zu Ihnen und lernt mit der Zeit, selbst zu sprechen. Ob Sie einfach die Umgebung kommentieren („Schau, das ist dein Mobile"), Ihre eigenen Handlungen beschreiben („Mama zieht dir jetzt die Socken an") oder überschwänglich auf sein Lächeln reagieren („Du hast aber gute Laune") – tun Sie es so oft wie möglich. Sie dürfen dabei ruhig in die Ammensprache verfallen – einen übertrieben artikulierten Singsang mit angehobener Stimme und vielen Pausen, auch „Baby Talk" genannt. Wiederholen Sie Silben und Wörter und imitieren Sie die „Ohs", „Ahs" und „Mamamamas" Ihres Babys. Sie regen es auf diese Weise an, immer weiter zu üben.

Vorlesen Machen Sie es sich gemeinsam gemütlich und lesen Sie Ihrem Baby ab und zu Reime oder kurze Texte aus Kinderbüchern vor. Auch wenn es den Inhalt zunächst noch nicht versteht, sein Gehirn profitiert allein vom Zuhören. Außerdem schult das Vorlesen Konzentration und Vorstellungsvermögen. Verstellen Sie dabei ruhig Ihre Stimme, etwa um Tierstimmen nachzuahmen. Ihr Kind versteht dadurch, wie wichtig Sprache ist – lange bevor es selbst Worte verstehen oder sprechen kann.

Singen Die meisten Babys sind geradezu vernarrt in die Stimmen ihrer Eltern. Auch auf Musik reagieren sie in aller Regel positiv: Sie bewegen sich oder sie lächeln einfach. Vorsingen und späteres gemeinsames Singen vermitteln Ihrem Kind ein Gefühl für Rhythmus und Melodie der Sprache – eine wichtige Voraussetzung, um selbst sprechen zu lernen.

Bücher anschauen Ab etwa einem halben Jahr können Sie anfangen, sich mit Ihrem Kind einfache Bilderbücher anzuschauen. Bemühen Sie sich dabei, neben „tut-tut", „wau-wau" und „brumm-brumm" Dinge schon bei ihrem richtigen Namen zu nennen.

ZERREISSPROBE?

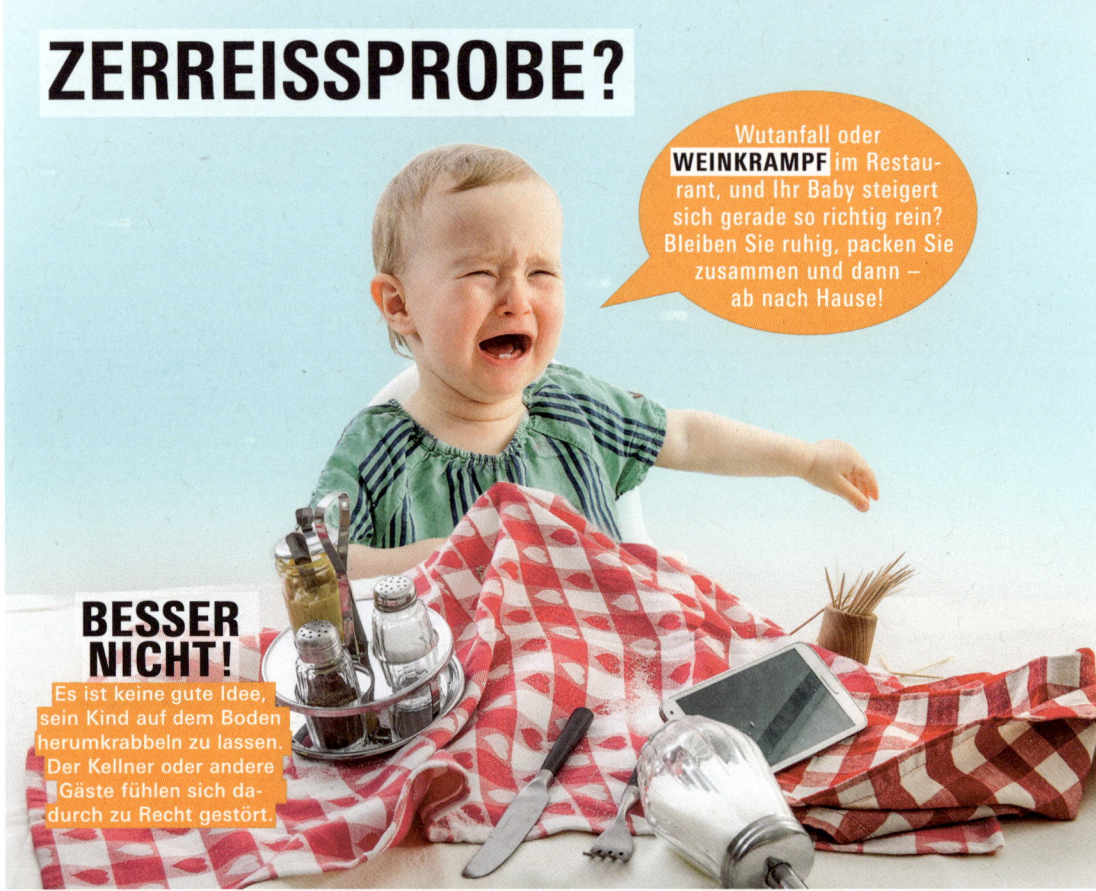

Wutanfall oder **WEINKRAMPF** im Restaurant, und Ihr Baby steigert sich gerade so richtig rein? Bleiben Sie ruhig, packen Sie zusammen und dann – ab nach Hause!

BESSER NICHT!

Es ist keine gute Idee, sein Kind auf dem Boden herumkrabbeln zu lassen. Der Kellner oder andere Gäste fühlen sich dadurch zu Recht gestört.

SITZ JETZT ENDLICH STILL – wer sein Baby im Restaurant fortwährend ermahnt oder gar laut wird, erreicht meist gar nichts. Im Gegenteil: Alle sind genervt – und das Kind quengelt weiter. Dabei war die Sache bis vor kurzem noch so einfach: Alles, was man brauchte, war ein Tisch mit ausreichend Platz für den Kinderwagen. Mit etwas Glück verschlief das Kind das Essen einfach. Nach ein paar Monaten ist das vorbei: Damit Ihr Baby längere Zeit durchhält, ist deutlich mehr Aufwand nötig. Im Grunde beginnt der Restaurantbesuch schon zu Hause.

ZEITVERTREIB!

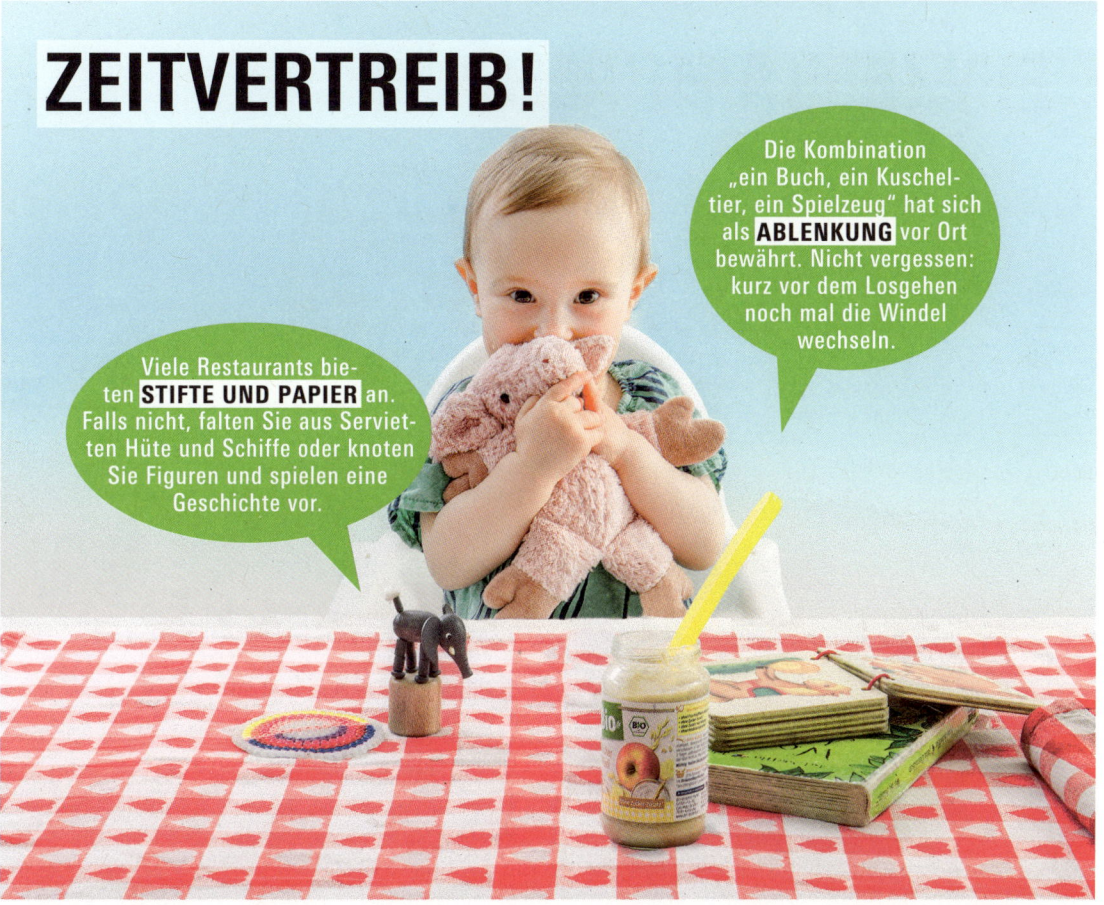

Viele Restaurants bieten **STIFTE UND PAPIER** an. Falls nicht, falten Sie aus Servietten Hüte und Schiffe oder knoten Sie Figuren und spielen eine Geschichte vor.

Die Kombination „ein Buch, ein Kuscheltier, ein Spielzeug" hat sich als **ABLENKUNG** vor Ort bewährt. Nicht vergessen: kurz vor dem Losgehen noch mal die Windel wechseln.

STRESS ODER ENTSPANNUNG – das liegt zum Großteil in Ihrer Hand. Reservieren Sie vorab und klären Sie, ob Hochstühlchen und Wickelraum verfügbar sind. Wählen Sie eine Zeit, zu der kein Hochbetrieb herrscht – etwa den späten Nachmittag. Wer nicht in Stress geraten will, kann sein Kind auch schon zu Hause füttern und nur ein paar Snacks und etwas zu trinken mitnehmen. Verkürzen Sie die Dauer des Aufenthaltes, indem Sie auf Aperitif, Vorspeise oder Nachtisch verzichten oder Ihr Essen telefonisch von zu Hause aus bestellen.

EINZELKÄMPFER?

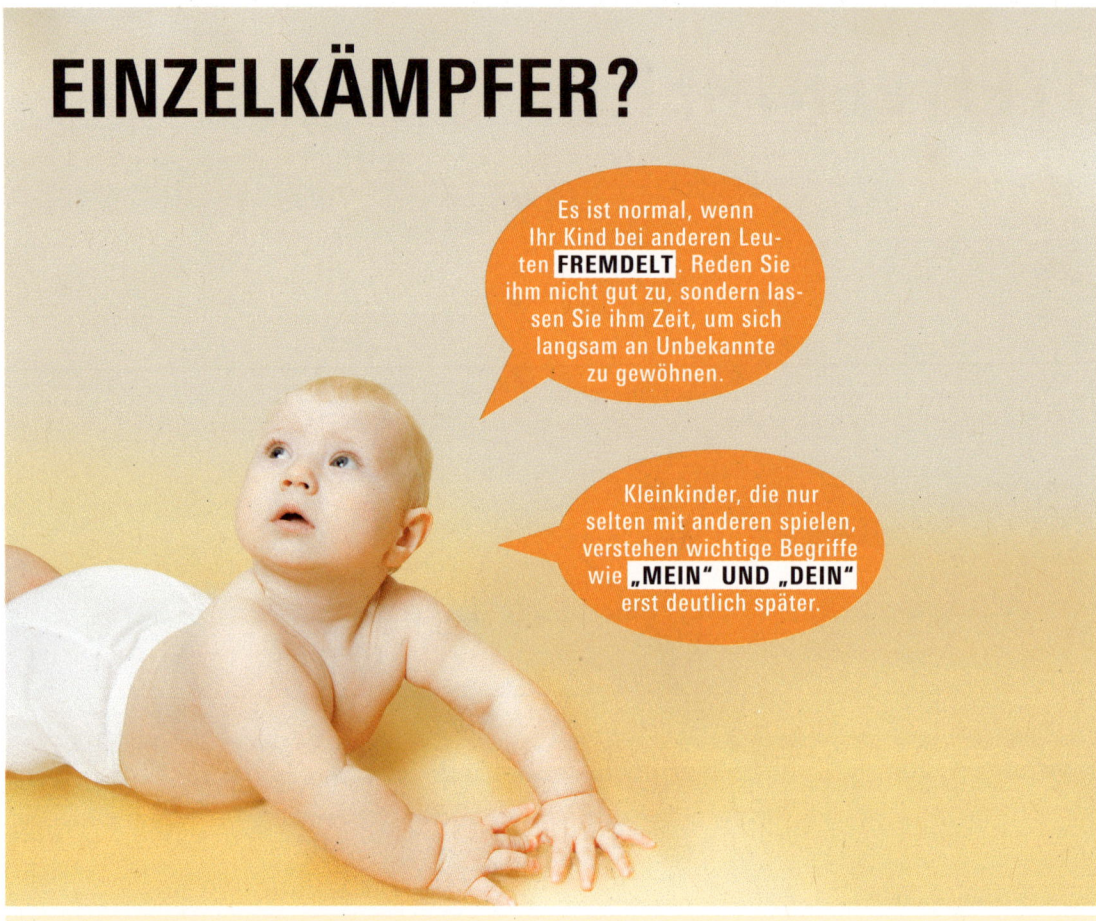

Es ist normal, wenn Ihr Kind bei anderen Leuten **FREMDELT**. Reden Sie ihm nicht gut zu, sondern lassen Sie ihm Zeit, um sich langsam an Unbekannte zu gewöhnen.

Kleinkinder, die nur selten mit anderen spielen, verstehen wichtige Begriffe wie „MEIN" UND „DEIN" erst deutlich später.

IHR KIND WEISS, wie Ihr Gesicht aussieht, wie Ihre Stimme klingt und wie sich Ihre Berührungen anfühlen. Im ersten Lebensjahr sind Babys ganz auf ihre Eltern fixiert. Sie sind seine ersten Spielkameraden und besten Freunde. Trotzdem reicht es nicht aus, wenn sie die einzigen Bezugspersonen sind. Sobald Ihr Kind anfängt, sich für andere Babys zu interessieren, geben Sie ihm die Chance, mit ein paar Gleichaltrigen eigene Erfahrungen zu sammeln. Was es dabei durch Ausprobieren und Nachahmen lernt, können selbst Sie ihm nicht beibringen.

TEAMPLAYER!

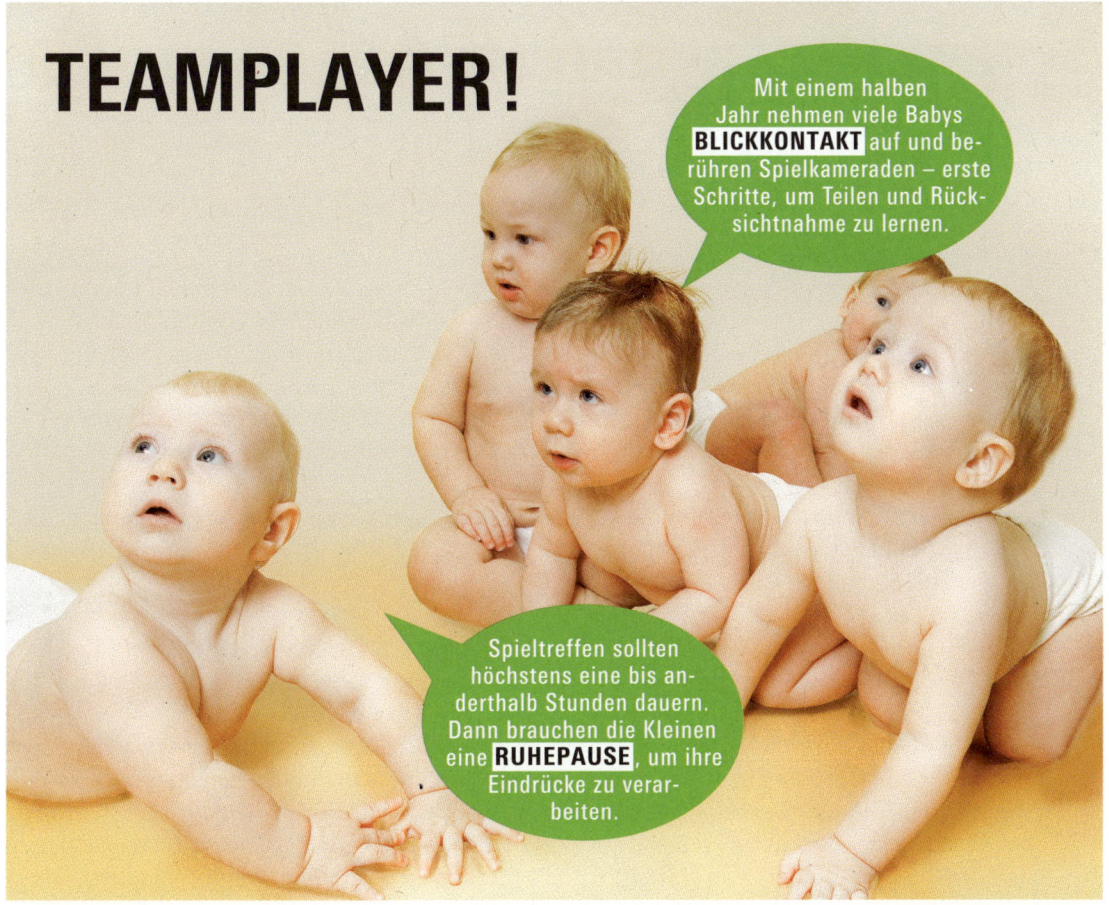

Mit einem halben Jahr nehmen viele Babys **BLICKKONTAKT** auf und berühren Spielkameraden – erste Schritte, um Teilen und Rücksichtnahme zu lernen.

Spieltreffen sollten höchstens eine bis anderthalb Stunden dauern. Dann brauchen die Kleinen eine **RUHEPAUSE**, um ihre Eindrücke zu verarbeiten.

IHREM BABY IST ES EGAL, ob ein Bauklotz ihm gehört oder nicht. Interessant findet es, wie sich seine Oberfläche anfühlt und wie es klingt, wenn man ihn fallen lässt. Da Säuglinge aufgrund ihrer steilen Lernkurve stark mit sich beschäftigt sind, spielen sie zunächst nicht mit-, sondern nebeneinander und treten erst langsam miteinander in Kontakt. Dass sie auch das Teilen noch lernen müssen, ist ganz normal. Um Streitereien aus dem Weg zu gehen, sollten Sie deshalb dafür sorgen, dass stets ausreichend Spielzeug für alle Kinder vorhanden ist.

JE WENIGER VERBOTE, DESTO GRÖSSER IHR EFFEKT

„Es gibt keine perfekten Eltern! Es gibt nicht einmal annähernd perfekte Eltern!" So lautet der Befund des berühmten Erziehungsexperten Jesper Juul. Wer meint, aus diesen beiden Sätzen Resignation herauszulesen, ist jedoch auf dem Holzweg. Juul hält es sogar für den größten Fehler von Eltern, alles richtig machen zu wollen.

Entspannen Sie sich stattdessen bei dem Gedanken, dass das weder möglich noch erstrebenswert ist. Gestehen Sie sich Fehler zu – denn Sie werden welche machen. Es ist keine Heldentat, sein Kind anzuschreien, weil es seinen Brei durchs Zimmer wirft. Aber es passiert nun mal. Sie sind deshalb keine schlechten Eltern.

Versuchen Sie, ein paar Grundsätze konsequent zu befolgen – dann sind Sie in Sachen Erziehung im grünen Bereich.

TIPP 1: Grundbedürfnisse erfüllen

Nahrung, Nähe, frische Windeln – so lauten in den ersten Monaten die Grundbedürfnisse Ihres Babys. Macht es Sie auf diese Bedürfnisse aufmerksam, indem es etwa schreit, dann erfüllen Sie diese möglichst rasch. So lernt Ihr Baby, dass Sie für es da sind. Es schreien zu lassen hat nicht nur keinen Effekt, sondern ist kontraproduktiv: Babys können noch nicht verwöhnt werden – sie wissen noch nicht, was „richtig" und „falsch" ist, und können noch nicht strategisch vorgehen. Indem Sie auf Signale Ihres Kindes reagieren, stärken Sie sein Urvertrauen und schaffen eine stabile Bindung.

Extra-Tipp: Geben Sie Ihrem Kind im ersten Halbjahr so viel Aufmerksamkeit und Zuwendung, wie es will.

TIPP 2: Erste Grenzen setzen

Im zweiten Lebenshalbjahr entwickelt Ihr Kind einen eigenen Willen und kann sein Schreien gezielter einsetzen. Es versucht, Sie damit zu bestimmten Handlungen zu bewegen. Jetzt können Sie von ihm schon etwas Geduld einfordern und müssen nicht immer gleich springen, wenn ein lauter Schrei ertönt. Auch Sie haben schließlich Bedürfnisse – und das sollten Sie auch vermitteln. Sie werden schnell lernen zu unterscheiden, ob Sie wirklich gefordert sind oder ob Ihr Kind lediglich quengelt, um Ihre Aufmerksamkeit zu erregen.

Spätestens, wenn es mobil wird und Treppenabsätze, Tischdeckenzipfel und

Elektrogeräte in seine Reichweite rücken, ist es Zeit, ihm erste Grenzen zu setzen. Rechnen Sie aber nicht damit, dass Ihr Kind gleich versteht, was ein „Nein" bedeutet. Erst gegen Ende des ersten Lebensjahres wird es die Bedeutung des Wortes verstehen – bis es Regeln und Verbote befolgt, dauert es in der Regel ein weiteres Jahr.

Extra-Tipp: Reagieren Sie auf Wut oder Trotz Ihres Kindes nie mit eigener Wut. Droht keine Gefahr, lassen Sie es kurz toben. Nehmen Sie es dann ohne große Worte in den Arm und zeigen Sie ihm, dass Sie es lieb haben.

TIPP 3: Klare Ansagen machen

Scheuen Sie sich nicht vor deutlichen Worten – aber äußern Sie diese mit ruhiger, fester Stimme. Es bringt nichts, Konflikten aus dem Weg zu gehen. Im Gegenteil: Innerhalb eines festen Regelgerüstes finden sich Kinder leichter zurecht. Liebevoll gesetzte Grenzen geben Ihm deshalb Sicherheit.

Greift Ihr Kind nach Ihrer Brille, nach der heißen Teekanne oder macht es sich an der HiFi-Anlage zu schaffen, schauen Sie es ernst an und sagen Sie „Nein!". Rücken Sie die Teekanne aus seiner Reichweite oder tragen Sie Ihr Kind aus der Gefahrenzone. Lenken Sie es dann am besten mit einem Spielzeug ab. Eventuell können Sie Ihr „Nein" noch begründen. Mehr als ein „Heiß, aua!" bringt aber noch nichts.

Extra-Tipp: Einmal aufgestellt, sollten Regeln auch ohne Diskussion gelten. Wer einknickt, verwirrt sein Kind und macht ihm und sich selbst das Leben schwer.

TIPP 4: Weniger ist mehr

Je weniger „Neins" Sie im Lauf der Zeit etablieren, desto eindringlicher wirkt jedes einzelne. Verwenden Sie sie deshalb nicht inflationär und aus Bequemlichkeit, sondern nur, wenn es dem Wohlergehen Ihres Babys dient. Richten Sie sich auch gleich darauf ein, dass Sie jedes „Nein" gefühlt hundertmal wiederholen müssen. Das ist kein böser Wille Ihres Kindes, sondern schlichtes Ausprobieren: Vielleicht gilt ja heute etwas anderes als gestern, vielleicht darf ich bei Mama Sachen, die Papa verbietet?

Das Wichtigste: Einigen Sie sich als Eltern, welche Verbote wirklich notwendig sind – und bleiben Sie dann konsequent.

Extra-Tipp: Genauso wichtig wie das Ziehen von Grenzen ist ehrliches Loben. Macht Ihr Kind Dinge richtig, sollten Sie es immer wieder positiv bestärken.

TIPP 5: Nicht alles wegräumen

Damit sich Ihr Kind gut entwickeln kann, braucht es eine anregende Umgebung. Es hat deshalb wenig Sinn, alles aus seiner Reichweite zu verbannen, was es interessieren könnte. Ihr Kind soll schließlich lernen, was es darf und was nicht. Klar ist, dass Sie die Putzmittel wegsperren und die Vitrine mit den Gläsern verschließen. Doch was spricht dagegen, dass es Plastikdosen oder Bücher herausnimmt und untersucht?

Extra-Tipp: Prüfen Sie, wo Sie Kompromisse machen können. Eventuell dürfen ja der Küchentisch ein paar Kratzer und einige Bücher Eselsohren bekommen.

HALLO, HILFT MIR JEMAND?

Wer mit seinem Kind daheim bleibt, bekommt spätestens nach ein paar Monaten das Gefühl, im eigenen Saft zu schmoren: Baby hier, Baby da – es gibt kaum noch ein anderes Thema. Wenn es gut läuft, hat sich ein fester Rhythmus aus Füttern, Wickeln und Schlafen etabliert. Trotzdem ist man permanent übermüdet und fragt sich, wie lange man das noch durchhält.

Der tägliche Spaziergang mit Kinderwagen, Coffee to go und Abstecher zum Drogeriemarkt: Wirklich unter Leute kommt man so nicht. Von der intellektuellen Unterforderung gar nicht zu reden. In Ruhe ein Buch lesen? Einen Film bis zum Ende anschauen? Das war in einem anderen Leben.

Dabei würde es schon reichen, seine Sorgen ab und zu mit Gleichgesinnten teilen zu können. Seine Fragen loszuwerden, mal nicht über Kinder zu reden – oder einfach nur ein bisschen zu jammern.

TIPP 1: Hebamme kontaktieren

Wütend, genervt, frustriert – die meisten jungen Mütter kennen Phasen, in denen sie am liebsten alles hinschmeißen würden. Schlafentzug, schmerzende Brüste und ein schreiendes Baby sorgen dafür, dass sie nervös, unkonzentriert und sogar aggressiv werden – und prompt ein schlechtes Gewissen haben, weil sie ihren eigenen Ansprüchen nicht genügen.

Nicht nur in solchen schwachen Momenten ist die Hebamme eine gute Ansprechpartnerin. Mit Stärkungsmitteln für Körper und Psyche kann sie helfen und praktische Tipps geben. Viele Hebammen bieten darüber hinaus Stillgruppen und Kurse für Rückbildungsgymnastik an, in denen es auch darum geht, dass Mütter sich austauschen, ihre Fragen loswerden und auch mal Dampf ablassen können.

TIPP 2: Privates Netzwerk aufbauen

Großeltern, Nachbarn, Freunde – zuweilen liegt die Lösung nur einen Anruf entfernt. Wo steht geschrieben, dass nur Sie Ihr Baby betreuen können? Menschen, denen Sie vertrauen und die sich mit Kindern auskennen, um Hilfe zu bitten, ist kein Zeichen von Schwäche. Sie tun damit sich und Ihrem Baby etwas Gutes.

Versuchen Sie, von Zeit zu Zeit aus dem Trott herauszukommen – und wenn es nur für ein, zwei Stunden ist. Für den Anfang reicht schon ein Spaziergang um den Block, während die Oma aufs Baby aufpasst. Auch unter Freunden und Nachbarn lassen sich Netzwerke organisieren, die in ein paar Jahren noch richtig wertvoll werden können –

wenn Sie es mal nicht schaffen, Ihr Kind pünktlich aus der Kita abzuholen oder zum Schwimmtraining zu fahren.

TIPP 3: Augen auf im Internet

Elternforen rund ums Baby gibt es wie Sand am Meer. Im Internet finden Sie immer jemanden, den Sie fragen oder dem Sie Ihr Herz ausschütten können. Doch gerade als Neuling sollten Sie behutsam sein. Benötigen Sie wegen gesundheitlicher Probleme Ihres Babys schnell eine Antwort oder sind Sie gerade nicht gut drauf, ist der Holterdipolter-Einstieg in ein Forum keine gute Idee.

Nehmen Sie sich besser in Ruhe ein paar Seiten vor und prüfen Sie, ob Ihnen Themen, Moderation und Umgangston gefallen. Beteiligen Sie sich testweise an Diskussionen oder starten Sie einen Thread zu einem weniger brisanten Thema.

Oberste Regel: Glauben Sie nicht ungeprüft, was Sie lesen – etwa in Sachen Gesundheit und Ernährung. Anders liegen die Dinge, wenn es sich um ein Expertenforum handelt, in dem Ärzte, Hebammen oder Wissenschaftler User-Fragen beantworten.

TIPP 4: Rechtzeitig Hilfe suchen

Wohnung zu klein, Geldsorgen, Krach mit dem Partner – manchmal kommt eine Menge zusammen, und Sie denken, schon der nächste Tropfen könnte das Fass zum Überlaufen bringen. Selbst liebevolle Eltern können dadurch in Gefahr geraten, ihr Kind anzuschreien, es sogar zu schütteln oder zu schlagen. Dann ist es höchste Zeit, sich professionelle Hilfe zu suchen.

Wer in der Phase der Familiengründung nicht mehr weiterweiß, kann sich „Frühe Hilfen" holen, wie sie etwa Arbeiterwohlfahrt, Caritas und der Paritätische anbieten. Dabei handelt es sich um verschiedene, einander ergänzende Beratungsangebote. Hier unterstützen Sie Fachleute und ehrenamtlich Engagierte, Ihren Alltag zu bewältigen – ohne Ihnen vorzuschreiben, wie Ihr Familienleben auszusehen hat. Die Hilfen können schon während der Schwangerschaft einsetzen und weitergeführt werden, bis Ihr Kind drei Jahre alt ist. Das Ganze ist vertraulich und für Hilfesuchende kostenlos. Weitere Informationen finden Sie unter www.fruehehilfen.de .

TIPP 5: Praktische Angebote nutzen

In vielen Kommunen existieren Projekte zur Unterstützung und Entlastung junger Eltern, Alleinerziehender und Familien in Not im ersten Lebensjahr des Kindes. Einmal oder mehrmals pro Woche kommt ein ehrenamtlicher Pate zu Ihnen nach Hause und betreut Ihr Baby, damit Sie sich für ein paar Stunden ausruhen können. Er begleitet Sie zum Arzt oder zur Behörde oder hört Ihnen einfach zu. Infos zu Angeboten bekommen Sie bei Hebammen, beim kommunalen Gesundheitsamt, bei Sozialträgern sowie Initiativen wie „Wellcome" und „Känguru".

Die ersten Monate kosten Eltern viel Kraft: Das Baby stellt den Tagesablauf auf den Kopf – und auch mit der gewohnten Nachtruhe ist es erst einmal vorbei. Trotz aller Müdigkeit heißt es für Sie, am Tag hellwach zu sein – denn je älter Ihr Baby wird, desto neugieriger wird es sein Umfeld erkunden und alles ausprobieren wollen.

AUSGERUHT UND WOHLBEHÜTET

SCHLAF, KINDCHEN – BITTE!

Durchschlafen – viele Eltern können das Wort nicht mehr hören. Ständig bekommen sie es um die Ohren gehauen – von der Angeberin in der Krabbelgruppe („Also, meiner schlief schon kurz nach der Geburt durch"), der eigenen Mutter („Du hast in dem Alter längst durchgeschlafen") oder der neugierigen Nachbarin („Schläft wohl immer noch nicht durch, der Kleine?").

So schleicht man morgens übernächtigt herum und hadert mit den drei Stunden, die einem wieder nur vergönnt waren. Immer mehr macht sich die Sorge breit, der Schlafentzug hört nie auf. Zur Beruhigung: Mit einiger Wahrscheinlichkeit geht es irgendwann aufwärts – auch wenn im ersten Jahr sieben, acht oder gar zehn Stunden kaum drin sein werden. Genau deshalb verstehen Experten unter „Durchschlafen" nicht mehr als etwa fünf Stunden Schlaf am Stück.

1. Motto: „Augen zu und durch"

In den ersten Monaten hat Ihr Baby vollauf damit zu tun, überhaupt ein Schlafmuster zu entwickeln, den so genannten Schlaf-Wach-Rhythmus. In dieser Zeit schläft es tagsüber immer weniger, nachts dagegen immer mehr. Vergleiche mit anderen Babys bringen wenig: Sowohl Schlafbedarf als auch Rhythmus sind Veranlagungssache.

Schlafforscher haben zudem festgestellt, dass sich innerhalb des Nachtschlafes längere Zyklen erst entwickeln müssen: Mit etwa 4 Monaten zeigen sich bei vielen Kindern zwei Perioden, die jeweils 3 bis 4 Stunden dauern. Dazwischen schläft das Baby weniger tief oder wacht auf. Im günstigsten Fall lernt es, von selbst wieder in den Schlaf zu finden.

2. Nachts nicht zu viel „Action"

Gerade in solchen Situationen machen viele Eltern Fehler. Im Bemühen, ihr Baby zu beruhigen, nehmen sie es aus dem Bett, tragen es herum, wickeln es oder geben ihm zu trinken – und wecken es erst richtig auf.

Auch wenn es schwerfällt: Springen Sie nicht gleich auf, wenn Ihr Baby sich nachts meldet. Lassen Sie ihm die Chance, am Daumen zu nuckeln, hin- und herzurutschen, ein paar Geräusche zu machen und sich so vielleicht selbst zu beruhigen.

Stillende Mamas sollten ihr Kind möglichst nicht bei jedem Pieps an die Brust legen – sonst sind sie bald jede Stunde am Start. Ganz generell gilt: Hat Ihr Baby „Nuckeln an der Brust" erst einmal mit „Einschlafen" verknüpft, können Sie diese gedankliche Verbindung nur mit viel Mühe – und unter Protest – wieder lösen.

3. Einschlafen nicht hinauszögern

Dass Ihr Baby müde ist, ist leicht zu sehen: Es gähnt, reibt sich die Augen, starrt ins Leere. Vielleicht fallen ihm die Augen schon zu und es fängt an zu quengeln. Gönnen Sie ihm dann die Ruhe, die es braucht.

Erst nach und nach können Sie versuchen, diesen Punkt hinauszuschieben – etwa weil ein Nickerchen am späten Nachmittag das Einschlafen am Abend erschweren würde oder Sie auf dem Heimweg sind und Ihr schlafendes Kind in wenigen Minuten wieder wecken müssten.

4. Keine harten Schlafprogramme

Spätestens, wenn Sie nach ein paar Monaten keinen Fortschritt in Sachen Schlafdauer erkennen, werden Sie sich links und rechts des Weges umschauen: Wie machen es die anderen? Was sagen Experten?

So viel vorab: Sie werden eine Menge erprobte Hinweise (siehe S. 188) und Literaturtipps bekommen. Apropos: Nichts spricht dagegen, sich in Büchern über Einschlafprogramme zu informieren – probieren Sie diese jedoch nicht zu früh und vor allem nicht alle der Reihe nach aus. Besonders von Programmen, die das Einschlafen förmlich erzwingen wollen, nehmen Sie besser Abstand.

Mittlerweile kennen Sie Ihr Kind gut genug, um zu wissen, was ihm guttut. Gefährden Sie nicht durch wechselnde und nicht vorhersehbare Verhaltensweisen das Vertrauen, das es in Sie setzt. Übrigens: Wie gut Ihr Kind abends einschläft, können Sie tagsüber beeinflussen: Zum einen, indem Sie seine „emotionalen Akkus" mit Nähe und Zuwendung aufladen. Zum anderen, indem Sie ein schönes, ruhiges Abendritual schaffen, auf das Ihr Kind vertrauen kann. Kurz gesagt: Selbstständigkeit und Sicherheit bei Nacht setzen Selbstständigkeit und Sicherheit am Tag voraus.

5. Der beste Weg ist: Ihr Weg

Apropos Nähe. Säuglingen in der Nacht grundsätzlich eine Trennung von seinen Eltern zu verordnen, ist umstritten – Babys brauchen schließlich die Nähe ihrer Eltern. Diese Nähe können Sie Ihrem Kind jedoch – abhängig von seinen Bedürfnissen – auf ganz vielfältige Weise geben.

Das gemeinsame Schlafen im Elternbett ist eine Möglichkeit – aber nicht die einzige. Denn auch Erwachsene dürfen Bedürfnisse haben – und wenn es ihnen mit Baby zu eng oder unruhig im Bett ist, dann sind sie noch lange keine Rabeneltern.

Eines sollten Sie auf jeden Fall einkalkulieren: Einmal ans Elternbett gewöhnt, wird sich Ihr Baby nicht freiwillig wieder daraus verabschieden. Auch diese Gewohnheit lässt sich nur mit Mühe wieder ändern.

Was auch immer Sie lesen und hören: Richtiges oder falsches Schlafverhalten gibt es nicht. Es gibt nur Eltern und Babys, die nachts gut schlafen – oder eben nicht.

SO SCHLAFEN?

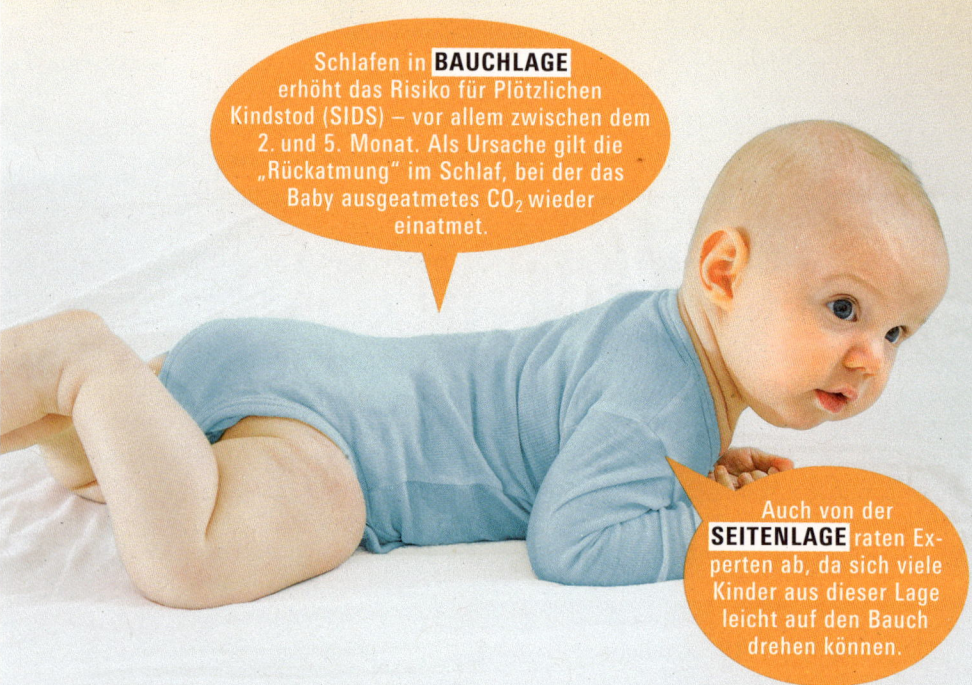

Schlafen in **BAUCHLAGE** erhöht das Risiko für Plötzlichen Kindstod (SIDS) – vor allem zwischen dem 2. und 5. Monat. Als Ursache gilt die „Rückatmung" im Schlaf, bei der das Baby ausgeatmetes CO_2 wieder einatmet.

Auch von der **SEITENLAGE** raten Experten ab, da sich viele Kinder aus dieser Lage leicht auf den Bauch drehen können.

ALS SCHLAFPOSITION FÜR BABYS empfohlen vor allem Orthopäden über viele Jahre die Bauchlage. Sie stärke die Rückenmuskulatur. Außerdem würden sich die Bewegungsabläufe von „Bauchschläfern" besser entwickeln. Leider stieg auch die Säuglingssterblichkeit.

Richtig ist: In Bauchlage lernt Ihr Baby, sein Köpfchen zu heben, sich aufzurichten und hinzusetzen – jedoch nicht im Schlaf. Damit es Nacken- und Rückenmuskeln trainiert, legen Sie es zweimal am Tag in wachem Zustand für eine Viertelstunde auf den Bauch – lassen es während dieser Zeit aber nicht allein.

SO SCHLAFEN!

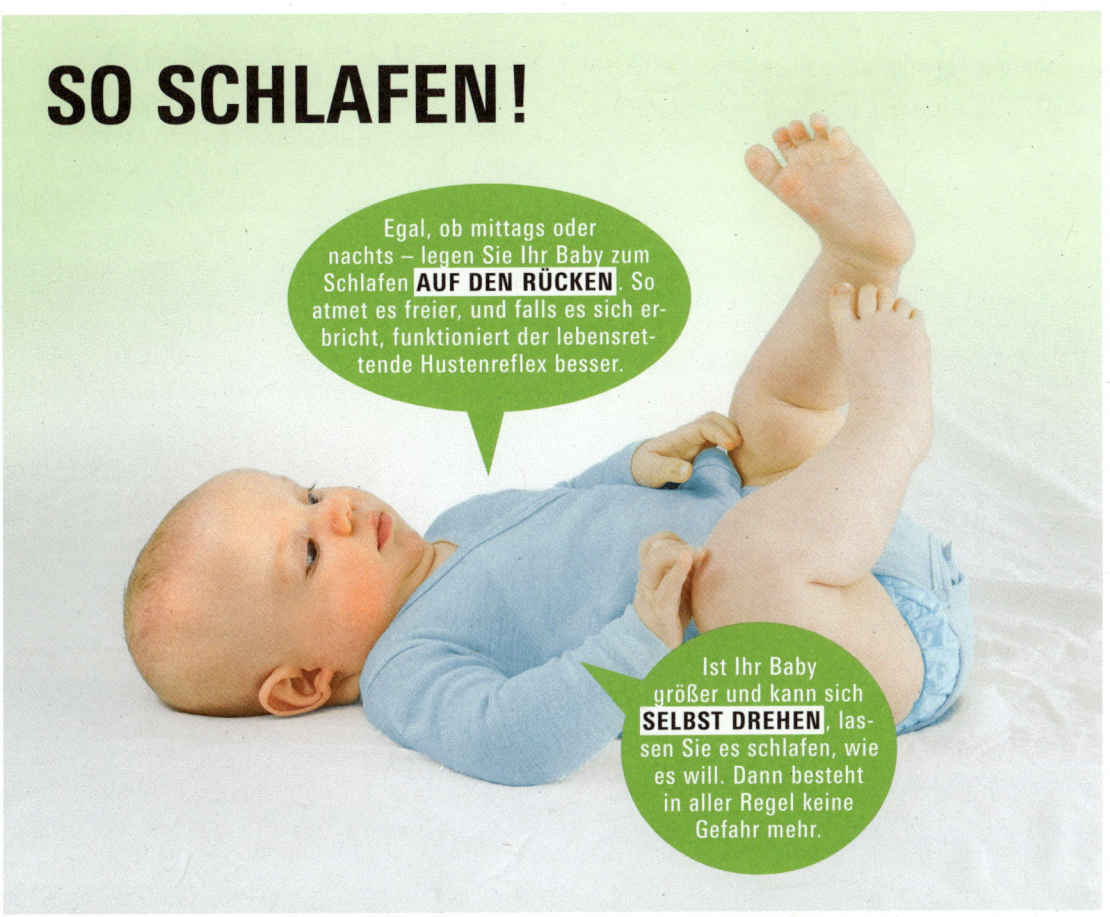

Egal, ob mittags oder nachts – legen Sie Ihr Baby zum Schlafen **AUF DEN RÜCKEN**. So atmet es freier, und falls es sich erbricht, funktioniert der lebensrettende Hustenreflex besser.

Ist Ihr Baby größer und kann sich **SELBST DREHEN**, lassen Sie es schlafen, wie es will. Dann besteht in aller Regel keine Gefahr mehr.

ZUM SCHUTZ DES BABYS tragen auch eine rauchfreie Umgebung, ein Babyschlafsack, der Verzicht auf eine Mütze und 16 bis 18 Grad Raumtemperatur bei. Dem Schutz vor Überhitzung dient auch ein eigenes Bettchen ohne Kopfkissen und Kuscheltiere.

Seit Experten zum Schlafen die Rückenlage empfehlen, sinkt die Zahl der Opfer jährlich. Starben 1991 hierzulande noch 1285 Kinder an Plötzlichem Kindstod, waren es 2014 nur 119 – mehr als 90 Prozent weniger. Das Risiko ist also nur noch sehr gering: Betroffen sind statistisch rund 0,2 Babys pro 1000 Geburten.

SO KLAPPT DAS EINSCHLAFEN

Mehr als die Hälfte seines ersten Lebensjahres verschläft ein Baby. Trotzdem haben viele Eltern vor allem nachts das Gefühl, dass ihr Kind ständig wach ist.

Der Grund: Säuglinge schlafen anders – in den ersten drei Monaten lieber öfter und kurz als einmal richtig lange. Danach entwickelt sich oft ein Rhythmus mit einer längeren nächtlichen Schlafphase von etwa sechs Stunden.

Die größte Hürde ist häufig das Einschlafen. Patentrezepte gibt es nicht – vielfach erprobte Tipps schon. Nicht jeden müssen Sie ausprobieren – der wichtigste lautet: Geduld haben.

Körperliche Nähe

So geht's Wer sein Baby in den Schlaf stillt, trägt, wiegt, singt oder kuschelt, lässt es spüren: Du bist nicht allein. Dadurch schläft es leichter ein. Das stärkt sein Urvertrauen und legt den Grundstein für ein gesundes Selbstbewusstsein.

Gut zu wissen Wer auf so viel Körpereinsatz lieber verzichtet, kann einen Ersatz anbieten: Schnuller statt Brust, Wiege statt Arm, CD statt eigener Stimme. Lässt Ihr Baby sich nicht einfach abspeisen, dann bleiben Sie zumindest im Raum.

Fazit Erfüllen Sie das Bedürfnis Ihres Babys nach Nähe und Schutz. Geben Sie ihm aber ab dem 4. Monat zum Einschlafen nicht mehr die Brust.

Feste Rituale

So geht's Selbe Zeit, selbes Bett, selbes Lied und natürlich dasselbe Schnuffeltuch – mit solchen Ritualen erleichtern Sie Ihrem Kind, einen stabilen Schlaf- und Wachrhythmus zu finden.

Gut zu wissen Je schlechter Ihr Kind einschläft, desto stärker sollten Sie auf einen festen zeitlichen Ablauf achten. Schreit Ihr Baby, nehmen Sie es nicht gleich aus dem Bett. Versuchen Sie es zu beruhigen. Schalten Sie dabei kein Licht an und machen Sie keinen Lärm.

Fazit Rituale sollten so beschaffen sein, dass sie sich über Jahre durchhalten lassen. Wer anfängt, mit dem Auto herumzufahren oder das Licht anzulassen, wird das nur schwer wieder los.

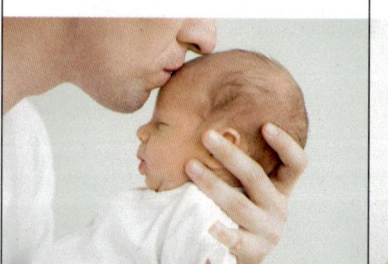
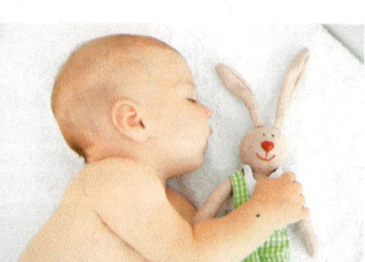

Verdunkeltes Zimmer

So geht's Wer im Sommer schon mal in Skandinavien war, der weiß, wie erholsam Dunkelheit ist. Nur in einem dunklen Raum wird das Schlafhormon Melatonin ausreichend ausgeschüttet und Ihr Baby kann auf Nachtbetrieb umschalten.

Gut zu wissen Beim Thema Nachtlicht scheiden sich die Geister. Fakt ist: Die Augen Ihres Babys nehmen dadurch keinen Schaden – es geht aber auch ohne. Säuglinge haben im Dunkeln noch keine Angst.

Fazit Wenn schon Nachtlicht, dann rötlich, um die Hormonausschüttung möglichst wenig zu behindern. Eine gute Alternative ist ein Nachtlicht im Vorraum bei angelehnter Tür.

Monotone Geräusche

So geht's Will es mit dem Einschlafen partout nicht klappen, ist das Beschallen mit einem gleichbleibenden Geräusch einen Versuch wert, wie es Staubsauger, Wasserhahn und Föhn erzeugen. Da das auf Dauer mühsam und teuer ist, sind Alternativen gefragt.

Gut zu wissen Kaufen Sie die Geräusche auf CD oder nehmen Sie sie selbst mit dem Handy auf. Spielen Sie sie nicht zu laut ab und blenden Sie sie nach ein paar Minuten aus. Viele Eltern schwören auf „weißes Rauschen", das Sie etwa bei YouTube finden können.

Fazit Sparen Sie sich Extra-Kosten für Strom und Wasser und setzen Sie auf elektronische Medien.

Gleichförmige Bewegungen

So geht's Ob im Kinderwagen, im Tragetuch oder im Auto – werden sie bewegt, schlafen Babys gut ein. Evolutionsgeschichtlich ist Bewegung gleich Nähe und Nähe gleich Sicherheit. „Auf und ab" ist dabei wirksamer als „hin und her".

Gut zu wissen Setzen Sie sich mit Baby im Arm auf einen Gymnastikball und wippen Sie. Gute Dienste leisten auch eine Federwiege oder bewegliche Aufsätze für die Beine des Babybetts. Beide lassen sich mit einem elektrischen „Kinderwagenrüttler" kombinieren, der sie in Bewegung hält.

Fazit Mit den richtigen Helfern sorgen Sie für Bewegung, ohne sich stundenlang selbst zu bewegen.

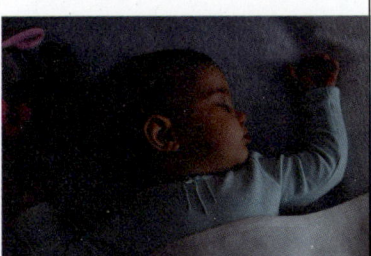
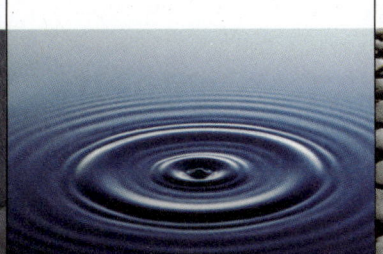
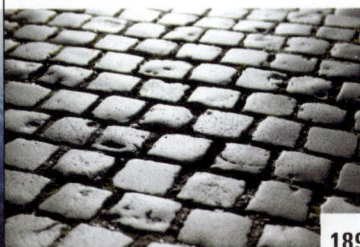

SCHICKER SCHNULLER?

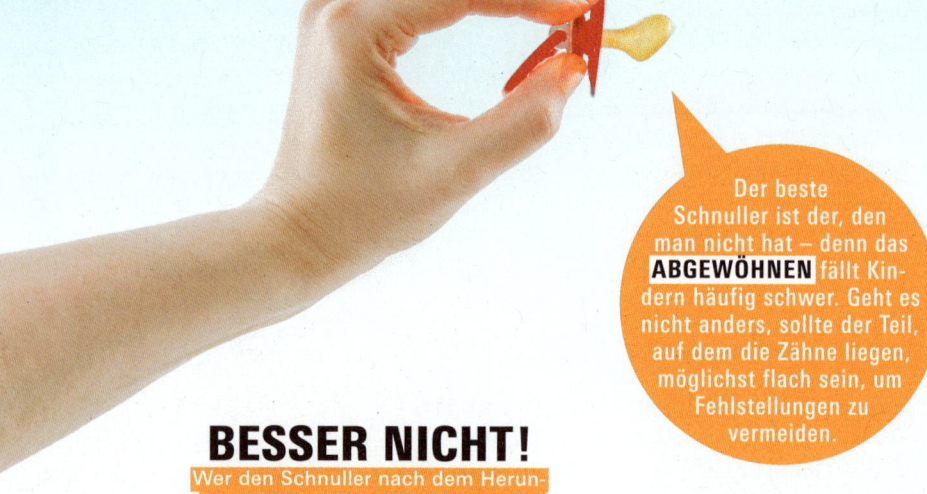

Der beste Schnuller ist der, den man nicht hat – denn das **ABGEWÖHNEN** fällt Kindern häufig schwer. Geht es nicht anders, sollte der Teil, auf dem die Zähne liegen, möglichst flach sein, um Fehlstellungen zu vermeiden.

BESSER NICHT!

Wer den Schnuller nach dem Herunterfallen ableckt, säubert ihn zwar, überträgt aber auch seine Kariesbakterien. Und: Honig als Lockstoff hat am Sauger nichts zu suchen!

NUCKELN BERUHIGT – und so haben auch Kinderzahnärzte im ersten Jahr nichts gegen Sauger einzuwenden. Damit Stillbabys sich an die Brust gewöhnen können, sollte der Schnuller aber erst nach einigen Wochen eingeführt oder einfach weggelassen werden. Wer Allergiker in der Familie hat, setzt auf Silikon-Nuckis – Latex-Sauger sind weicher, können aber mit anderen Allergenen Kreuzallergien auslösen. Achten Sie beim Kauf auf den Hinweis „BPA-frei": Fehlt dieser, gibt das Plastikschildchen eventuell die schädliche Chemikalie Bisphenol A (BPA) ab.

DICKER DAUMEN!

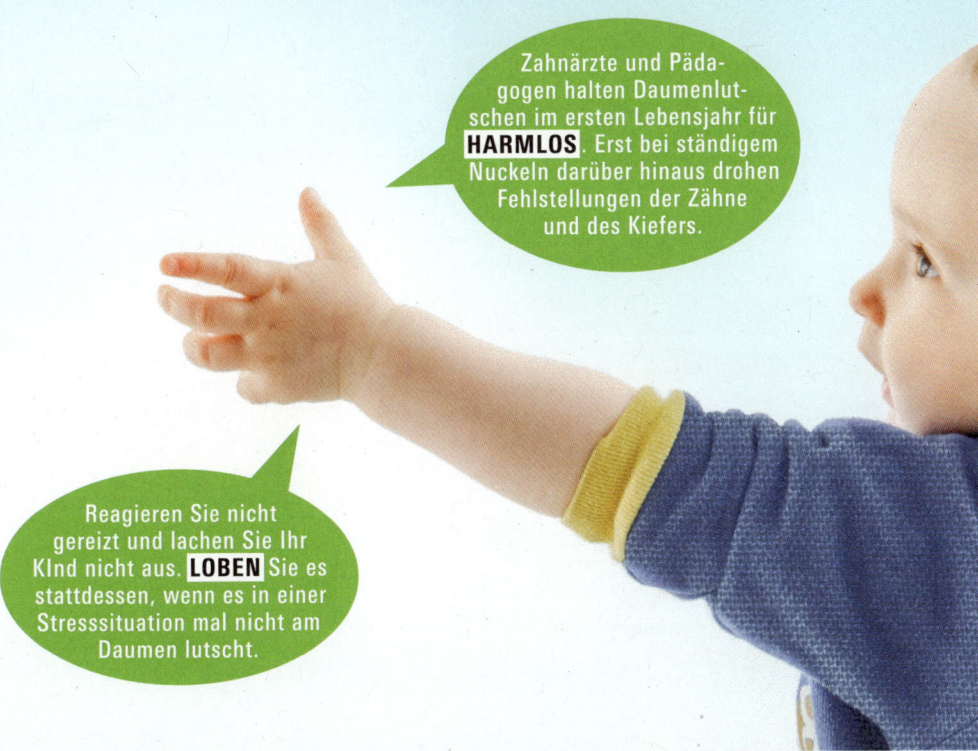

Zahnärzte und Pädagogen halten Daumenlutschen im ersten Lebensjahr für **HARMLOS**. Erst bei ständigem Nuckeln darüber hinaus drohen Fehlstellungen der Zähne und des Kiefers.

Reagieren Sie nicht gereizt und lachen Sie Ihr KInd nicht aus. **LOBEN** Sie es stattdessen, wenn es in einer Stresssituation mal nicht am Daumen lutscht.

ER IST STETS IN REICHWEITE, fällt nie herunter und muss auch nicht immer wieder desinfiziert werden: der Daumen. Schon im Mutterleib haben ihn viele Babys im Mund. Nach der Geburt hilft er beim Einschlafen und beim Abbau von Stress. Oft steckt dahinter auch der Wunsch nach Nähe und Zuwendung. Meist lässt das Saugbedürfnis im zweiten Jahr nach, weil Ihr Kind neue Strategien entwickelt, um Spannungen abzubauen. Falls nicht, schenken Sie ihm besonders viel Liebe und Aufmerksamkeit oder bitten Sie den Kinderarzt um Rat.

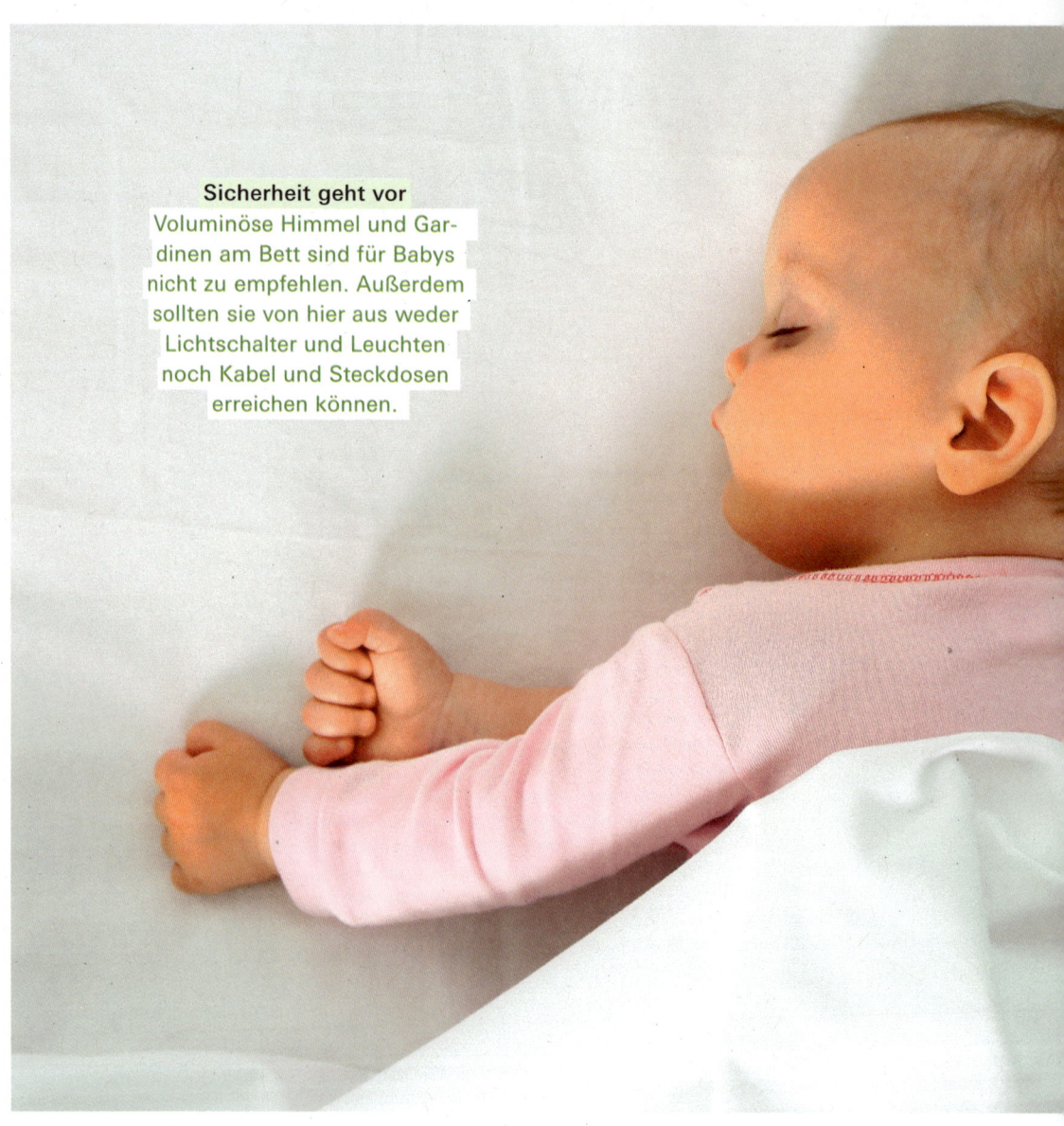

Sicherheit geht vor
Voluminöse Himmel und Gardinen am Bett sind für Babys nicht zu empfehlen. Außerdem sollten sie von hier aus weder Lichtschalter und Leuchten noch Kabel und Steckdosen erreichen können.

GUT GEBETTET

Nicht erschrecken, wenn Ihr Kind im Schlaf nicht regelmäßig atmet. Pausen bis zu 15 Sekunden sind ungefährlich – solange Ihr Baby anschließend einen tiefen Atemzug macht – oder aufwacht. Sorgen Sie dafür, dass der körpereigene Schutz intakt bleibt: Rauchen Sie nicht und ziehen Sie Ihr Kind zum Schlafen nicht zu dick an: Unterwäsche und ein Schlafanzug genügen. Eine Mütze ist nicht nötig.

1. Matratze Babys sollten nicht zu weich liegen – auf einer bis zu 10 Zentimeter hohen Matratze ohne Gummiauflage. Ob die Matratze aus Schaumstoff, Kaltschaum oder Latex-Kokos ist, spielt keine große Rolle. Sie sollte aber eine stabile Trittkante besitzen, damit sich Ihr Baby beim Stehen und Hopsen im Bett seine Füßchen nicht zwischen Matratze und Bettrand einklemmt. Prüfsiegel wie „Blauer Engel" und „Oeko-Tex Standard 100" zeigen, dass unabhängige Institute sie auf Schadstoffe geprüft haben. Spezielle Belüftungssysteme für mehr CO_2-Durchlässigkeit bieten dagegen keine Vorteile.

2 Schlafsack Eine Bettdecke ist ungeeignet. Sie kann für Überhitzung sorgen und dafür, dass Ihr Kind ausgeatmetes CO_2 wieder einatmet. Einen Schlafsack kann es weder wegstrampeln noch über den Kopf ziehen. Er sollte nicht zu groß sein und Öffnungen für die Arme besitzen. Die Halsöffnung sollte enger als der Kopfumfang sein, damit das Baby nicht in den Schlafsack rutscht. Ein umlaufender Reißverschluss ermöglicht Windelwechseln ohne Ausziehen.

3 Kissen Im Bett brauchen Babys weder Kopfkissen noch Schaffell. Beide können – wie Wärmflaschen und Heizkissen auch – zu Überhitzung und Atemrückstau führen.

4 Begrenzungen Babys lieben es, im Liegen Begrenzungen zu spüren. Trotzdem sollten Sie die Liegefläche keinesfalls durch Kissen oder umlaufende Stoffstreifen („Nestchen") verkleinern. Werden Nase oder Mund verdeckt, führt das im Extremfall zum Ersticken. Die Befürchtung, Kinder könnten sich verletzen, wenn sie mit dem Kopf an die Gitterstäbe stoßen oder die Füßchen hindurchstecken, hat sich in Studien nicht bestätigt.

5 Kuscheltier Lieblingsteddy oder Schnuffeltuch sind als Einschlafhilfe völlig in Ordnung, solange sie so bemessen sind, dass sie das Gesicht des Babys nicht komplett verdecken können. Platzieren Sie keine Schnüre oder Bänder in Reichweite Ihres Babys.

UNGESTÖRT UND SICHER SCHLAFEN

Wo Säuglinge nachts am besten schlafen, ist hochgradig umstritten. Während Kinderärzte aus Sicherheitsgründen ein eigenes Bettchen im elterlichen Schlafzimmer empfehlen, raten Hebammenverbände und WHO zum gemeinsamen Schlafen im Elternbett.

Für das Schläfchen am Tag kann sich eine zweite, eventuell sogar mobile Schlafgelegenheit als praktisch erweisen. Fest steht: Die eine beste Lösung gibt es nicht – und wer mit einem Baby neben sich keine Ruhe findet, muss kein schlechtes Gewissen haben.

Kinderbett

Das bringt's Das Schlafen im eigenen Bett fördert sehr früh die Selbstständigkeit Ihres Kindes. Später können Sie das Bett an die Bedürfnisse Ihres Kindes anpassen, etwa Gittersprossen entfernen oder es sogar zum Jugendbett umbauen.

So gelingt's Das Kinderbett sollte im Elternschlafzimmer stehen. Der Abstand zwischen den Gitterstäben darf maximal 7,5 Zentimeter betragen – sonst klemmt sich Ihr Kind womöglich den Kopf ein. Außerdem sollte sich der Lattenrost in der Höhe verstellen lassen.

Fazit Das Richtige für Eltern, die ihr Bett für sich wollen und für ihr Baby ein Bett brauchen, das länger als ein paar Monate taugt.

Elternbett

Das bringt's Das Baby könnte überhitzen oder ersticken? Sexuell wäre dann völlige Flaute? So, wie es Gründe gegen ein „Familienbett" geben mag, gibt es auch welche dafür. Für viele Familien ist es eine schöne Erfahrung, die die Bindung stärkt und es ermöglicht, schnell auf Bedürfnisse ihres Babys zu reagieren.

So gelingt's Legen Sie keine Kissen in die Nähe Ihres Babys. Ihr Bett sollte keine Ritzen haben, in die das Baby rutschen kann. Sichern Sie es gegen Herausfallen.

Fazit Für Eltern geeignet, deren Schlaf das Kind nicht stört und die nicht ständig Angst haben, sie könnten es nachts mit ihrem Körpergewicht erdrücken.

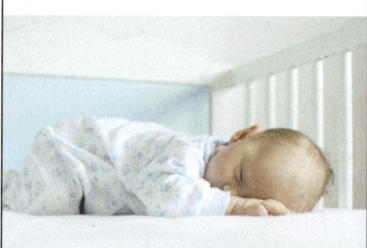

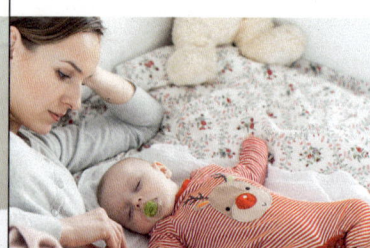

Beistellbett

Das bringt's Für viele der optimale Kompromiss zwischen Kinder- und Elternbett – aber keine Dauerlösung. Das Beistellbett wird als „Balkon" am Elternbett befestigt. Mama muss zum Stillen nicht aufstehen und kann ihr Baby an sich heranziehen. Tagsüber lassen sich einige Modelle als Stubenwagen nutzen.

So gelingt's Wählen Sie ein Modell, dessen Liegefläche von der Höhe her in etwa der Ihres Betts entspricht und das sich sicher daran befestigen lässt.

Fazit Top-Variante für alle, die ihr Baby nahe bei sich und ihre Hände auch mal frei haben wollen – oder ein gemeinsames Familienbett einfach nicht mögen.

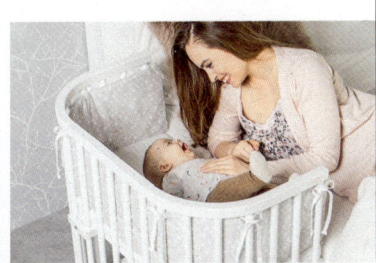

Stubenwagen

Das bringt's Ähnlich wie eine Wiege ist ein Stubenwagen oder -bettchen ein kleiner, begrenzter Schlafplatz, wie ihn Babys lieben. Die Rollen bieten den Vorteil, dass Sie Ihr Kind in andere Räume mitnehmen können. Dank des vertrauten Geräuschpegels um sie herum schlafen viele Babys besser.

So gelingt's Spätestens wenn sich Ihr Baby hochziehen kann, muss es aus dem Stubenwagen ausziehen – ab dem vierten Monat sollten Sie damit rechnen, dass Sie in ein Gitterbett investieren müssen.

Fazit Gut, wenn Sie öfter zwischen Schlaf- und Arbeitszimmer sowie Küche wechseln und Ihr Baby nicht allein lassen wollen.

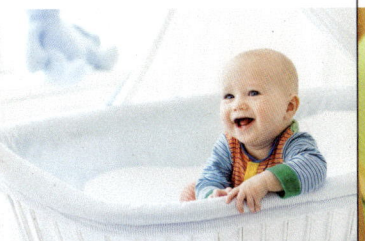

Laufstall

Das bringt's Solange Sie Ihr Kind tagsüber nicht stundenlang darin abstellen, spricht nichts gegen einen Laufstall. Modelle, deren Boden sich höherstellen lässt, eignen sich auch für kurze Schläfchen zwischendurch. Als Bettersatz sind Laufställchen jedoch zu groß und zu sperrig.

So gelingt's Stellen Sie den Boden auf die gewünschte Höhe – je kleiner das Baby, desto höher. Mangels einer passenden Matratze können Sie den Boden mit einer Krabbeldecke polstern.

Fazit Ein Laufställchen ist praktisch, wenn das Baby tagsüber nicht im Schlafzimmer schläft und Sie sich den Kauf eines Stubenwagens sparen wollen.

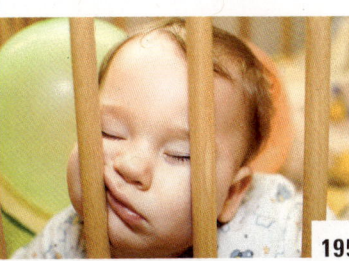

ZEIT FÜR DEN HAUSHALT?

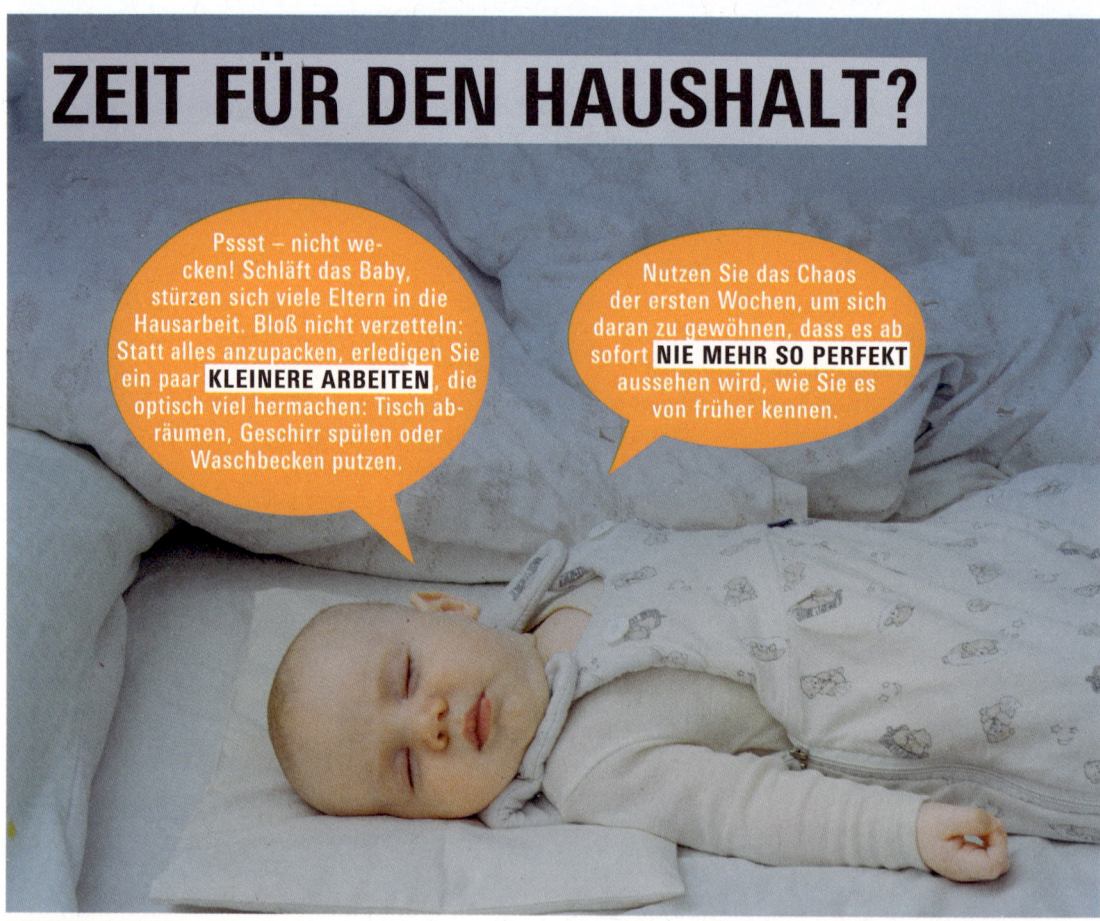

Pssst – nicht wecken! Schläft das Baby, stürzen sich viele Eltern in die Hausarbeit. Bloß nicht verzetteln: Statt alles anzupacken, erledigen Sie ein paar **KLEINERE ARBEITEN**, die optisch viel hermachen: Tisch abräumen, Geschirr spülen oder Waschbecken putzen.

Nutzen Sie das Chaos der ersten Wochen, um sich daran zu gewöhnen, dass es ab sofort **NIE MEHR SO PERFEKT** aussehen wird, wie Sie es von früher kennen.

SCHLÄFT ES? ES SCHLÄFT! Super, denken Sie. Nur noch schnell die leere Tasse in die Spüle stellen – und dann kurz ausruhen. In der Küche fällt Ihr Blick auf die fleckigen Geschirrtücher. Die bringen Sie nur noch schnell ins Bad – und schon sind Sie voll unterwegs auf dem „Chaos-Parcours". Im Bad wartet ein Berg Schmutzwäsche auf Sie. Nur noch schnell die Maschine anschalten, vorher nur noch schnell die Bettwäsche im Schlafzimmer abziehen. Dort müssten nur noch schnell die Betten gemacht werden – und schon ist Ihr Baby wieder wach…

ZEIT ZUM AUSRUHEN!

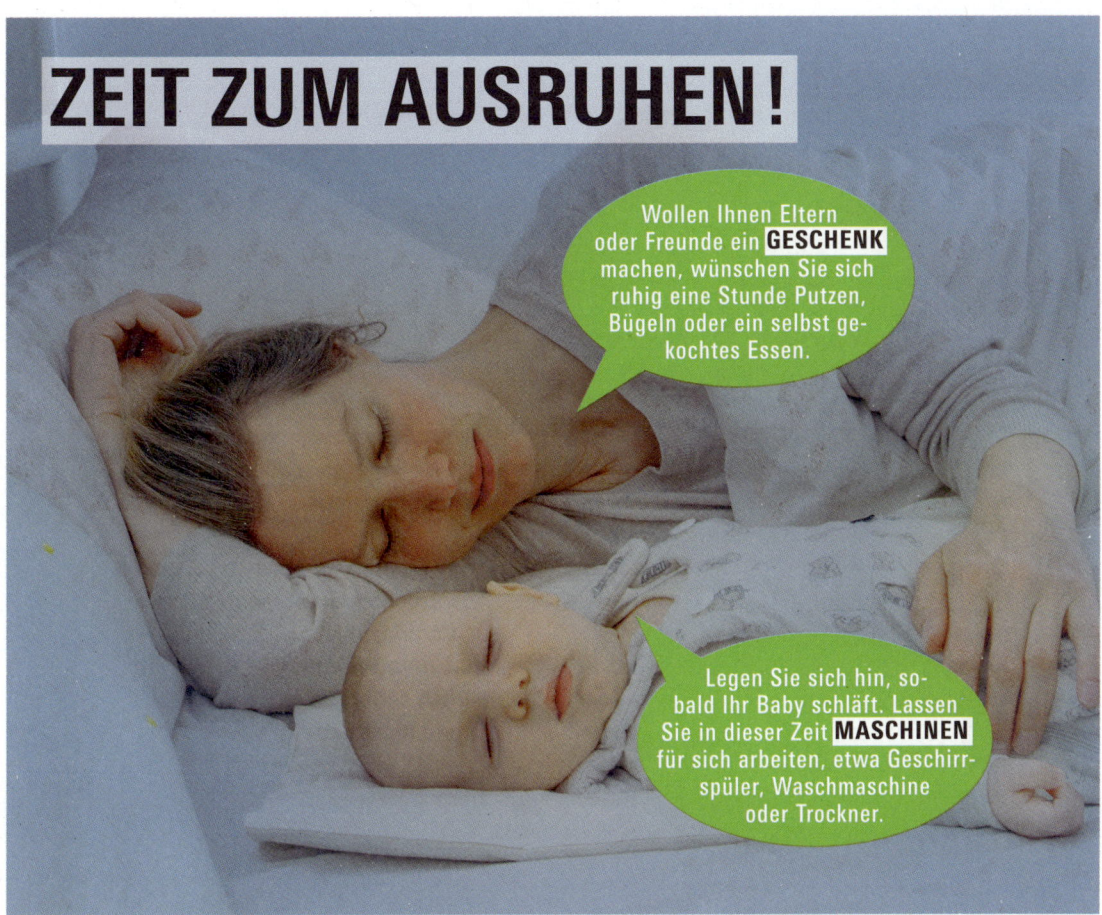

Wollen Ihnen Eltern oder Freunde ein **GESCHENK** machen, wünschen Sie sich ruhig eine Stunde Putzen, Bügeln oder ein selbst gekochtes Essen.

Legen Sie sich hin, sobald Ihr Baby schläft. Lassen Sie in dieser Zeit **MASCHINEN** für sich arbeiten, etwa Geschirrspüler, Waschmaschine oder Trockner.

EINE AUFGERÄUMTE WOHNUNG tut der Seele gut. Nach einer Geburt führt Perfektionismus jedoch zu Stress pur. Hilfreich ist die eine oder andere Investition, etwa in einen Trockner für die zusätzliche Wäsche. Wer keine Putzhilfe hat, konzentriert sich auf hygienische Kernzonen wie Bad, Küche sowie Wickel- und Schlafplatz des Babys. Statt zu kochen, empfiehlt sich öfter mal ein Fertiggericht. Übrigens: Wer gesundheitlich nicht in der Lage ist, alles selbst zu wuppen, beantragt mit einem ärztlichen Attest eine Haushaltshilfe bei der Krankenkasse.

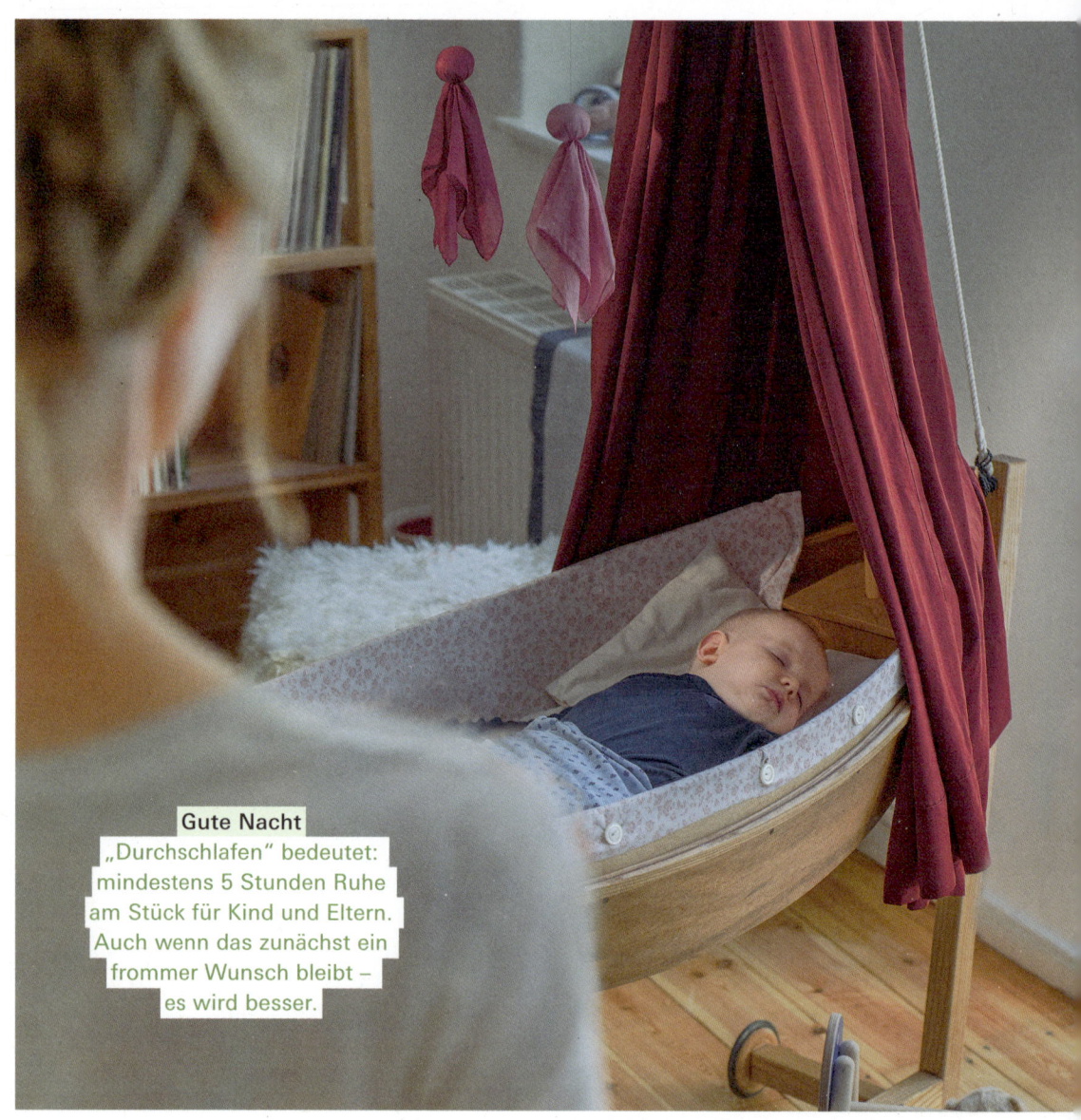

Gute Nacht
„Durchschlafen" bedeutet: mindestens 5 Stunden Ruhe am Stück für Kind und Eltern. Auch wenn das zunächst ein frommer Wunsch bleibt – es wird besser.

IHR NEUER JOB: SCHLAFHELFER

Ob ein Baby das Schlafen lernen muss, darüber lässt sich streiten. Ein gesundes Kind holt sich den Schlaf, den es benötigt – irgendwann. Wer sein Kind nicht allein ins Bett legen will, hat ebenso Argumente auf seiner Seite wie Eltern, die es zügig daran gewöhnen wollen, mehrere Stunden am Stück zu schlafen. Und wenn es nur deshalb ist, weil sie selbst am nächsten Tag ausgeruht sein wollen. Für sie sind die folgenden Tipps gedacht.

1 Grundlagen schaffen
In den ersten Wochen schläft Ihr Baby, wann und wo es will. Geben Sie ihm ein fusselfreies Stofftier oder Schnuffeltuch, das sich später als „Trostbuddy" eignet. Nickt Ihr Kind an der Brust oder im Arm ein, legen Sie es in seine Wiege oder sein Bettchen. Gehen Sie nach 6 Wochen dazu über, es bereits im schläfrigen Zustand hinzulegen, damit es lernt, so einzuschlafen. Klappt das nicht, nehmen Sie Ihr Kind zunächst wieder heraus.

2 Nuckeln vermeiden
Schläft Ihr Kind oft an der Brust oder mit Fläschchen im Mund ein, sind Nuckeln und Einschlafen bald untrennbar verknüpft. Nehmen Sie ihm deshalb sein Nuckelobjekt so oft es geht kurz vor dem Einschlafen aus dem Mund.

3 Räumliche Trennung
Trennen Sie mit zunehmendem Alter stärker zwischen Spiel- und Schlafplatz. So lernt Ihr Kind, bestimmte Orte mit dem Schlafen zu verknüpfen.

4 Richtig satt essen
Achten Sie nach Einführung der Beikost zunehmend darauf, dass Ihr Kind am Abend ausreichend isst und trinkt, sodass es nachts nicht vor Hunger aufwacht. Bekommt es nachts ein Fläschchen, versuchen Sie im 2. Lebenshalbjahr, den Zeitpunkt dafür sukzessive in die Morgenstunden zu verschieben.

5 Schlafen vorbereiten
Trennen Sie Nachtruhe und Nickerchen am Tag. Achten Sie darauf, dass sich das Schläfchen am Nachmittag nicht bis in den Abend zieht. Mit 6 Monaten sollte Ihr Kind vor der Nachtruhe mindestens 4 Stunden wach sein. Läuten Sie die abendliche Bettzeit stets mit denselben Ritualen ein (siehe S. 188).

6 Ausgiebig kuscheln
Machen Sie Kuscheln und Schmusen zum Teil des Abendrituals. Bleiben Sie im Dunkeln kurz bei Ihrem Kind, um ihm zu zeigen, dass Sie da sind und es keine Angst haben muss. Signalisieren Sie mit einem letzten „Gute Nacht", dass Sie den Raum verlassen.

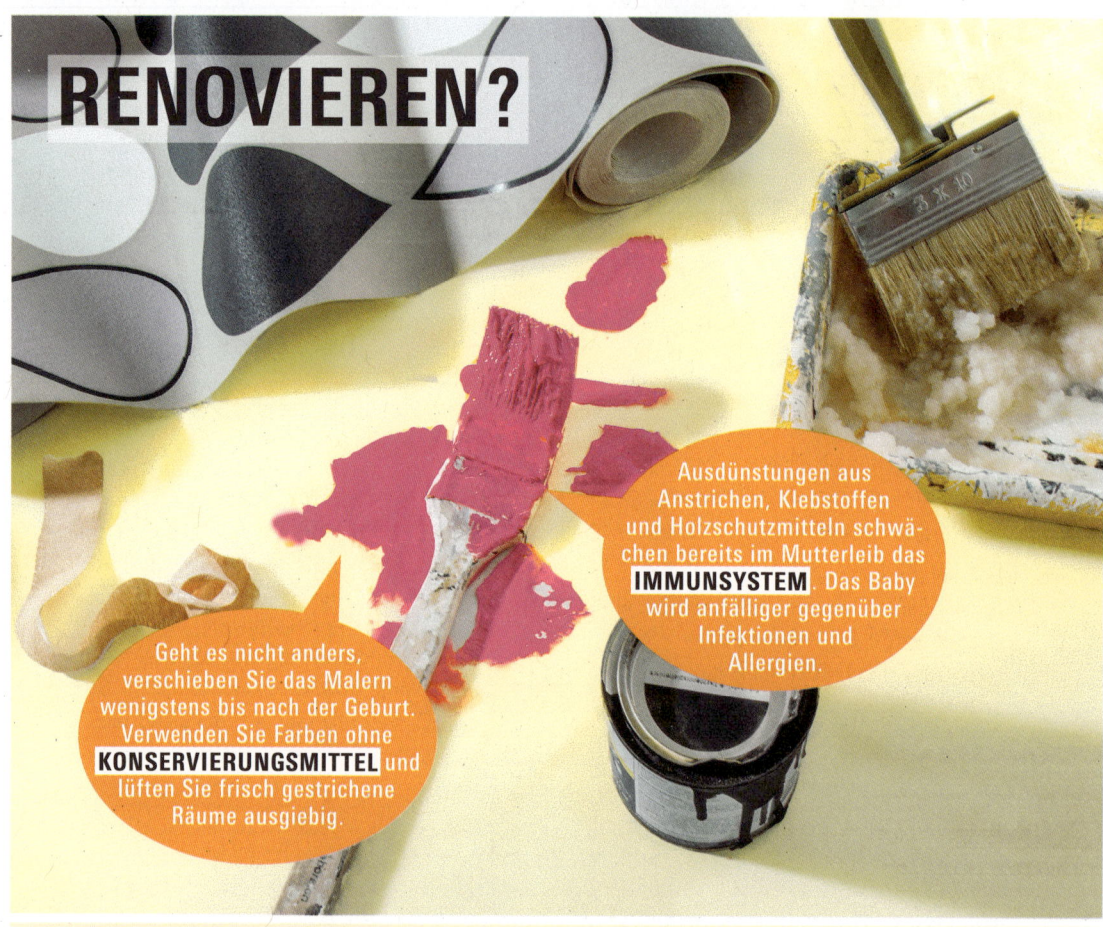

RENOVIEREN?

Ausdünstungen aus Anstrichen, Klebstoffen und Holzschutzmitteln schwächen bereits im Mutterleib das **IMMUNSYSTEM**. Das Baby wird anfälliger gegenüber Infektionen und Allergien.

Geht es nicht anders, verschieben Sie das Malern wenigstens bis nach der Geburt. Verwenden Sie Farben ohne **KONSERVIERUNGSMITTEL** und lüften Sie frisch gestrichene Räume ausgiebig.

KAUM KÜNDIGT SICH ein neuer Erdenbürger an, befällt die Eltern der Nestbautrieb: Da werden Möbel gekauft, es wird gestrichen, tapeziert und neuer Fußboden verlegt. Schließlich soll es der Nachwuchs schön haben. Doch mit dem neuen Glanz zieht oft ein merkwürdiger Geruch ein: die Ausdünstungen aus Farben, Lacken und Möbeln schwächen nicht nur Babys Immunsystem, es drohen Reizungen und Erkrankungen der Atemwege. Wissenschaftler legen sich fest: Wer seinem Kind nicht schaden will, verzichtet aufs Renovieren.

DEKORIEREN!

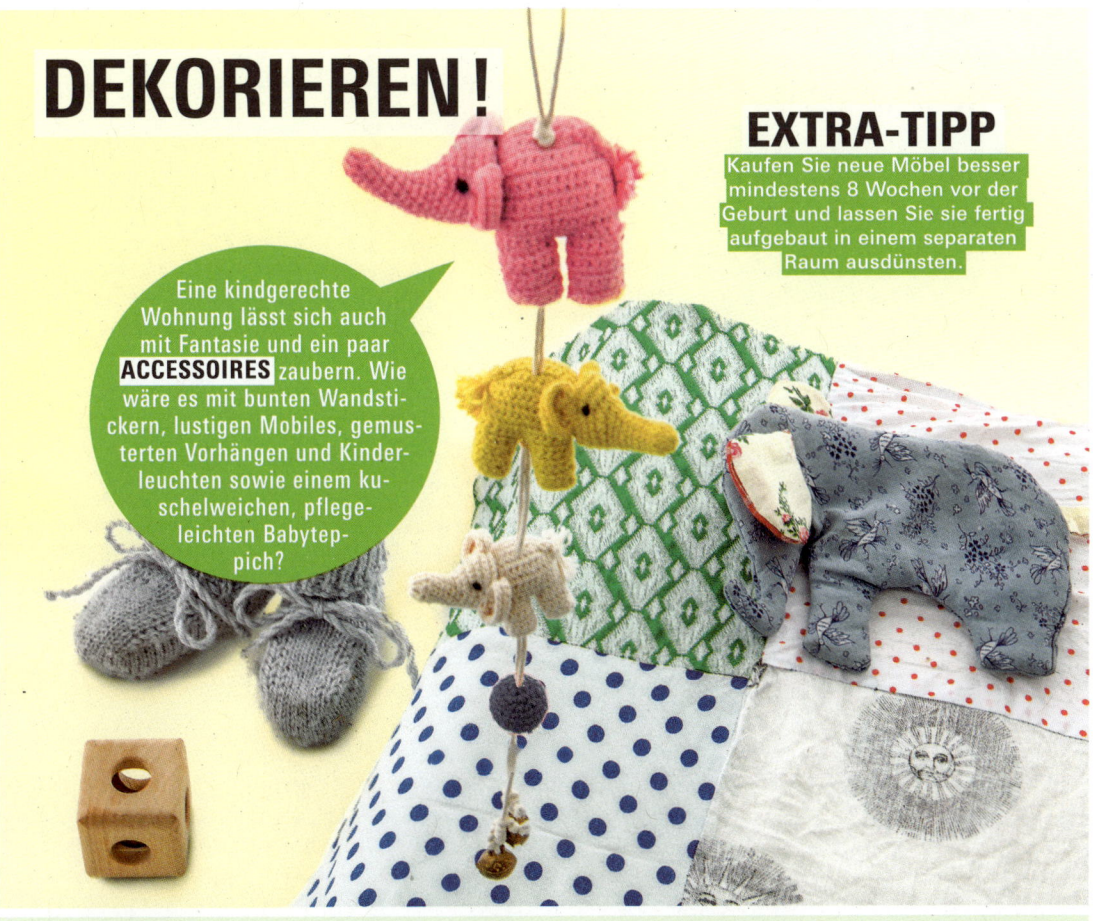

Eine kindgerechte Wohnung lässt sich auch mit Fantasie und ein paar **ACCESSOIRES** zaubern. Wie wäre es mit bunten Wandstickern, lustigen Mobiles, gemusterten Vorhängen und Kinderleuchten sowie einem kuschelweichen, pflegeleichten Babyteppich?

AUCH WENN ES HERZLOS KLINGT: Ihrem Baby ist es ziemlich egal, ob sein Zimmer einen neuen Fußboden oder frisch gestrichene Wände hat. Eine kindgerechte Deko ist ihm genauso lieb. In Sachen Möbel können Sie sich zunächst aufs Wesentliche konzentrieren: Wickelkommode, Babybett und Stauraum für die Babykleidung. Perfekt für Kleinkram ist ein Wand-Utensilo. Legen Sie vor allem Wert auf eine flexible Beleuchtung: über dem Wickeltisch brauchen Sie helles Licht, für gedämpfte Beleuchtung empfehlen sich mehrere kleinere Lichtquellen.

HALTEN SIE GIFTIGE STOFFE VON IHREM BABY FERN

Gifte und Schadstoffe in den eigenen vier Wänden sind für Erwachsene bedenklich – für Babys und Kleinkinder können sie richtig gefährlich werden. Zum Glück können Eltern eine ganze Menge tun, um ihren Nachwuchs vor schlimmen Folgen zu bewahren.

TIPP 1: Putzmittel wegsperren

Bunte Farbe und fruchtiger Geruch ziehen Babys an – doch Spülmittel, Entkalker und Allzweckreiniger und können zu Hautreizungen, Verätzungen und Vergiftungen führen. Lagern Sie Reinigungs- und Waschmittel, Lacke und Verdünnungen in einem verschließbaren Schrank außerhalb der Reichweite Ihres Babys. Lassen Sie geöffnete Flaschen nicht unbeobachtet stehen.

Extra-Tipp: Kaufen Sie möglichst Reinigungsmittel, denen der Bitterstoff „Bitrex" zugesetzt wurde. Dieser bringt Kinder dazu, bunte „Säfte" sofort auszuspucken.

TIPP 2: Lüften statt „bedüften"

Raumsprays, Duftkerzen, Räucherstäbchen – in vielen Haushalten ist „Luftverbesserung" angesagt. Sogar Müllbeutel werden inzwischen parfümiert. Laut Bundesverband der Pneumologen sind viele Inhaltsstoffe für Kinder nicht geeignet. So ergab 2011 eine Studie unter 3800 Kindern in Taiwan, dass regelmäßig entzündete Räucherstäbchen das Asthmarisiko erhöhen.

In Raumsprays enthaltene Substanzen wie Formaldehyd, Petroleum und P-Dichlorbenzol können Lungenkrankheiten und Krebs verursachen. Schon ungeborene Babys könnten Schäden davontragen, fand die US-Umweltschutzorganisation „Natural Resources Defense Council" heraus.

Das Umweltbundesamt warnt davor, mit Duftstoffen die Raumluft verbessern und unangenehme Gerüche überdecken zu wollen. Einfaches Rezept: öfter mal lüften.

Extra-Tipp: Verzichten Sie auch auf ätherische Öle, wie sie etwa Raumdüfte und Hustensalben enthalten. Schon kleinste Mengen Eukalyptus, Kampfer und Pfefferminz können für Babys lebensbedrohlich sein.

TIPP 3: Alten Fußboden behalten

Schätzungen des Leipziger Helmholtz-Zentrums für Umweltforschung zufolge ließen sich in Deutschland pro Jahr 20000 Fälle von pfeifender Atmung (Giemen) bei Kindern vermeiden, wenn die Eltern nicht während oder nach der Schwangerschaft neue

Fußböden verlegen würden. Problematisch sind einer Studie zufolge Laminat und Linoleum genauso wie Teppich- und Holzböden.

Selbst wenn der Belag kleberfrei verlegt werde, sei die Konzentration an flüchtigen organischen Verbindungen bedenklich. Besonders gefährdet seien Kinder, deren Eltern unter Asthma, Heuschnupfen oder anderen allergischen Erkrankungen leiden.

Extra-Tipp: Wird der Boden erst nach der Geburt verlegt, hat dies deutlich geringere Auswirkungen als ein Austausch während der Schwangerschaft.

TIPP 4: Weichmacher verbannen

Weichmacher sollen Materialien elastischer machen. Sie finden sich in der Ummantelung von Kabeln, in Duschvorhängen, PVC-Fußböden und Vinyltapeten. Weichmacher können ausdünsten oder auf andere Materialien übergehen, etwa aus Deckeldichtungen auf ölhaltige Lebensmittel.

Babys und Kleinkinder nehmen Weichmacher nicht nur über die Nahrung, sondern auch über den Hausstaub sowie über Dinge auf, die sie in den Mund stecken.

Extra-Tipp: In unseren Tests wiesen wir Weichmacher aus Verpackungen nur vereinzelt in Lebensmitteln nach. Wer sichergehen will, kauft Wurst und Käse unverpackt oder packt sie zu Hause in Haushaltsfolie um.

TIPP 5: Kein Wasser aus Bleirohren

Längst dürfen keine Trinkwasserleitungen aus Blei mehr verbaut werden. Seit 2013 gilt für das nervenschädigende Schwermetall ein strenger Grenzwert. Was hilft's, wenn man in einem jahrzehntelang nicht sanierten Altbau wohnt? Rohre, die beim Ankratzen silbern schimmern und deren Abzweigungen nicht verlötet sind, sind oft aus Blei. Gut zu wissen: Haushalten, in denen Schwangere oder Babys bis 12 Monate leben, steht bei vielen Versorgern eine kostenlose Untersuchung zu. Ergibt diese eine zu hohe Belastung, können Sie Ihren Vermieter schriftlich auffordern, die Bleirohre zu ersetzen. Stellt dieser sich stur, schalten Sie das Gesundheitsamt ein und reichen Sanierungsklage ein. Das Amt schreibt den Vermieter an, setzt Fristen und kann bis 10 000 Euro Bußgeld verhängen.

Extra-Tipp: Bis die Bleirohre ausgetauscht sind, verwenden Sie zum Anrühren von Babymilch ausschließlich für Säuglinge geeignetes Mineralwasser und geben größeren Babys kein Leitungswasser zu trinken.

TIPP 6: Schimmel aktiv vorbeugen

Schlägt sich Feuchtigkeit an Wänden nieder, droht Schimmelbefall. Gründe sind oft Baumängel, falsches Lüften und sparsames Heizen. Sporen und Stoffwechselprodukte des Schimmels fliegen durch die Luft, reizen Augen und Atemwege. Besonders gefährdet sind Menschen mit schwachem Immunsystem, auch Babys. Sie haben ein höheres Risiko, an Asthma zu erkranken.

Extra-Tipp: Sorgen Sie für eine ausreichende Luftzirkulation – die Fenster auf Kipp zu stellen reicht nicht aus. Lassen Sie Schimmel professionell entfernen.

TIER IM HAUS – GEHT DAS GUT?

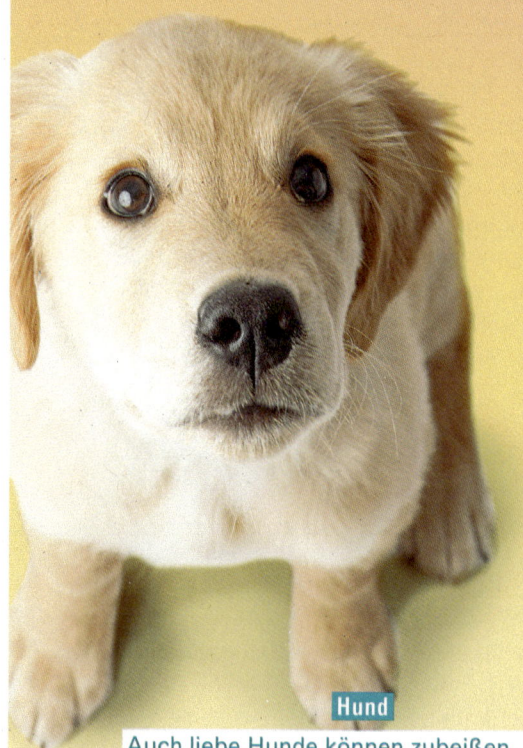

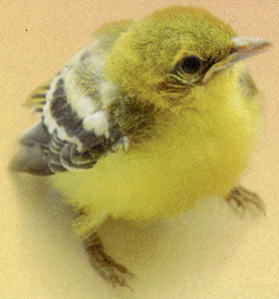

Ziervögel

Sind Wellensittich oder Papagei gesund und wird ihr Käfig häufig gereinigt, besteht nur eine geringe Gefahr, sich über den Kot mit der Papageienkrankheit zu infizieren. Ist Ihr Baby jedoch allergie- oder asthmagefährdet, sollten Vögel zu Hause tabu sein.

Hund

Auch liebe Hunde können zubeißen. Lassen Sie Ihren deshalb nie mit dem Baby allein. Verhindern Sie auch, dass er es ableckt. Falls doch: Gesicht gründlich waschen. Weiteren Schutz bieten regelmäßiges Impfen und Entwurmen des Tiers.

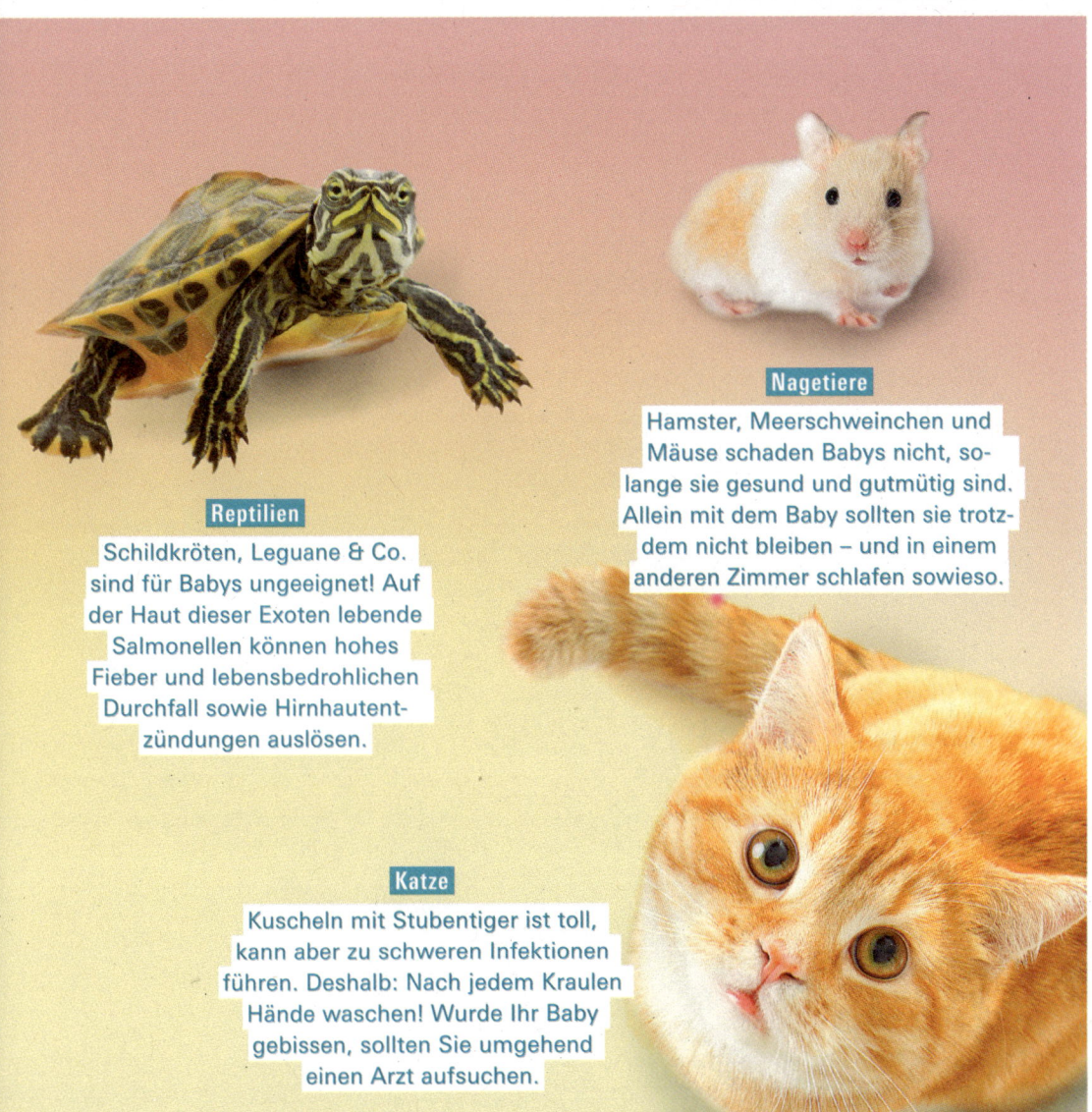

Nagetiere

Hamster, Meerschweinchen und Mäuse schaden Babys nicht, solange sie gesund und gutmütig sind. Allein mit dem Baby sollten sie trotzdem nicht bleiben – und in einem anderen Zimmer schlafen sowieso.

Reptilien

Schildkröten, Leguane & Co. sind für Babys ungeeignet! Auf der Haut dieser Exoten lebende Salmonellen können hohes Fieber und lebensbedrohlichen Durchfall sowie Hirnhautentzündungen auslösen.

Katze

Kuscheln mit Stubentiger ist toll, kann aber zu schweren Infektionen führen. Deshalb: Nach jedem Kraulen Hände waschen! Wurde Ihr Baby gebissen, sollten Sie umgehend einen Arzt aufsuchen.

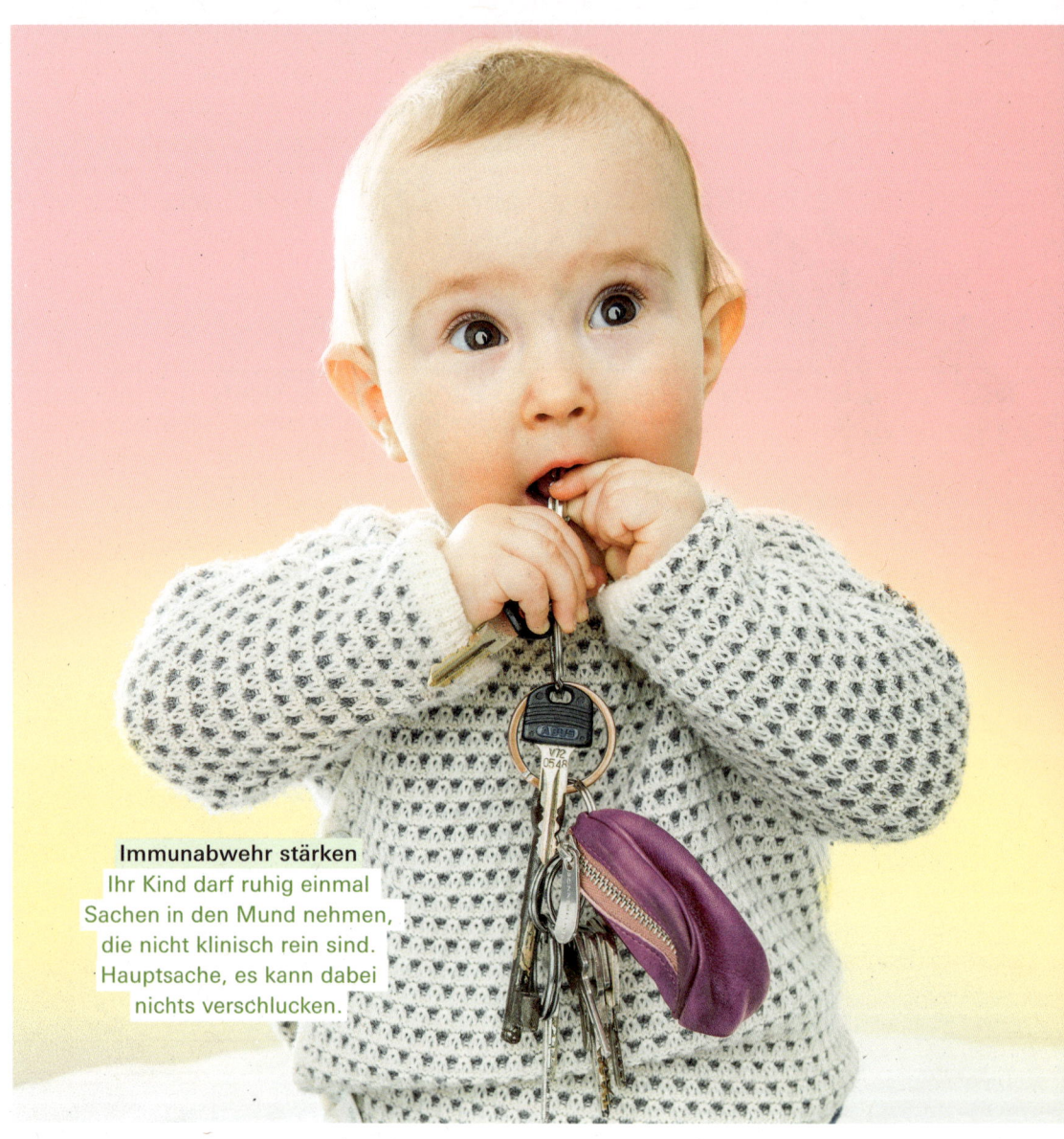

Immunabwehr stärken
Ihr Kind darf ruhig einmal
Sachen in den Mund nehmen,
die nicht klinisch rein sind.
Hauptsache, es kann dabei
nichts verschlucken.

ALLERGIEN VORBEUGEN

Ob gegen Pollen, Hausstaub oder Tierhaare – Kinder, die in übertrieben hygienischer Umgebung aufwachsen, entwickeln öfter allergische Erkrankungen. Was klingt wie ein Plädoyer für Dreck, ist das Ergebnis mehrerer Studien. Als Ursache gilt der geringere Kontakt vieler Kinder mit Bakterien und Pilzen aus der Natur und von Nutztieren. Die Erklärung ist als „Bauernhofhypothese" bekannt geworden.

Warum ist das so? Die Vermutung, dass das Immunsystem keimarm aufwachsender Kinder unterfordert ist und eher zu allergischen Reaktionen neigt, ließ sich in weiteren Studien untermauern. Umgekehrt ist der Vorteil des Kontaktes mit Bakterien und Pilzen höher, wenn bereits die Mutter während der Schwangerschaft nicht in übertrieben hygienischer Umgebung gelebt hat.

Was bedeutet das? Natürlich sollen Sie nicht aufhören, zu Hause regelmäßig und gründlich zu putzen. Auf antibakterielle Reiniger, die angeblich 99 Prozent aller Keime plattmachen, können Sie jedoch verzichten. Deren Anwendung führt zu – genau: übertriebener Hygiene. Das gilt auch für Küche und Bad! Eine genetische Neigung zu Allergien können Sie durch Hygiene zwar nicht aufheben – doch möglicherweise mindern.

Was ist mit Fläschchen, Saugern & Co.? Auch sie müssen nicht zwingend desinfiziert werden. Gründliches Reinigen reicht.

Gibt es Ausnahmen? Auf erhöhte Hygiene sollten Sie dann achten, wenn in Ihrem Haushalt Personen leben, von denen ein Infektionsrisiko ausgeht – weil sie etwa eine ansteckende Krankheit haben.

Sind Haustiere ein Risiko? Allergiegefährdete Babys sind erfahrungsgemäß in einer katzenfreien Umgebung besser aufgehoben. Ansonsten haben sich Katzen, Hunde und andere gängige Haustiere vielfach als immunstärkend erwiesen – quasi wie ein Bauernhof im Kleinen.

Was können Eltern außerdem tun? Zum einen fördert auch häufiger Kontakt zu anderen Kindern das Immunsystem. Sorgen Sie außerdem für eine rauchfreie Umgebung: Tabakrauch erhöht das Allergierisiko stark. In Räumen, in denen sich Ihr Baby aufhält, sollte auch in seiner Abwesenheit niemand rauchen, denn selbst nach dem Lüften enthält die Raumluft noch Schadstoffe. Wenn Sie vor der Geburt renovieren, achten Sie auf lösungsmittelarme Farben und Lacke.

EINE SEKUNDE WEGSEHEN KANN SCHON ZU VIEL SEIN

Es passiert immer wieder, und es passiert meist zu Hause: Deutlich öfter als ältere Kinder kommen Babys unter einem Jahr bei Unfällen zu Schaden – Tendenz steigend (siehe S. 104). Mussten im Jahr 2002 noch 2500 verletzte Säuglinge im Krankenhaus behandelt werden, waren es 2012 fast 3500. Stürze machen mehr als die Hälfte der Unfälle aus, gefolgt von Verbrühungen, Verbrennungen und Vergiftungen. Auch wenn sich nicht jede Gefahr im Vorfeld beseitigen lässt – Sie können eine Menge tun.

TIPP 1: Nicht allein klettern lassen

In den ersten Monaten stürzen Babys vor allem von Wickeltisch, Bett oder Sofa, später auch auf Treppen, aus Fenstern und vom Balkon. Oft sind schwere Kopfverletzungen die Folge. Deshalb: Lassen Sie Ihr Kind nie unbeaufsichtigt auf dem Wickeltisch liegen oder auf Bett, Sofa und Sessel klettern. Sichern Sie es im Hochstuhl mit Schritt- und Hüftgurt und lassen Sie es darin nicht aufstehen. Sichern Sie Treppen gegen Herunterfallen und Balkongitter gegen Hochklettern. Stellen Sie die Babyschale mit Ihrem Kind nicht auf einem Stuhl oder Tisch ab.

Erste Hilfe: Wirkt Ihr Kind nach dem Sturz benommen oder erbricht es sich, ist eine Gehirnerschütterung wahrscheinlich. Fahren Sie zum Kinderarzt oder Krankenhaus. Hat Ihr Kind eine blutende Kopfwunde, bleibt es länger bewusstlos oder hört auf zu atmen, wählen Sie den Notruf 112. Bei Herz- und Atemstillstand lagern Sie es flach auf dem Boden und beginnen mit einer Mund-zu-Nase-Beatmung sowie Herzmassage.

TIPP 2: Vorsicht, heiß!

Schon nach drei Sekunden Kontakt verursacht 60 Grad heißes Wasser Verbrühungen zweiten Grades. So heiß ist Tee nach zehn Minuten Abkühlen. Trinken Sie nichts Heißes, wenn Ihr Kind auf Ihrem Schoß sitzt – es greift sonst nach der Tasse. Sichern Sie Herdplatten mit einem Schutzgitter und stellen Sie heiße Kochtöpfe auf die hinteren Platten. Platzieren Sie das Kabel des Wasserkochers außerhalb der Reichweite Ihres Kindes. Füllen Sie nur warmes Wasser in die Wärmflasche. Achten Sie darauf, dass das Wasser in der Badewanne nicht wärmer als 37 Grad ist. Lassen Sie Schwenkarmaturen nie in Position „heiß" stehen.

Erste Hilfe: Beruhigen und trösten Sie Ihr Kind. Ziehen Sie ihm durchnässte Kleidung sofort aus. Kühlen Sie die verbrühte Körperstelle für mindestens 20 Minuten unter fließendem Wasser oder duschen Sie Ihr Kind kühl ab (ca. 20 Grad). Je nach Größe der Wunde legen Sie einen Verband an, wickeln Ihr Kind in saubere Handtücher oder in eine Rettungsfolie. Fahren Sie zum Kinderarzt oder rufen Sie unter 112 den Notarzt.

TIPP 3: Geräte vom Netz trennen

Die Gefahr von Verbrennungen wächst, je älter und selbstständiger Ihr Kind wird. Doch schon Säuglinge können sich verbrennen, etwa durch Kontakt mit einem Heizkörper oder einer Herdplatte. Lassen Sie Ihr Baby nie mit einer brennenden Kerze allein im Raum! Auch Stromunfälle, etwa durch Steckdosen oder defekte Kabel, führen oft zu Verbrennungen. Besonders anziehend wirkt das Bügeleisen, weil dessen Kabel sich beim Bügeln bewegt. Bleiben Sie stets im Zimmer, solange das Bügeleisen heiß ist. Stellen Sie es zum Abkühlen an einen für Ihr Kind unerreichbaren Platz.

Erste Hilfe: Bleiben Sie bei Ihrem Kind und beruhigen Sie es. Kühlen Sie die Wunde unter fließendem Leitungswasser (ca. 20 Grad). Verwenden Sie zum Kühlen kein Eis! Geben Sie weder Mehl oder Zahnpasta noch Öl oder Butter auf die Brandwunde. Fahren Sie zum Kinderarzt oder rufen Sie den Notarzt.

TIPP 4: Giftige Stoffe entfernen

Was Babys auf Streifzügen in die Hände fällt, wandert meist in den Mund und wird oft geschluckt: Tabletten, Zigarettenkippen, Lippenstift, Knopfzellen. Lassen Sie vor allem Reiniger und Kosmetika nie herumliegen! Ist Ihr Kind ungewöhnlich schläfrig oder erregt, ist ihm übel, erbricht es sich oder greift es nach unsichtbaren Dingen, kann das auf eine Vergiftung hindeuten.

Erste Hilfe: Öffnen Sie den Mund Ihres Kindes und entfernen Sie alles, was sich darin befindet. Wickeln Sie Reste in ein Tuch ein. Geben Sie keine Milch zu trinken, lösen Sie kein Erbrechen aus! Erbricht sich Ihr Kind von selbst, halten Sie seine Atemwege frei. Wählen Sie den Gift-Notruf (siehe S. 219) und fahren Sie auf dessen Anweisung zum Arzt oder ins Krankenhaus. Nehmen Sie – soweit bekannt – die Ursache der Vergiftung mit, etwa den Reiniger oder die Tabletten.

TIPP 5: Keine Kleinteile geben

Lassen Sie Ihr Baby nicht mit Murmeln, Knöpfen oder runden Batterien hantieren. Die Gefahr ist groß, dass es sie verschluckt oder sich in Ohr, Nase oder Popo steckt. Bekommt Ihr Kind schlecht Luft, hustet es oder atmet es pfeifend, steckt eventuell ein Gegenstand in der Luftröhre. Vermehrter Speichelfluss und häufiges Schlucken sind Anzeichen, dass ein Fremdkörper in der Speiseröhre hängengeblieben ist.

Erste Hilfe: Versuchen Sie nicht, Fremdkörper selbst aus Körperöffnungen zu entfernen – schon gar nicht mit einer Pinzette! Sie drücken sie damit nur tiefer hinein und verletzen womöglich Ihr Kind. Fahren Sie statt dessen zum Arzt oder ins Krankenhaus. Steckt ein Fremdkörper in der Luftröhre, legen Sie Ihr Kind mit Kopf und Bauch nach unten auf Ihren Unterarm und klopfen mit der Hand kräftig zwischen seine Schulterblätter. Hilft das nicht, verständigen Sie den Notruf. Das gilt auch, wenn etwas in der Speiseröhre hängenbleibt oder Ihr Kind eine Knopfzelle, einen Spülmitteltab oder eine Haarspange verschluckt hat.

OPERATION „BABYSICHER"

Die eigene Wohnung mit den Augen eines Babys sehen – das klappt am besten von unten. Unternehmen Sie deshalb, am besten vor der Geburt, auf Knien einen Rundgang durch Ihre Wohnung und fahnden Sie aus der Froschperspektive nach Gefahrenstellen.

Knapp über dem Boden verläuft die Entdeckerzone für Krabbelkinder – doch sobald sie anfangen, sich an Möbeln hochzuziehen, nehmen sie auch alles ins Visier, was auf Tisch und Herd steht. Spätestens dann steht ein zweiter Kontrollgang an.

Ecken & Kanten

So geht's Beginnt Ihr kleiner Entdecker sich hochzuziehen und bald darauf zu laufen, können Tisch- und Regalecken für böse Beulen und blaue Flecke sorgen. Ecken- oder Kantenschutz aus Kunststoff zum Kleben oder Stecken bannt die Gefahr und lässt sich später problemlos entfernen.

Gut zu wissen Ecken und Kanten lassen sich oft bereits durch Drehen der Möbel entschärfen. Räumen Sie später rechtzeitig Laufwege in der Wohnung frei.

Extra-Tipp Wer trotz Baby gesteigerten Wert auf Ästhetik legt, setzt auf transparente Schutzpolster, etwa aus Silikon. Sie fallen optisch kaum ins Gewicht und schützen zuverlässig.

Fenster & Türen

So geht's An die Klinke reichen Babys noch nicht heran, also greifen sie in den Türspalt. Um die Finger vor Quetschungen zu schützen, bringen Sie einen Klemmschutz oder Türstopper zum Klemmen an. Fenster und Balkontüren sollten frühzeitig eine Zusatzsicherung bekommen, sodass sie sich nur durch Betätigen eines Drückers öffnen lassen.

Gut zu wissen Als Türschutz wenig geeignet sind Keile, die sich unter die Tür klemmen lassen. Sie werden sofort als Spielzeug gekapert und können eventuell zu Verletzungen führen.

Extra-Tipp Entfernen Sie Hocker, Tischchen und Blumentöpfe, die Kindern als Steighilfe dienen könnten.

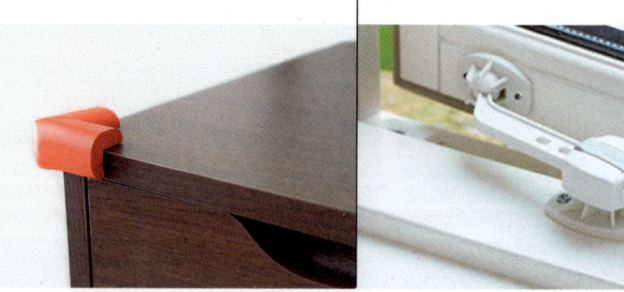

Herd & Küchengeräte

So geht's In der Küche geht – außer von Messern, Scheren & Co. – die meiste Gefahr von Geräten aus, die heiß werden können. Hat Ihr Backofen keine Hitzeschutztür, bringen Sie ein Schutzgitter an. Die Herdplatten sichern Sie mit einem Gitter, das sich ankleben oder -klemmen lässt.

Gut zu wissen Pfannengriffe sollten nicht über die Herdkante hinausragen. Wasserkocher, Toaster und Brotschneidemaschine platzieren Sie, wie den Messerblock auch, außerhalb der Reichweite Ihres Kindes.

Extra-Tipp Versuchen Ihres Kindes, am Herd zu hantieren, sollten Sie mit einem – konsequent durchgehaltenen – „Nein!" begegnen.

Möbel & Treppen

So geht's Sichern Sie Schränke und Bücherregale vor dem Umkippen, indem Sie sie an der Wand fixieren. Schranktüren und Schubladen bekleben Sie mit Kindersicherungen. Den Weg in den Treppenflur und auf Treppen (oben und unten) versperren Schutzgitter zum Klemmen oder Schrauben.

Gut zu wissen Ein Kippschutz wird bei vielen Möbeln mitgeliefert. Falls nicht, verwenden Sie Stahlwinkel. Schubladen- und Schranksicherungen sowie Tür- und Treppengitter gibt's im Baumarkt oder Fachhandel.

Extra-Tipp Schaffen Sie ein Schrankabteil oder eine Schublade mit Plastikdosen, die Ihr Kind nach Herzenslust ausräumen kann.

Steckdosen & Kabel

So geht's Steckdosen befinden sich genau in Krabbelhöhe. Sicherungen zum Drehen oder Hochschieben verschließen die Kontaktöffnungen und verhindern, dass Ihr Baby hineinfasst oder Dinge hineinsteckt. Lassen Sie Stromkabel nicht auf dem Boden verlaufen oder von Geräten wie dem Bügeleisen herunterhängen.

Gut zu wissen Kinderschutz für Steckdosen finden Sie in jedem Drogeriemarkt. Prüfen Sie, ob Ihre Wohnung einen FI-Schutzschalter hat, der die Stromzufuhr unterbricht, sobald ein Mensch in Kontakt mit Strom gerät.

Extra-Tipp Verlegen Sie Kabel stets hinter Fußleisten oder sichern Sie sie mit Schellen oder Kabelkanälen.

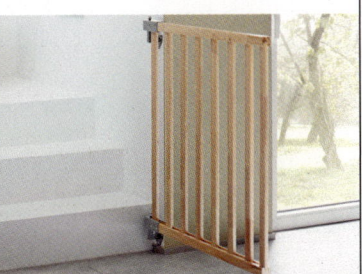

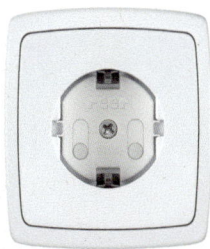

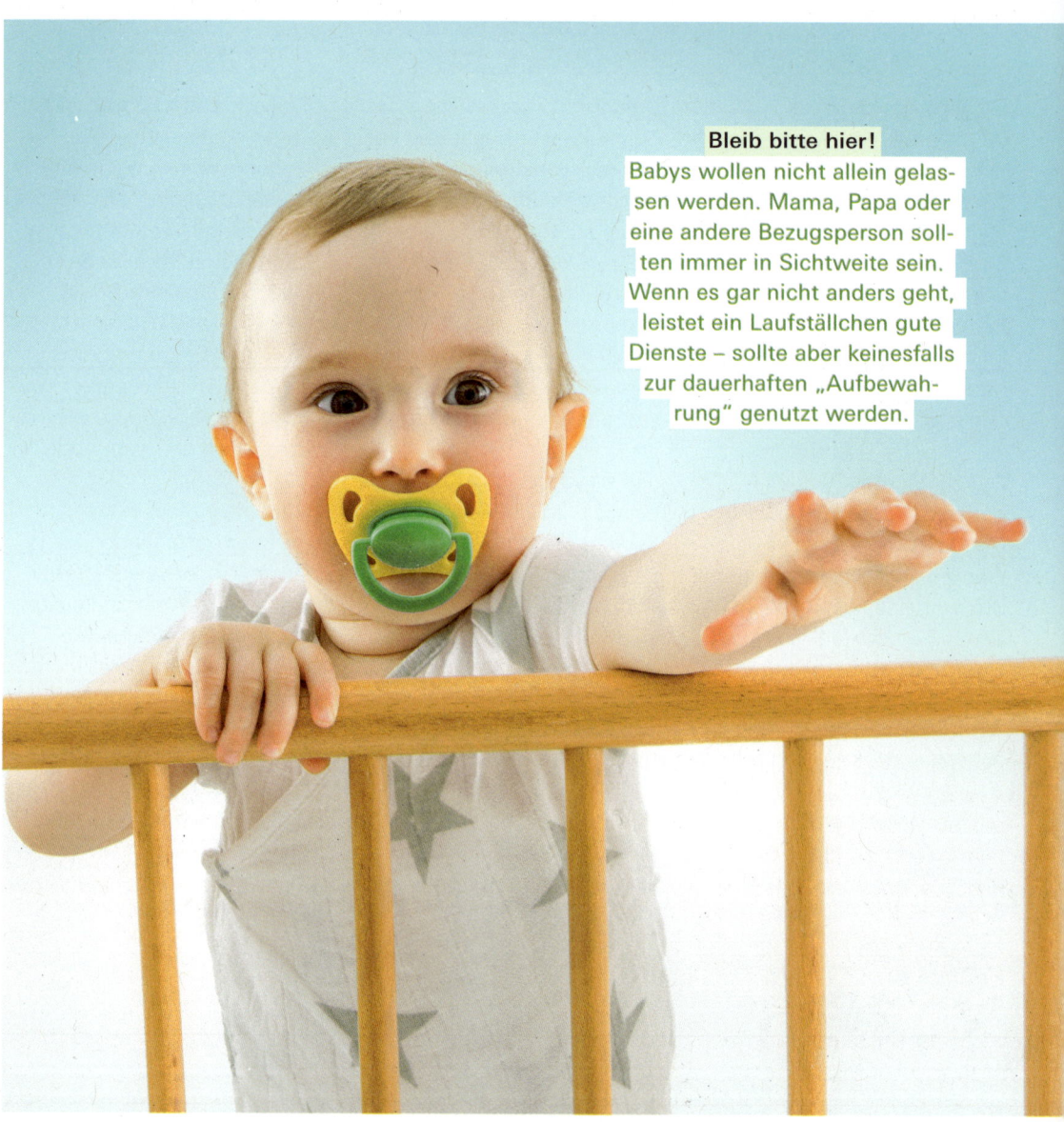

Bleib bitte hier!

Babys wollen nicht allein gelassen werden. Mama, Papa oder eine andere Bezugsperson sollten immer in Sichtweite sein. Wenn es gar nicht anders geht, leistet ein Laufställchen gute Dienste – sollte aber keinesfalls zur dauerhaften „Aufbewahrung" genutzt werden.

MIT EINEM AUGE AUF DEM BABY

Nach einigen Wochen mit Baby wissen Eltern ganz gut, was es schon alles kann. Was es auf jeden Fall noch nicht kann: auf sich selbst aufpassen. Deshalb sollten Sie sich immer wieder einschärfen, nur nicht nachlässig zu werden. Vielleicht lernt Ihr Baby gerade heute, wie es sich vom Rücken auf den Bauch rollt – dann ist es gut, wenn es nicht allein auf dem Wickeltisch liegt.

1 Nie allein lassen

Selbst wenn es ruhig auf dem Boden sitzt und in die „Analyse" eines Spielzeugs vertieft ist – lassen Sie Ihr Baby nie allein im Raum. Es könnte sich die Finger einklemmen oder ein Kleinteil verschlucken – und Sie wären nicht da. Sie lassen Ihr Baby auch dann allein, wenn Sie nicht auf sein Rufen oder Schreien reagieren, obwohl Sie im selben Zimmer sind.

2 Unfallort Wickeltisch

Ein Sturz vom Wickeltisch hat Folgen – für Ihr Baby, aber auch für Sie, denn Sie werden sich hinterher Vorwürfe machen. Deshalb: Auch wenn sich Ihr Baby noch nicht selbst drehen kann, lassen Sie es nicht allein. Vielleicht ist das erste Mal genau dann, wenn Sie kurz an die Tür oder ans Telefon gehen. Windel, Wasserschüssel, Waschlappen, Popo-Creme – legen Sie sich alles bereit, was Sie zum Wickeln brauchen. Fehlt etwas, nehmen Sie Ihr Kind lieber auf den Arm und holen es gemeinsam.

3 Andere beauftragen

Sind Erwachsene im Raum, versteht es sich von selbst, dass sie auf Ihr Kind achten, wenn Sie mal rausgehen. Denken Sie. Stimmt aber nicht. Instinktiv auf Wachsamkeit umschalten – das können allenfalls andere Eltern. Großeltern, Nachbarn und Freunde sind dagegen nicht geübt darin, in den „Hab-Acht"-Modus zu wechseln. **Fordern Sie deshalb immer eine Person explizit auf, auf Ihr Baby zu achten.** Wichtig: Auf Babys aufzupassen ist kein Job für größere Kinder!

4 Aus dem Auto nehmen

Ihr Baby ist im Auto eingeschlafen, das gibt Ihnen die Chance, kurz am Supermarkt anzuhalten. Nein! Als neuseeländische Ärzte Fälle untersuchten, in denen Babys aus Sauerstoffmangel blau angelaufen waren, zeigte sich, dass vielen von ihnen beim Schlafen in der Autoschale der Kopf auf die Brust gefallen war. Das hatte zu einer Verengung der Atemwege und Atemnot geführt. Platzieren Sie Ihr Kind deshalb so in der Schale, dass es nicht zu aufrecht sitzt, und lassen Sie es nicht allein – meist sind Sie länger weg als gedacht.

AUFGEWACHT – LOSGEFUNKT

So ein Babyfon ist eine praktische Erfindung. Ist es in Betrieb, müssen Eltern nicht mehr ständig ihre Ohren spitzen – dafür blinkt, knackt und rauscht es eben mal. Wer es etwas schicker will, findet auch Alternativen zum Modell „Urknall".

Um den Elektrosmog für Ihr Baby möglichst gering zu halten, stellen Sie den Sender in mindestens einem Meter Abstand zum Babybett auf. Nutzen Sie – soweit vorhanden – den Eco-Modus und setzen Sie statt auf einen Netzanschluss auf Akkus oder Batterien.

Babyfon

So geht's Die Sendeeinheit im Kinderzimmer schickt Geräusche per Funk auf ein Empfangsgerät. Die Reichweite hängt vom Funksignal und der Bauweise des Hauses ab. Funken andere Geräte auf derselben Frequenz, etwa im Nachbarhaus, sorgen Störgeräusche eventuell für Schreckmomente.

Das bringt's Babyfone warnen bei einem Verbindungsabbruch. Ihr Nachteil ist die geringe Reichweite. Besonders störfest sind Geräte mit DECT-Funktechnik.

Fazit Wer auf glasklaren Klang verzichten kann, gelegentliche Störgeräusche erträgt und keine weiten Strecken zu überbrücken hat, ist mit einem klassischen Babyfon gut bedient.

DECT-Telefon

So geht's Viele schnurlose Festnetztelefone lassen sich als Babyfon nutzen. Dafür versetzt man das Mobilteil in den Babyfon-Modus und platziert es in der Nähe des Bettchens. Meldet sich das Baby, setzt das Telefon einen Ruf an das Handy der Eltern oder ein weiteres angeschlossenes Mobilteil ab.

Das bringt's DECT-Telefone sind störfest und haben als Babyfon eine hohe Reichweite – ideal für die Überwachung aus dem Garten. Auch der Akku hält länger. Wer jedoch ein externes Gespräch annimmt, deaktiviert den Babyfon-Modus wieder.

Fazit Störfeste und halbwegs zuverlässige Lösung mit großer Reichweite – jedoch nur für daheim.

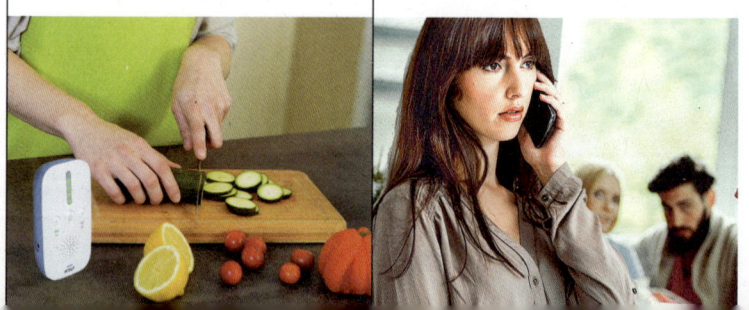

Babyfon mit Video

So geht's Ein Sendegerät mit Kamera steht im Kinderzimmer, die Eltern haben einen mobilen Empfänger. Dessen Display ist meist klein und schwächelt beim Blick von oben oder von der Seite. Dank Infrarot sehen die Eltern auch im Dunkeln etwas. Das Sendegerät sollte in ca. einem Meter Abstand vom Baby stehen.

Das bringt's Babyfone mit Video sind relativ störanfällig und bieten nur mittelmäßigen Ton. Auch die Bilder sind meist nicht gut, erfüllen aber ihren Zweck. Die Reichweite ist geringer als beim klassischen Babyfon.

Fazit Wer seinem Baby beim Schlafen zuschauen will, darf sich nicht zu weit von ihm entfernen.

Baby-Webcam

So geht's Die Kamera verbindet sich per WLan-Funk mit dem Server des Anbieters und von da aus mit der zugehörigen App auf dem Smartphone oder Tablet. Von dort aus lässt sie sich fernsteuern, teilweise sogar drehen und schwenken.

Das bringt's Funkreichweiten spielen hier keine Rolle mehr – das WLan sollte allerdings stabil funktionieren. Mobile Lösung, doch Vorsicht: In öffentlichen Netzen, etwa in Hotels, können Hacker mit relativ wenig technischem Aufwand „mitschauen".

Fazit Flexible Lösung für beliebig große Reichweiten – jedoch potenziell unzuverlässig: Setzt das WLan aus, reißt die Verbindung ab.

Babyfon-App

So geht's Per Spezial-App übermittelt das Smartphone oder Tablet Geräusche, teilweise auch Videos aus dem Kinderzimmer. Ist der eingestellte Lautstärkepegel erreicht, meldet sich das Gerät per Mobil-, WLan- oder Bluetooth-Funk.

Das bringt's Manche der von uns getesteten Apps funktionierten bei aktivierter Displaysperre nicht. Andere brachen die Verbindung ohne Warnhinweis ab oder unterdrückten eingehende Anrufe nicht. Nach einem Anruf mussten einige erst wieder aus dem Stand-by-Modus geweckt werden.

Fazit Teils umständlich zu bedienen und bei Störungen unzuverlässig. Nur eingeschränkt tauglich.

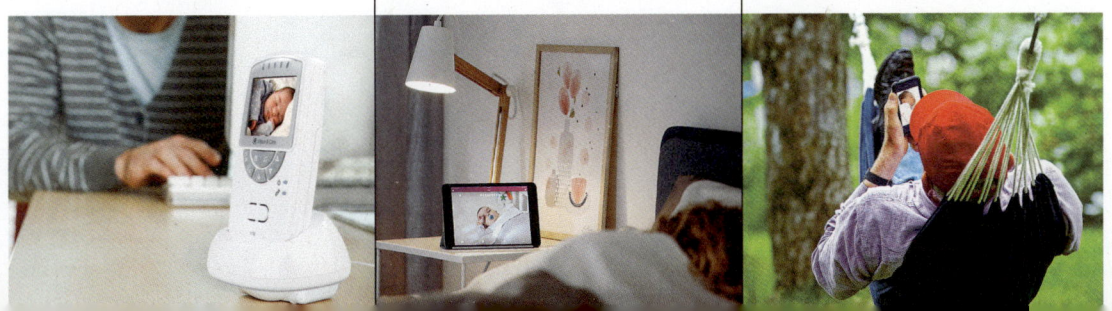

Selbstverständlich schafft es kein Buch, alle Fragen zu beantworten. Auf den folgenden Seiten finden Sie deshalb Adressen von Websites mit ergänzenden Informationen zu wichtigen Themen. Zudem ermöglicht Ihnen ein Stichwortverzeichnis den schnellen und direkten Zugriff auf alle gesuchten Inhalte.

SERVICE

RAT UND HILFE PER MAUSKLICK

www.test.de Säuglingsnahrung, Breigläschen, Autokindersitze – auf der Website der Stiftung Warentest finden Sie aktuelle Testergebnisse gegen geringes Entgelt zum Download. Nachrichten zu aktuellen Themen und Trends sind in der Regel kostenlos abrufbar.

www.fke-do.de Das Forschungsinstitut für Kinderernährung Dortmund (FKE) übersetzt seit vielen Jahren – unabhängig von kommerziellen Interessen – wissenschaftliche Forschungsergebnisse in praktische, lebensmittelbezogene Empfehlungen. Diese sind unter anderem in der Broschüre „Empfehlungen für die Ernährung von Säuglingen" für Eltern aufbereitet. Die Broschüre ist unter Tel. 0 18 05 / 79 81 83 bestellbar sowie über die Website (Preis: 4 Euro).

www.verbraucherfenster. hessen.de/service Das Bundesland Hessen bietet In Kooperation mit dem FKE eine „Beikost-Datenbank" auf Basis von Herstellerangaben an. Wer in die Suchmaske den Lebensmonat seines Kindes, den gewünschten Mahlzeitentyp und die gewünschten Zutaten inklusive Einschränkungen (zum Beispiel „mit Vollkorn", „ohne Gluten") einträgt, bekommt geeignete Produkte angezeigt.

www.bzfe.de Das Bundeszentrum für Ernährung (BZfE) informiert neutral und wissenschaftlich fundiert zum Thema Essen und Trinken – unter anderem zu den Aspekten Sicherheit und Nachhaltigkeit sowie zur Lebensmittelqualität. Unter dem Menüpunkt „Shop" finden Eltern Broschüren mit Empfehlungen und Tipps für die Ernährung von Säuglingen und Kleinkindern (je 2,50 Euro).

www.gesund-ins-leben.de Das Netzwerk „Gesund ins Leben" vereint führende Institutionen, Fachgesellschaften und Verbände zur Unterstützung junger Familien. Es unterstützt Eltern mit verständlichen und praxisnahen Tipps für Schwangerschaft, erstes Lebensjahr und Kleinkindalter. Themen sind unter anderen gesunde Ernährung und Vorbeugung von Allergien. Unter „Allergien vorbeugen" können Sie das Allergierisiko Ihres Babys checken. Mit der Gratis-App „Baby & Essen" können sich Eltern einen ausführlichen Essensfahrplan fürs erste Lebensjahr auf ihr Smartphone laden.

www.kindergesundheit-info.de Schlafen, spielen, Sonnenschutz – auf dem Portal der Bundeszentrale für gesundheitliche Aufklärung (BZgA) finden Sie nützliche Informationen und ein Elternbrief-Abo zu Früherkennungsuntersuchungen, Hinweise zu Krankheitssymptomen und Möglichkeiten zu deren Linderung. Weitere Themen sind Unfallschwerpunkte, Zahngesundheit und Schadstoffe in der Wohnung. Zu Themen wie Einschlafen, Beikost und Spielen stehen Kurzfilme bereit.

www.daab.de Der Deutsche Allergie- und Asthmabund e. V. (DAAB) informiert ausführlich über Lebensmittelallergien und -unverträglichkeiten sowie zu den Themen Asthma und Neurodermitis.

www.aak.de Die Arbeitsgemeinschaft Allergiekrankes Kind (AAK) bietet Hilfen für Eltern, deren Kinder unter Asthma, Ekzemen oder Heuschnupfen leiden. So werden Kontakte zu regionalen AAK-Selbsthilfegruppen vermittelt.

www.pina-infoline.de Das Präventions- und Informationsnetzwerk Allergie/Asthma e. V. (pina) widmet sich der Vorbeugung und richtet sich auch an Betroffene, insbesondere junge Familien. In Online-Foren zu den Themen Allergien, Asthma und Immunsystem beantworten erfahrene Kinderärzte und Allergologen regelmäßig die Fragen betroffener Eltern.

www.bfr.bund.de „Risiken erkennen – Gesundheit schützen", unter diesem Motto widmet sich das Bundesinstitut für Risikobewertung (BfR) dem Verbraucherschutz in den Bereichen Gesundheit und Lebensmittelsicherheit. Das Online-Angebot umfasst zum Beispiel Informationen zur Bewertung mikrobieller Risiken von Lebensmitteln, aber auch zur Produktsicherheit von Waschmitteln, Textilien und Spielzeug. Die kostenlose BfR-App „Vergiftungsunfälle bei Kindern" lässt sich als Nachschlagewerk zur Vermeidung von Unfällen nutzen. Im Notfall können Eltern direkt aus der App das für ihr Bundesland zuständige Giftinformationszentrum anrufen (siehe auch Tabelle unten).

www.fruehehilfen.de Die Website des Nationalen Zetrums Frühe Hilfen (Träger: BZgA) enthält Informationen zu lokalen und regionalen Unterstützungsangeboten für Eltern sowie zu koordinierten Hilfsangeboten für Eltern und Kinder von der Schwangerschaft bis zum 3. Lebensjahr. Broschüren, Bücher und Videos sowie Online-Angebote liefern praktische Unterstützung wie Elterntelefone, Expertenforen und Datenbanken, in denen Eltern nach Beratungsstellen suchen können.

www.wellcome.de Praktische Hilfen nach der Geburt, eine Infoplattform für Expertenwissen sowie Patenschaften für Familien in Not bietet das größtenteils spendenfinanzierte Sozialunternehmen Wellcome, das bundesweit an 250 Standorten tätig ist. Familien, die es sich leisten können, zahlen für die Hilfe 5 Euro pro Stunde.

www.schatten-und-licht.de Der Schatten und Licht e.V. hilft Frauen, die rund um die Geburt ihres Babys psychisch erkranken, weil sie ihren Alltag nicht bewältigen oder keine Beziehung zu ihrem Baby aufbauen können. Der Verein vermittelt auch Kontakte zu Selbsthilfegruppen und Therapeuten.

www.das-sichere-haus.de Zu Gefahren, die Säuglingen und Krabbelkindern drohen, können sich Eltern auf der Seite der Aktion Das sichere Haus (DSH) informieren. Die DSH bietet eine Vielzahl von Infomedien zum Bestellen oder Download an, zum Beispiel ein Kinder-Sicherheitspaket mit 5 Broschüren, eine Broschüre zur Auswahl eines Babysitters sowie eine Liste mit Indizien für einen sicheren Spielplatz.

www.kindersicherheit.de Über Unfallrisiken für Kinder zu Hause und unterwegs informiert die Bundesarbeitsgemeinschaft Mehr Sicherheit für Kinder e.V. Im Netz präsentiert die Initiative Maßnahmen zur Vermeidung von Unfällen im Alltag mit Kind und gibt fachkundige Tipps zur Ersten Hilfe bei Verbrennungen, Vergiftungen, Stürzen etc. Im Shop auf der Website (Menüpunkt „Bestellservice") lassen sich Flyer, Broschüren und Bilderbücher bestellen oder kostenlos herunterladen.

Schnelle Hilfe: Giftnotrufzentralen in Deutschland

Egal, wo Sie wohnen: Sie können jede Giftnotrufzentrale anwählen. Neun Einrichtungen, von den Bundesländern finanziert, teilen sich das Bundesgebiet auf. Sieben davon haben dieselbe Nummer: 1 92 40 (plus gegebenenfalls jeweilige Vorwahl). Die Auskunft ist für Laien gratis.

Stadt	Notruf-Nummer	Internetadresse
Berlin	0 30/1 92 40	www.giftnotruf.charite.de
Bonn	02 28/1 92 40	www.gizbonn.de
Erfurt	03 61/73 07 30	www.ggiz-erfurt.de
Freiburg	07 61/1 92 40	www.uniklinik-freiburg.de/giftberatung
Göttingen	05 51/1 92 40	www.giz-nord.de
Homburg an der Saar	0 68 41/1 92 40	www.uniklinikum-saarland.de/giftzentrale
Mainz	0 61 31/1 92 40	www.giftinfo.uni-mainz.de (seit 2012 in Überarbeitung)
München	0 89/1 92 40	www.toxinfo.org
Nürnberg[1]	09 11/3 98 24 51	Keine eigene Internetpräsenz

1) Anrufe zwischen 16 Uhr und 8 Uhr morgens werden automatisch zum Münchner Giftnotruf weitergeleitet.

STICHWORTVERZEICHNIS

© 2017 Stiftung Warentest, Berlin

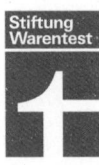

Stiftung Warentest
Lützowplatz 11–13
10785 Berlin
Telefon 0 30/26 31–0
Fax 0 30/26 31–25 25
www.test.de
email@stiftung-warentest.de

USt-IdNr.: DE136725570

Vorstand: Hubertus Primus
Weitere Mitglieder der Geschäftsleitung:
Dr. Holger Brackemann, Daniel Gläser

Programmleitung: Niclas Dewitz

Autor: Christian Eigner
Projektleitung/Lektorat: Ursula Rieth
Mitarbeit: Merit Niemeitz
Korrektorat: Christoph Nettersheim
Fachliche Unterstützung: Ina Bockholt, Renate Ehrns-
perger, Isabella Eigner, Christiane Hefendehl, Anke Kapels,
Nico Langenbeck, Danielle Leven, Lea Lukas, Reiner Metzger,
Cecilia Meusel

Titel, Art Direktion, Layout, Satz: Büro Brendel, Berlin
Fotografie: Knut Koops, Berlin
Styling: Bodil Koops
Bildnachweis: C. Höser, T. Kistemann, IHPH GeoHealth
Centre 92; F1online 215; gettyimages 214; Phillips 214;
plainpicture 214; Robert-Koch-Institut 93; shutterstock 46,
97, 104, 105, 120, 121, 144, 145, 152, 166, 188, 189, 192,
194, 195, 210, 211; Stiftung Warentest 143; Thinkstock 12,
90, 91, 96, 97, 100, 104, 105, 121, 189, 215; Tobi GmbH
& Co. KG 195; alle weiteren Fotos: Knut Koops, Berlin
Infografiken: Florian Brendel, Berlin 25, 151;
Kati Hammling, Brieselang 92, 93

Produktion: Vera Göring
Verlagsherstellung: Rita Brosius (Ltg.), Susanne Beeh,
Romy Alig
Litho: tiff.any, Berlin
Druck: Schreckhase, Spangenberg

ISBN: 978-3-86851-157-4